DISCUTA CERTO

ASSOCIADO Câmara Brasileira do Livro

G686d Gottman, Julie Schwartz.
Discuta certo : como casais felizes transformam conflitos em conexão / Julie Schwartz Gottman, John Gottman ; tradução: Sandra Maria Mallmann da Rosa; revisão técnica : Bruno Luiz Avelino Cardoso. Porto Alegre : Artmed, 2026.
xiii, 328 p. ; 23 cm.

ISBN 978-65-5882-345-2

1. Dinâmica familiar. 2. Casais. 3. Emoções. I. Gottman, John. II.Título.

CDU 159.942

Catalogação na publicação: Karin Lorien Menoncin – CRB 10/2147

JULIE SCHWARTZ GOTTMAN
Psicóloga clínica. Vencedora do Lifetime Achievement Award, 2021
JOHN GOTTMAN
Professor Emérito de Psicologia pela Universidade de Washington

DISCUTA CERTO

como casais felizes transformam conflitos em conexão

Tradução
Sandra Maria Mallmann da Rosa

Revisão técnica
Bruno Luiz Avelino Cardoso
Professor adjunto do Departamento de Psicologia da Universidade Federal de Minas Gerais. Formação em Terapia do Esquema pela Wainer Psicologia Cognitiva NYC Institute for Schema Therapy. Treinamento em Ensino e Supervisão de Terapia Cognitivo-comportamental no Beck Institute for Cognitive Behavior Therapy. Especialista em Terapia Cognitivo-comportamental pelo Instituto WP/FACCAT. Mestre em Psicologia pela Universidade Federal do Maranhão. Doutor em Psicologia pela Universidade Federal de São Carlos.

artmed

Porto Alegre
2026

Obra originalmente publicada sob o título *Fight Right: How Successful Couples Turn Conflict Into Connection*, 1st Edition

ISBN 9780593539657

Gerente editorial: *Alberto Schwanke*

Coordenadora editorial: *Cláudia Bittencourt*

Capa: *Paola Manica | Brand&Book*

Preparação de original: *Camila Wisnieski Heck*

Leitura final: *Arysinha Jacques Affonso*

Editoração: *Matriz Visual*

Reservados todos os direitos de publicação, em língua portuguesa, ao
GA EDUCAÇÃO LTDA.
(Artmed é um selo editorial do GA EDUCAÇÃO LTDA.)
Rua Ernesto Alves, 150 – Bairro Floresta
90220-190 – Porto Alegre – RS
Fone: (51) 3027-7000

SAC 0800 703 3444 – www.grupoa.com.br

IMPRESSO NO BRASIL
PRINTED IN BRAZIL

AUTORES

Mundialmente reconhecidos como pesquisadores e psicólogos clínicos, o Dr. John Gottman e a Dra. Julie Gottman têm dedicado suas carreiras à promoção de relacionamentos saudáveis e duradouros. O Dr. John Gottman, Professor Emérito de Psicologia pela Universidade de Washington, onde fundou o Laboratório do Amor (Love Lab), é considerado um dos dez terapeutas mais influentes do último quarto de século. A Dra. Julie Schwartz Gottman, cocriadora do popular *workshop* "The art and science of love", foi eleita Psicóloga do Ano do estado de Washington e recebeu o Lifetime Achievement Award, em 2021, da *Psychotherapy Networker*.

AGRADECIMENTOS

Este livro não teria sido possível sem a ajuda incrivelmente importante que recebemos de tantos amigos e colegas. Começamos agradecendo aos quase 100 mil casais que contribuíram voluntariamente para tudo o que sabemos sobre relacionamentos amorosos. Corajosamente, vocês se ofereceram como voluntários para revelar a parte mais íntima de suas vidas para nossa análise científica. Sem essa colaboração, nada teríamos a oferecer para o mundo.

Queremos agradecer também as contribuições essenciais do nosso grande amigo de longa data, Dr. Robert Levenson, da Universidade da Califórnia, Berkeley. Sem Bob, nenhuma dessas pesquisas e reflexões jamais teria visto a luz do dia. Contrariando seus colegas mais antigos, que os aconselharam veementemente a parar de fazer pesquisa juntos e abandonar a prática temerária de investigar duas pessoas interagindo ao mesmo tempo, John e Bob decidiram seguir sua curiosidade incansável sobre o que faz os relacionamentos amorosos terem sucesso ou fracassarem. Essa pesquisa conjunta teve início com absolutamente nenhuma hipótese, o que é uma clara violação de uma boa prática de pesquisa. Quase 50 anos depois, eles podem afirmar com orgulho que começaram juntos e felizes na mais completa ignorância. Felizmente, ainda em completa ignorância, John e Bob tiveram sorte e encontraram os amores de suas vidas, Dra. Julie Schwartz e Dra. Michelle (Lani) Shiota.

Usando todos os vastos dados de séries temporais que Bob e John geraram, queremos agradecer a imensa contribuição do Dr. James Murray e seus alunos na criação de modelos matemáticos de dinâmica não linear da interação dos casais, o que resultou em muitos artigos e no livro da MIT Press *The Mathematics of Marriage*, no ano de 2002.

Nos últimos 30 anos, nos beneficiamos das contribuições de muitos de nossos colegas que trabalham no The Gottman Institute (TGI), no Relationships Research Institute (RRI) e na Affective Software, Inc. (ASI), que agora se uniram em uma única empresa denominada Gottman, Inc. (GI). Gostaríamos de agradecer à nossa valorosa cofundadora do TGI e amiga querida, Etana Kunovsky; ao nosso muito estimado ex-diretor e amigo querido, Alan Kunovsky; e ao nosso atual e incrível diretor do TGI, e também nosso amigo querido, Ed Sargent – que atualmente é diretor de toda a área de ensino. Também estamos muito gratos pela imensa contribuição do Dr. Renay Bradley, que, por vários anos, dirigiu brilhantemente o RRI, uma organização sem fins lucrativos, conduzindo vários ensaios clínicos fundamentais. Também queremos agradecer as valiosas contribuições da Dra. Sybil Carrere, ex-diretora de laboratório de John na Universidade de Washington; e as contribuições dos ex-alunos de John, Dra. Lynn Katz, Dr. Jim Coan, Dra. Janice Driver, Dr. Howard Markman, Dr. Cliff Notarius, Dra. Regina Rushe, Dra. Amber Tabares e Dr. Dan Yoshimoto. Também queremos reconhecer nosso falecido colega, Dr. Neil Jacobson, e sua viúva, Dra. Virginia Rutter, por seu apoio inestimável, especialmente no que diz respeito ao estudo de casais com episódios de violência doméstica.

Nossa equipe no TGI, tanto no passado quanto atualmente, tem apoiado nossa missão de trazer ajuda ao relacionamento de mais de 1 milhão de indivíduos. A equipe inclui: Erin Cox, desenvolvimento profissional e suporte técnico do TGI; Dra. Carrie Cole, nossa atual diretora de pesquisa do Laboratório do Amor; Dr. Don Cole, diretor clínico; Crystal Cressey, primeiro suporte ao departamento de casais do TGI; Emily Cripe, mídias sociais do TGI; Jen Dalby, aprendizagem *on-line*; Caitlyn Donahue, *marketing* do TGI; Katelyn Ewen, *design* gráfico para o TGI; Michael Fulwiler, diretor de *marketing* do TGI; Beth Goss, treinadora máster do nosso programa mundial Bringing Baby Home (BBH); Belinda Gray, primeira diretora do departamento de produtos do TGI; Walter Guity, ex-diretor do atendimento ao consumidor do TGI; Kendra Han, diretora do departamento de casais do TGI; Laura Heck, primeira diretora de desenvolvimento clínico profissional e treinadora certificada do Gottman (CGT) e do programa 7 Principles for Making Marriage Work; Stacy Hubbard, CGT, desenvolvimento do programa 7 Principles for Singles (com Dave Penner); Kennedy James, diretor de operações do TGI; Sean Jeffries, gestão de inventário do TGI; Amy Loftis, diretora de desenvolvimento profissional do TGI; Jennifer Luu, *marketing* do TGI; Vivian Lu, *design* gráfico do TGI; Torsten Oberst, diretor de *marketing*; Sadie Peterson, desenvolvimento pessoal, operações do TGI; Joni Pathemer, desenvolvimento e ensino do BBH; Dr. Dave Penner, incrível diretor clínico e treinador máster por 12 anos (desenvolveu o 7 Principles Program e o 7 Principles for Singles, com Stacy); Carolyn Pirak, desenvolvimento e ensino do BBH e programas de *coaching* de emoções do TGI; Katie Reynolds, relações públicas e de mídias do TGI e do GI; Becca Sangwin, *marketing* do TGI; Aziza Seykota, diretora de desenvolvimento de produto; Therese Soudant, suporte ao departamento de casais do TGI; Janani Subramanian, diretora de finanças e contabilidade; Weston Triemstra, desenvolvimento do *website* e suporte técnico; Keeley Trygstad, suporte de tecnologia e operações do TGI; e Linda Wright, primeira diretora do departamento de casais do TGI.

Durante os últimos seis anos, nosso grande amigo Rafael Lisitsa foi um valente e perseverante diretor da ASI e, agora que a ASI e o TGI fundiram-se na GI, líder brilhante e diretor da GI. Ele é um homem de visão multidimensional e uma liderança talentosa em muitas áreas da vida e está muito à frente no novo mundo revolucionário da inteligência artificial (IA). Também queremos agradecer a Ed Sargent, ex-diretor do TGI e atual diretor de ensino da GI Ed traz consigo habilidades incríveis, a construção de equipes e uma compreensão profunda da nossa missão e tem ajudado a difundir nosso trabalho por todo o mundo. Ed também é um amigo muito querido e um incansável apoiador do nosso trabalho. Também reconhecemos o gênio e o trabalho árduo do Dr. Vladimir Brayman, que inicialmente atuou como nosso diretor de tecnologia na ASI e agora na GI. Foi o arquiteto de todas as nossas criações algorítmicas e programação, incluindo nossa métrica de confiança validada, e tornou-se um amigo valioso. O Dr. Brayman foi pioneiro em todo o nosso desenvolvimento tecnológico de *machine learning* (ML) e IA, abrindo um caminho inédito para a IA emocionalmente inteligente. Juntos, Rafael e Vladimir criaram inovações revolucionárias, ganhadoras de novas patentes e intervenções tecnológicas extraordinárias. Estas incluem a criação de questionários *on-line* validados do Gottman Relationship Checkup e a utilização de ML de IA para criar nosso Laboratório do Amor *on-line*, com seu incrivelmente automatizado Specific Affect Coding System (SPAFF), detecção automatizada da frequência cardíaca para qualquer tom de pele utilizando apenas videografia e a matemática e o *software* extremamente poderosos do GottmanConnect para avaliar os relacionamentos. Brayman e sua equipe também integraram 37 módulos e recomendações de avaliação para ajustar avaliação e intervenções.

Nosso objetivo ao criar uma plataforma baseada na *web* foi democratizar a ajuda aos casais de modo que qualquer um, independentemente de localização geográfica, orientação sexual, gênero ou condições socioeconômicas, possa ter acesso a informação científica para seus relacionamentos. Temos orgulho em anunciar que agora é possível para qualquer casal no mundo avaliar plenamente *e tratar* seus problemas de relacionamento com seus celulares, iPads ou computadores no conforto do seu lar. Rafael e Vladimir contaram com uma excelente equipe para auxiliá-los. Assim, também gostaríamos de agradecer as contribuições de Connor Eaton ao nosso desenvolvimento da IA, Steven Fan pelos vídeos de treinamento do Gottman, bem como pelos projetos de videografia em andamento; Dr. Dmitry Drusvyatskit, da

Universidade de Washington, por sua matemática; Alexander Elguren, por sua liderança brilhante no desenvolvimento de conteúdo; Inna Brayman, nossa calma e paciente chefe de atendimento ao cliente; mais inúmeros outros colaboradores, incluindo John Fantell e Dr. Yuriy Gulak, da Universidade Rutgers, pela sua matemática, Sam Hage, Kendra Han, Sean Jeffries, Raleigh Keagan, Frans Keylard, Brianne Korthase, Alexander Miropolsky, Torsten Oberst, Letha Penhale, Vadim Popov, Philippe Post, Alexandra Spangler, Braeden Stamas, Janani Subramanian e Lisa Tashjian. Se deixamos de mencionar algum dos dedicados membros da nossa equipe, pedimos desculpas pelo erro, que é exclusivamente nosso.

Desejamos também expressar nossa eterna gratidão pelas contribuições únicas dos nossos companheiros em casa e amigos maravilhosos, treinadores-mestres e clínicos: Dr. Don Cole, nosso estimado diretor clínico, e Dra. Carrie Cole, nossa diretora de pesquisa e diretora do nosso novo Laboratório do Amor de fisiologia social, em Seattle. Don e Carrie Cole corajosamente mudaram-se de Houston para Seattle para se tornarem os novos rostos clínicos e de pesquisa do TGI, já que John e Julie planejam algum dia (mas não no futuro próximo) se afastar e aproveitar o pôr do sol no seu caiaque duplo em Seaward. Carrie teve que dominar muitas coisas ao mesmo tempo, incluindo aprender psicofisiologia e como coordenar um laboratório complexo, ao mesmo tempo que obtinha seu PhD. Não há nada que uma mulher não consiga fazer. Seremos eternamente gratos a Don e Carrie.

Dos nossos parceiros em fazer o bem pelo mundo (*tikkun olam*) e da empresa Idea Architects, agradecemos ao nosso brilhante e visionário, querido amigo e agente literário, Doug Abrams; nossa agente e líder destemida, Rachel Neumann, que emprestou toda sua profunda experiência e visão aguçada para este projeto; e nossa assistente editorial incrivelmente talentosa, Alyssa Knickerbocker. Com toda sua mágica, Alyssa usou sua varinha de condão para ajudar a criar e aperfeiçoar o livro que agora você tem em suas mãos. Sem o brilhantismo de Alyssa, este livro não existiria. Também queremos agradecer a

Bella Roberts, nossa editora assistente, que ajudou com a proposta e a programação, e à assistente executiva Mellisa Kim, que ajudou com as anotações. Também queremos agradecer à Brockman, Inc., em especial nossa agente Katinka Matson, que conduziu nosso *bestseller* do *New York Times, The Seven Principles for Making Marriage Work*, escrito com Nan Silver, além de outros livros posteriores.

E à nossa editora, Shannon Welch – somos muito gratos por você ter visto o potencial deste projeto e compartilhar nossa visão para ajudar os casais a se conectarem em meio a situações de conflito. Toda a equipe da Harmony foi indispensável: Theresa Zoro, presidente; Diana Baroni, editora; e Gail Gonzales, editora adjunta, por sua liderança; Mia Pulido, assistente editorial, pela resolução de problemas e apoio inabalável; Christina Foxley, Odette Fleming e Tammy Blake, por seu trabalho incansável e criativo com o *marketing* e a publicidade; Anna Bauer, Irene Ng e Andrea Lau pelo incrível trabalho de *design* que fez deste livro um lindo objeto; Joyce Wong, editora de produção, e Dustin Amick, gerente de produção, por conduzirem este livro até a última linha.

Jamais teríamos conseguido criar este livro sem nossos amigos leais, guardiões da vida e companheiros de jornada: Cara e Phillip Cohn, por sua orientação espiritual e sabedoria; Alison Shaw e Derk Jager, por suas décadas de amor e apoio eternos, e a incrível habilidade culinária de Alison; e Mavis Tsai, por sua amizade duradoura como pesquisadora e criadora, companheira sábia de toda a vida e parceira favorita de Julie em todas as aventuras.

Por último, mas não menos importante, agradecemos à nossa filha amada, incansável trabalhadora e quase médica, ao seu precioso marido, que é como um filho, e ao nosso neto fantástico, que, graças a Deus, eles trouxeram para nossas vidas. Como podemos agradecer o suficiente por quererem criar seu filho em uma família multigeracional? Estamos profundamente honrados. Amamos demais todos vocês.

Sem vocês, teríamos fracassado completamente. Por isso, a todos esses companheiros da nossa aventura ao longo da vida, nossa reverência com profunda gratidão.

SUMÁRIO

Introdução: Sobre o que estamos discutindo? 1

PARTE 1
NOÇÕES BÁSICAS SOBRE CONFLITO **19**

Por que discutimos 21

Por que discutimos da forma como discutimos 40

Sobre o que discutimos 81

PARTE 2
OS CINCO TIPOS DE DISCUSSÃO QUE TODOS TÊM **111**

Discussão nº 1: O lançamento da bomba 113

Discussão nº 2: A inundação 144

Discussão nº 3: A superfície 182

Discussão nº 4: O impasse 216

Discussão nº 5: O abismo na sala 253

Conclusão: A boa discussão 291

Guia rápido para discutir do jeito certo 299

Notas 319

Índice 325

INTRODUÇÃO

Sobre o que estamos discutindo?

Eles combinavam perfeitamente em muitos aspectos. Ela era uma jovem advogada (direito fundiário), assim como ele (*media rights*). Ambos haviam migrado do centro-oeste para Seattle. Eles eram ocupados e ambiciosos e adoravam usar seu tempo livre para experiências novas. Quando se conheceram, costumavam se aventurar em algum lugar novo todos os fins de semana. Entravam no carro e dirigiam até Vancouver, para passear pelo mercado ao ar livre ou para comer *sushi* tarde da noite. Também iam às montanhas para acampamentos noturnos. Ou compravam ingressos de última hora para uma peça de teatro. Os dois trabalhavam muitas horas, mas adotavam a espontaneidade em seu tempo de lazer.

Havia apenas um pequeno problema: ela queria um cachorrinho. Ele não.

Um ano mais tarde, realmente havia um cachorrinho – que tinha crescido e se transformado em um cachorro grande, feliz e brincalhão. Mas o casamento estava acabando. Os papéis do divórcio foram assinados. Os dois saíram da casa que compraram juntos, e para onde foram na noite do casamento, ainda com os confetes brilhantes que os convidados haviam jogado em seus cabelos e roupas, rindo muito. Eles dividiram toda a mobília, livros, louças e panelas. Ela, é claro, levou o cachorro.

Como um *cachorrinho* acabou com esse casamento?

O conflito começou de forma simples: com uma diferença de opinião. Ele achava que cachorros eram responsabilidade demais, trabalho demais, comprometimento demais. Não se pode deixar um cachorro sozinho em casa por muito tempo – não daria nem mesmo para se afastar durante o dia. E cachorros podem ser muito caros. Eles não queriam usar seu dinheiro extra de outras formas? Eles não tinham conversado sobre viajar?

O trabalho dele exigia viagens frequentes a negócios, e ele viajava muito, deixando-a em casa, onde ela trabalhava por longas horas. Ela se sentia sozinha e, quando ele passava a noite fora, ela ficava assustada. Na verdade, se eles não estavam viajando como tinham planejado – *por que não* ter um cachorrinho, um companheiro? Ela imaginava o cachorro com os dois nas caminhadas de fim de semana, dentro do carro, com a cabeça para fora da janela. Era muito bom imaginá-los como um trio: um casal com seu cachorro.

Mas eles não estavam chegando a lugar algum. Ficavam apenas andando em círculos dentro do mesmo argumento, sem solução. As preocupações dele sobre tempo, dinheiro e compromisso pareciam exageradas – se ao menos *tentasse*, ela tinha certeza de que ele veria que não era tanto trabalho assim! Então, ela decidiu: simplesmente compraria um cachorrinho e daria a ele de presente. Depois que ele estivesse com uma adorável bola de pelos, viva e real, no seu colo, como poderia resistir? Ele mudaria de opinião.

Ele não mudou de opinião.

O conflito se intensificou. Ele ficou incomodado porque ela o ignorou e fez o que queria. Ela ficou incomodada porque ele continuava fincando o pé, mesmo depois que lhe disse o quanto isso era importante para ela. Para ele, o cachorrinho em casa era um lembrete constante de como ela ignorava completamente como ele se sentia e o que era importante para ele. Para ela, a recusa dele em aceitar o cachorro parecia uma rejeição a ela e às suas necessidades. Cada mínima coisa a respeito do cachorro desencadeava uma briga: quem o levaria para passear, a conta do veterinário, ter que acrescentar mais comida à lista do mercado. Pior ainda, agora eles também estavam brigando por causa de outras coisas – *mais do que nunca.*

Ela começou a notar como ele participava pouco da organização da casa. Tudo bem, ela pensou, faria a maior parte das coisas relacionadas ao cachorro – afinal, tinha sido ideia sua. Mas ele parecia deixar também o resto das tarefas domésticas para ela. Ou ele não se importava, ou apenas esperava que ela as fizesse – como seria se eles tivessem um bebê? Da parte dele, a forma como ela falava sobre o assunto o irritava. Ela não pedia ajuda. Ela dizia: "Acho que vou lavar os pratos de novo esta noite", e um pequeno lampejo de raiva dentro dele fazia com que respondesse de modo agressivo: "Sim, acho que sim". Posteriormente, sentindo-se mal, ele tentava fazer mais – lavava algumas roupas, limpava o banheiro –, mas ela nunca notava.

Eles estavam passando cada vez menos tempo juntos. E, em uma noite de sexta-feira, quando ele a lembrou de que estaria fora no fim de semana, para acampar com um antigo colega da escola, ela foi tomada por raiva e tristeza.

"Ah, então você vai simplesmente cair fora", disse, de repente, à beira das lágrimas, "e eu posso ficar em casa com esse cachorro que você nunca quis".

Pego de surpresa, ele explodiu. "Qual é o problema com você?", gritou. "Já tenho essa viagem planejada há meses! Isso não tem nada a ver com esse cachorro estúpido!"

Havia mais combustível por trás dessa briga, logo abaixo da superfície, como o óleo que alimenta um incêndio: cada um tinha sua agenda oculta.

A agenda oculta dele: ele queria liberdade e aventura.

A agenda oculta dela: ela queria uma família.

Mas eles mal reconheciam essas verdades mais profundas em si mesmos, muito menos em relação ao outro.

Eles se afastavam cada vez mais, cada um cavando sua própria trincheira, a partir da qual lançavam acusações e críticas como se fossem granadas. Certo dia, ela ficou muito resfriada e não pôde sair com o cachorro – ele teve que fazer isso. Ele se enchia de ressentimento cada vez que tinha que parar de fazer algo importante para pegar a guia e a coleira – ele não tinha se comprometido com isso! Outro dia, o próprio cachorro demonstrou seu sinal de protesto: fez seu pequenino cocô bem embaixo da mesa, onde ele trabalhava quando estava em casa.

Ele disse que não ia limpar.

Ela disse que não ia limpar.

Aquelas minúsculas fezes marcavam a linha que ninguém iria cruzar – cruzá-la seria admitir a derrota, permitir que o outro lado vencesse.

Quando eles venderam a casa no divórcio, chamaram uma empresa de limpeza. Os faxineiros foram de cômodo em cômodo, eliminando todas as evidências da vida em comum desse casal – suas digitais e temperos culinários, poeira e papéis deixados para trás – a fim de deixar o espaço impecável para que os compradores potenciais se imaginassem morando ali. E então os faxineiros chegaram à escrivaninha.

Você sabe o que acontece quando se deixa as fezes de um cachorro intocadas por um longo tempo?

Elas se transformam em um caroço duro e branco.

Sim, o ponto final desta história é... *fezes de cachorro mumificadas*. E pedimos desculpas! Mas estamos contando esta história por ela ser tão universal: todos os casais têm alguns pequenos desentendimentos que não desaparecem, bolas de neve que se transformam em uma imensa obstrução. E isso parece tão trivial! É muito fácil ouvir esta história e pensar: que péssimo motivo para acabar com um bom casamento – por causa de um *cãozinho*?

Bem, a briga na verdade não era sobre o cãozinho. Ou as fezes. O cãozinho representava importantes filosofias de vida para cada pessoa. Quando brigavam sobre quem ia sair com o cachorro, ou sobre a conta do veterinário, ou sobre quem compraria a comida para o cachorro, eles não estavam realmente brigando por causa dessas coisas. Eles estavam discutindo sobre seus valores, seus sonhos, sua visão do que queriam do casamento e da vida. Eles estavam discutindo sobre algumas coisas realmente fundamentais – coisas que teriam que ser exploradas e que talvez até tivessem salvado seu casamento. Mas eles nunca chegaram tão longe. Nunca perceberam sobre o que realmente estavam discutindo ou como conversar a respeito. Suas discussões se tornaram destrutivas, e, por fim, aquela relação forte que um dia tiveram se fragmentou.

Isso aconteceu há muito tempo, antes de John ter iniciado seu trabalho estudando casais. Só muito mais tarde é que ele entendeu a profundidade dos conflitos daquele casal, quando sua pesquisa lhe ensinou mais sobre a ciência dos relacionamentos. Acabou não conseguindo ajudá-los, e, infelizmente, eles se separaram. Mas, desde então, já ajudamos milhares de outros casais que estavam igualmente bloqueados, presos, desesperadamente fora de sintonia.

Ao escrever este livro, lembramos muito daquele casal de tanto tempo atrás. Gostaríamos de saber naquela época o que sabemos agora, com a experiência de 50 anos de pesquisa. Se pudéssemos voltar no tempo, este é o livro que escreveríamos para eles.

Precisamos consertar a forma como discutimos

Nunca foi fácil formar parceria com alguém a longo prazo e navegar graciosamente os altos e baixos que acompanham esse tipo de compromisso. Há décadas trabalhamos com casais e afirmamos: as pessoas sempre procuraram ajuda nessa área. Os últimos anos, porém, têm sido excepcionalmente penosos para muitos dos casais que atendemos.

Os casais têm lidado com enormes níveis de estresse e intensidade. Durante um longo período da pandemia de covid-19, muitas pessoas não podiam sair de casa, ou, mesmo que saíssem, não lhes era permitido manter as rotinas normais, as saídas recreacionais e as conexões sociais anteriores. As fronteiras entre o trabalho e o lar foram dissolvidas quando o quarto de dormir se transformou no local de trabalho. Há muito tempo estudamos como os casais trazem para casa o estresse do trabalho – agora havia ainda menos distância a ser percorrida. Tudo estava ali, sobrepondo-se no mesmo espaço. Os casais se esforçavam para dar conta das finanças, do cuidado dos filhos e dos horários de trabalho. Muitos entraram em conflito sobre como lidar com as recomendações de segurança durante a pandemia. Era necessário incluir a família e os amigos na sua bolha? Ou não valia a pena correr o risco? Um indivíduo que se sentia desesperado por comunidade e conexão, acompanhado de alguém que experimentava ansiedade profunda em relação à exposição, frequentemente era uma receita para conflitos destrutivos e polarização.

Para muitos, o lar, antes considerado um refúgio, tornou-se um tipo de caldeirão onde cada pequeno problema era amplificado e cada fratura fina se transformava em uma fenda dolorosa.

Os dados relativos a esse período ainda estão emergindo, mas observações preliminares sugerem que a pandemia de covid-19 levou os casais a extremos: os que estavam bem antes da pandemia em grande parte se saíram bem. Porém, os que tinham alguns problemas – e sejamos realistas, isso significa muitos de nós[1] – pioraram ainda mais. Pontos delicados no relacionamento, que em circunstâncias normais poderiam ter sido reparados com mais facilidade, tornaram-se críticos.

É possível que não tenhamos uma visão completa do quanto as pessoas estão em dificuldades. As frequentes sondagens para avaliar a satisfação conjugal podem estar enviesadas. Quando as pessoas estão realmente com problemas, elas não atendem o entrevistador. Elas não querem falar a respeito. Por isso, podemos estar perdendo informações de casais em crise.

Para muitos de nós, os últimos anos foram um período de turbulência e questionamentos. As pessoas têm reavaliado suas prioridades e a forma como distribuem seu tempo e seus recursos. Talvez os casais estejam se perguntando: ainda compartilhamos os mesmos objetivos? Todo esse atrito é um sinal de que não fomos feitos para ficar juntos? Nós somos realmente compatíveis?

Mas esta é a questão: com ou sem pandemia, os casais sempre passaram por esses momentos de "panela de pressão". Momentos em que as coisas, por algum motivo, ficam especialmente difíceis. Quando um detalhe parece desencadear uma discussão, quando as discussões se tornam horríveis, quando você diz coisas de que se arrepende, quando você gostaria de poder ter uma nova oportunidade.

Independentemente da fase em que o casal se encontra, seja em uma má fase ou em uma fase ótima, seja um amor recente ou de décadas, uma coisa é certa: vocês não querem deixar nenhum "cocô debaixo da mesa" em seu relacionamento.

Ausência de conflito não é a resposta

Vamos esclarecer uma coisa: não vamos ensinar como *não* discutir, nunca. Isso poderia soar bem – uma vida sem conflito? Uma bênção! Mas provavelmente não é o melhor caminho. Intimidade inevitavelmente cria conflito.

Vejamos outro casal com quem trabalhamos. Segundo eles, nunca brigavam. Tinham tendência de evitar assuntos polêmicos – não queriam ferir sentimentos ou se envolver em uma discussão difícil. Para que, pensavam, se essas discussões pareciam nunca levar a algum tipo de solução para o problema? Parecia melhor contornar os problemas que, de qualquer forma, eles dificilmente seriam capazes de resolver.

Parece razoável. Mas, quando estavam em nosso consultório, sentados lado a lado no sofá, vimos que emocionalmente estavam a quilômetros de distância. Sim, eram educados um com o outro – não alteravam o tom de voz. Não havia portas batendo, frustração repentina, nem um pequeno cocô de cachorro petrificado embaixo da mesa. Porém, em algum ponto do caminho, também se perderam um do outro.

Quando vieram nos ver, pedimos que fizessem uma atividade conjunta que geralmente fazemos com os casais, em que cada pessoa faz um balanço do que sabe sobre seu parceiro. Perguntas como: *quem são seus melhores amigos? Quais são alguns problemas que seu parceiro está enfrentando? Quais são alguns dos seus sonhos de vida?* E assim por diante.

À medida que percorriam a lista, foi ficando claro que não conseguiam responder praticamente nenhuma das perguntas. E, em uma conversa mediada, tensões e ressentimento lentamente começaram a vazar. Em determinado momento, o marido confessou algo que o aborrecia há meses, mas que não havia abordado com sua esposa: o fato de ela ter o hábito de sair para tomar uns drinques com uma amiga do trabalho todas as sextas-feiras à noite, em vez de vir direto para casa. Isso o aborrecia porque eles não saiam juntos há... bem, ele nem conseguia lembrar quando havia sido a última vez.

Ela ficou chocada. "Mas eu perguntei se você se importava com isso, e você disse que não!", ela disse. "Por que você simplesmente não me falou?"

"Bem", respondeu ele, "eu não queria brigar".

O conflito faz parte de todos os relacionamentos humanos. E é uma parte *necessária* em todos eles. Temos uma tendência a relacionar baixos níveis de conflito com felicidade, mas isso simplesmente não é verdade. A ausência de conflito não indica um relacionamento forte – de fato, pode levar a exatamente o oposto.

Um estudo realizado pelo Divorce Mediation Research Project constatou que a vasta maioria dos casais que se divorciaram (80%) descreveu o afastamento e a perda de um sentimento de proximidade como algumas das razões principais para sua separação.[2] E nossa própria pesquisa identificou que os casais podem ter uniões felizes e duradouras apresentando vários tipos de "estilos de conflito". Não é o fato de *haver ou não* conflito em seu relacionamento o que constitui ou desfaz esse relacionamento. Mesmo os casais mais felizes têm discussões. A questão é *como você faz isso*.[3]

Conflito é conexão. É como descobrimos quem somos, o que queremos, quem são nossos parceiros, quem eles estão se tornando e o que *eles* querem. É como construímos pontes entre nossas diferenças e encontramos nossas semelhanças, nossos pontos de conexão.

O problema é que não fomos ensinados a fazer isso direito. Não tivemos a disciplina "Lidando com conflitos" no ensino médio, antes de nos aventurarmos em nossos primeiros relacionamentos: começamos às cegas. Nossas crenças sobre conflito e a abordagem dos conflitos provêm da nossa infância, nossa criação, cultura e nossos relacionamentos do passado, e moldam a forma como nos portamos nos conflitos, e talvez nem tenhamos consciência a respeito. Independentemente de quantos relacionamentos já tivemos ou por quantos anos formamos um casal, muitos de nós ainda estão tentando descobrir durante o processo – e cometemos muitos erros.

> Remoemos os ressentimentos por muito tempo antes de levantarmos alguma questão.
>
> Iniciamos uma discussão com rispidez, com crítica.
>
> Não sabemos como nos acalmar e ficamos sobrecarregados e inundados pela emoção.
>
> Ficamos na defensiva.
>
> Não paramos para entender qual é realmente o objetivo da discussão.
>
> Não percebemos ou rejeitamos as tentativas do outro lado de chegar a um meio-termo.
>
> Não conseguimos fazer um acordo sem o sentimento de que abrimos mão de muita coisa.
>
> Nos desculpamos muito rápido porque só queremos que a discussão acabe.

E tem mais um, muito importante: ignoramos discussões passadas – ou, como gostamos de chamá-los, "incidentes lamentáveis". Não falamos sobre eles, não superamos ou aprendemos com eles, apenas *seguimos em frente*.

O resultado final: magoamos um ao outro. Acabamos feridos por nossos conflitos e ainda mais afastados do que estávamos antes. Ou, por medo de sermos feridos, evitamos totalmente os conflitos, e essa distância aumenta ainda mais.

Estamos fazendo tudo errado com os conflitos e precisamos urgentemente de uma intervenção.

Desvendando a ciência de ajudar as pessoas a "discutir do jeito certo"

Há muito tempo estudamos a ciência do amor – cinco décadas! John como pesquisador e, originalmente, matemático; Julie como clínica praticante. O trabalho da nossa vida tem sido o desenvolvimento de intervenções para casais que se amam e querem dar certo, mas precisam de ferramentas reais para manter seu relacionamento prosperando. Muitas vezes, o problema não é o relacionamento em si – é que você simplesmente não recebeu as ferramentas de que precisa. Cada relacionamento é distinto: seu projeto químico único e irreproduzível de amor e atração, conflito e conexão, personalidades e passados que se misturam, colidem e criam algo novo. Nosso relacionamento não é exatamente como o seu ou o de qualquer outra pessoa. Mas descobrimos que *existem* intervenções universais que funcionam indistintamente. E o que mais queremos é levá-las para o mundo. Todos nós precisamos delas.

Já faz 50 anos desde que John, juntamente com seu colega de pesquisa, Robert Levenson, realizou seus primeiros estudos sobre casais, aplicando o método científico, pela primeira vez, ao amor. Há três décadas nós (John e Julie) começamos a trabalhar juntos, lançando nosso "Laboratório do Amor" no *campus* da Universidade de Washington, em Seattle, onde nós mesmos nos conhecemos e nos apaixonamos. Como todos os casais, nós também tivemos que descobrir nossa cultura de conflito enquanto combinávamos nossas vidas, nos casávamos e nos tornávamos pais. Tivemos que resolver as discussões que começavam de forma errada, aquelas que surgiam do nada, as que pareciam se repetir, sobre os mesmos assuntos. E acabamos descobrindo – ficamos muito bons em discutir! Descobrimos que *podemos* discutir com bondade, com amor e encerrar com paz. Mas tínhamos uma vantagem: contávamos com os dados do Laboratório do Amor.

Mais de 3 mil casais passaram pelo Laboratório do Amor, onde nosso objetivo como pesquisadores é detalhar ao máximo os comportamentos específicos que conduzem ao amor duradouro e à felicidade. Recebemos casais que vieram ficar por um fim de semana, em um apartamento confortável, tipo Airbnb, onde filmamos e analisamos suas interações. Depois nós os acompanhamos por anos, até décadas, para monitorar o *status* do seu relacionamento, bem como sua felicidade e satisfação. E já que isso é tão importante para a saúde de um relacionamento, nos concentramos no conflito e na interação antes, durante e depois das discussões. Em um estudo, tivemos casais que vieram, sentaram-se e conversaram sobre um de seus pontos de conflito, algo que ainda não haviam resolvido. Gravamos a interação para que pudéssemos analisar essas fitas até nos centésimos de segundo. Codificamos cada gesto, suspiro, sorriso e pausa; codificamos a linguagem corporal e o tom de voz. Nada era pequeno demais ou insignificante. Os participantes foram conectados a aparelhos de *biofeedback* para que pudéssemos monitorar simultaneamente as frequências cardíaca e respiratória, marcadores fisiológicos que podem nos informar muito sobre como e por que um conflito se desenrola de determinada maneira.

Fizemos isso com casais heterossexuais, homossexuais, com e sem filhos, casais ricos e pobres, casais de vários grupos demográficos, raciais e culturais. E então, depois de obter esse panorama incrivelmente profundo e minucioso da interação de cada casal durante um certo momento, trouxemos esses casais de volta, ano após ano, e pedimos que fizessem tudo novamente. Eles mudariam? Eles continuariam juntos? A união seria feliz? E quando se tratava de conflito, queríamos saber com urgência: por que alguns casais foram separados por seus conflitos? E como outros encontraram a paz? Então, o que descobrimos?

Descobrimos que, observando e codificando os comportamentos, éramos capazes de prever, com mais de 90% de precisão, quais casais permaneceriam juntos,[4] mesmo com altos e baixos, e se sentiam satisfeitos, de modo geral, com a sua união (chamamos estes de os "mestres" do amor) e quais se divorciariam, se separariam ou permaneceriam juntos, mas infelizes (os relacionamentos que acabaram virando "desastres").

Descobrimos que os primeiros *três minutos* de uma discussão podem prever o *status* do relacionamento seis anos mais tarde.[5]

Descobrimos que os casais precisavam alcançar certa proporção entre as interações positivas e negativas durante o conflito para manter o amor por muito tempo – e que *fora* do conflito essa relação era ainda mais alta.[6]

Descobrimos que, durante o conflito, os casais que exibiam quatro comportamentos-chave, que chamamos de "os Quatro Cavaleiros do Apocalipse" (crítica, desprezo, obstrução e atitude defensiva), provavelmente se separariam, em média, cinco anos depois de se casarem.[7]

Mas também descobrimos que "ausência de conflito" não era a resposta – porque houve outra onda de divórcios, cerca de uma década após essa marca dos cinco anos. Esses casais não tinham os Quatro Cavaleiros do Apocalipse. O que eles tinham era nada: nenhum conflito importante, com certeza, mas também nenhum humor, nenhuma pergunta sendo feita, nenhum interesse pelo outro.

Descobrimos que os mestres do amor não evitavam o conflito. Mas tinham um conjunto de habilidades interativas que lhes permitiam entrar em conflito como em uma colaboração, não uma guerra; e, quando alguém se magoava (como pode acontecer com os melhores de nós em um conflito), eles sabiam como reparar.[8]

Descobrimos tudo isso – e *muito* mais. E vamos explicar tudo neste livro. Iniciaremos falando sobre o contexto dos nossos conflitos – o seu *setting*, se preferir –, que basicamente se refere a tudo o que conduz a uma discussão, começando pelo modo como fomos criados, a cultura de onde viemos e nossas metaemoções, ou "sentimentos sobre os sentimentos", que moldam nossos relacionamentos de modos surpreendentes. Falaremos sobre como as interações casuais cotidianas como casal nos preparam para certas dinâmicas dentro do conflito. Falaremos sobre o quanto pode ser mistificador descobrir sobre o que *realmente* estamos discutindo, o que está abaixo da superfície (em outras palavras, vocês não estão discutindo sobre um cachorrinho!). E então conduziremos você pelos cinco tipos de conflitos que mostram claramente onde erramos e como fazer da forma certa. Porque também descobrimos que as pessoas podem transformar os relacionamentos – discutir do jeito certo, amar melhor e conectar-se mais profundamente – quando recebem intervenções práticas e baseadas na ciência.

Certa vez, quando nossa filha era pequena, ela disse algo que, para nós, esclareceu nossa missão, pois refletimos sobre como e por que estávamos fazendo o trabalho que fazíamos com os casais. Ela perguntava sobre nosso trabalho no Laboratório do Amor – talvez estivesse irritada porque ficaríamos fora no fim de semana, coordenando um retiro para casais, quando ela teria preferido que ficássemos em casa e a levássemos para tomar sorvete em um passeio de barco. Seja como for, ela nos pressionava sobre o que *exatamente* íamos fazer com toda essa "ciência do amor". Explicamos que estaríamos trabalhando para isolar as intervenções mais poderosas que os casais poderiam fazer para se manterem apaixonados e felizes – se assim desejassem – para que pudéssemos compartilhá-las com as pessoas. Dissemos a ela que muitos casais – incluindo nós mesmos, em determinados momentos – passam por circunstâncias em que simplesmente não conseguem se entender.

"O que você acha que vai acontecer", perguntamos, "se as mamães e os papais estiverem discutindo o tempo todo?".

"Bem", disse ela, "acho que não vai ter arco-íris em casa".

Nós dois ficamos em silêncio. *Sem arco-íris em casa.* Aquela menina de 4 anos tinha acabado de expressar a maneira perfeita de pensar sobre a missão do nosso trabalho. Tempestades virão – elas inevitavelmente acontecem. Mas, na sequência, pode haver algo bonito. E você só chega ao arco-íris depois de passar por uma tempestade.

O conflito é uma constante humana

Já escrevemos muito sobre o amor: como se forma, o que acaba com ele, o que o mantém vivo. Mas recentemente sentimos uma necessidade urgente de focar em *como entramos em conflito*. Uma das grandes razões é porque nossos conflitos não vão a lugar algum. Os dados nos mostram que, seja qual for o motivo da sua discussão, é muito provável que vocês sempre estejam discutindo. Na grande maioria das vezes, os conflitos entre casais não são fugazes, situacionais ou facilmente reparáveis – eles são *perpétuos*.

Há dois tipos básicos de conflitos entre casais: **solucionáveis** e **perpétuos**. Os conflitos solucionáveis são aqueles reparáveis. Digamos que esteja se sentindo usado porque sempre cabe a você colocar a louça na máquina depois que seu parceiro faz uma bagunça preparando o jantar. Talvez vocês acabem discutindo sobre isso depois que você finalmente chega ao limite (Obs.: falar sobre esses tipos de coisas *antes* de atingir seu limite é algo que abordaremos!), mas, no final, provavelmente vocês encontrarão uma solução de algum tipo: vocês invertem quem vai preparar o jantar e quem faz a limpeza, ou quem faz o jantar também faz a limpeza, pois há outras tarefas domésticas que precisam ser feitas. Este é um problema de logística, algo que pode ser resolvido depois que todos estiverem de cabeça fria.

Os conflitos perpétuos são diferentes: são questões que não desaparecem, pelas quais acabamos discutindo inúmeras vezes, pois estão relacionadas com algumas das diferenças mais profundas do casal: diferenças de personalidades, prioridades, valores e crenças. E não importa o quanto alguém é perfeito para você, *essas questões sempre estarão presentes*. Não nos apaixonamos por nossos clones. De fato, frequentemente somos atraídos por pessoas muito diferentes de nós em certos aspectos: pessoas que não nos replicam, mas nos complementam.

Tudo se resume a isto: a vasta maioria dos nossos problemas – 69%, para sermos precisos – é perpétua, não solucionável. Isso é muito! Isso significa que, na maior parte do tempo, independentemente do motivo do conflito entre vocês, não haverá uma solução simples ou fácil. E, desses conflitos perpétuos, 16% chegam a impasses: o casal fica girando em torno dos mesmos assuntos, não apenas não chegando a lugar algum, mas também causando mais mágoa, raiva e distanciamento. E é por isso que consertar a forma como discutimos é uma questão tão urgente. *A forma como discutimos* é a forma como nos comunicamos e nos conectamos. Porém (e nos sentimos confortáveis em dizer isso devido ao grande número de casais que estudamos e acompanhamos durante anos) *estamos fazendo errado*. Estamos nos precipitando, ferindo um ao outro, perdendo oportunidades e, então, repetindo o ciclo na próxima discussão sobre a mesma coisa de sempre.

Este momento particular na história também exige uma abordagem diferente do conflito. Os casais estão em maior sofrimento atualmente, na era da covid, do que jamais estiveram antes. As taxas de violência doméstica estão altas: em nosso estudo internacional com mais de 40 mil casais, descobrimos que, em casais que procuram terapia, *60%* estavam vivenciando algum grau de violência doméstica. E havia outras estatísticas preocupantes. Nesses casais, encontramos altas taxas de ansiedade (27%), depressão (46%) e comportamento suicida (29%). Quase um terço de todos os casais estava lutando com questões relacionadas a abuso de substâncias. E 35% estavam lidando com as consequências de um caso amoroso.[9]

Nosso mundo parece ficar cada vez mais incerto, e, muito frequentemente, acabamos descontando nosso estresse e ansiedade nas pessoas que estão mais perto de nós. Quando discutimos com um parceiro, não estamos discutindo em um vácuo. O mundo está incluído. Quando chegamos ao ponto de conflito, muitas vezes já estamos com uma carga muito grande – nossa tolerância emocional é curta, estamos cognitivamente sobrecarregados, e isso reduz nossa capacidade de ser gentil com o outro. Carregamos conosco os resíduos do dia quando interagimos – as preocupações e pressões que experimentamos e que pesam sobre nós de formas que talvez nem tenhamos consciência. E, além das paredes da nossa casa, o conflito é abundante. Ele prolifera no mundo virtual, onde o formato da interação torna a verdadeira compreensão cada vez mais rara. Nosso mundo nunca esteve tão polarizado.

Estamos em um momento crítico na história – um ponto em que em todos os domínios, em todas as áreas, precisamos aprender a baixar a guarda, nos abrir e lutar pela paz e compreensão. Isso começa dentro da nossa casa. Nossas parcerias românticas são a pedra fundamental da nossa comunidade mais ampla. Elas têm repercussão em nossos filhos, nossas amizades e família, em nossas colaborações no ambiente de trabalho. Elas influenciam nossa capacidade de retribuir ao mundo e operar mudanças; elas afetam o modo como nos associamos como sociedade. Quando aprendemos a enfrentar melhor o conflito em nossos lares, podemos aprender a enfrentar melhor o conflito em nossa comunidade, para além das divisões políticas, em nossa sociedade e até mesmo como raça humana.

É humano ter conflitos. É até mesmo *humanitário* ter conflitos – muitas vezes, isso é exatamente a coisa certa a fazer. Mas precisamos trazer nossa melhor humanidade para nossos conflitos.

Quando entramos em conflito, devemos tentar criar algo melhor. Este é o objetivo final do conflito: criar algo melhor para você, para o casal e para o mundo. O conflito não precisa nos separar. Conflito e paz não são mutuamente excludentes. Podemos alcançar a paz por meio do conflito. Podemos combinar bondade e gentileza com conflito. Podemos nos aproximar *por causa* do conflito. Mas, para fazer isso, precisamos chegar ao cerne de nossos conflitos.

Somos muito profundos como seres humanos. Não somos apenas o que vemos na superfície – o cabelo, a pele e as roupas. Não somos nem mesmo as personalidades que projetamos. Nós somos subterrâneos, temos rios e cascatas e encostas rochosas dentro de nós, vales profundos que talvez nós mesmos não tenhamos explorado completamente. E muitas vezes tememos mostrar essas nossas partes nos relacionamentos. Achamos que temos que mostrar nosso "melhor comportamento" para ganhar o coração da outra pessoa. Por isso, mantemos a porta fechada nesse mundo interno complicado. Então, depois que estamos no meio de um relacionamento, essas partes começam a se revelar. E elas se revelam com mais frequência durante um conflito, surpreendendo não só nossos parceiros, mas também a nós mesmos. Essas nossas partes há muito tempo sepultadas ou suprimidas – as necessidades, os sonhos e as emoções que abrigamos – irrompem no calor do momento. E podem incendiar a casa.

Mas isso não precisa ser assim.

Os conflitos podem se tornar intensos e confusos. As pessoas revivem dores e traumas antigos. Com muita facilidade, caímos em velhos padrões – somos sequestrados por nossas emoções, nosso passado, nossas antigas feridas. Mas, se você conseguir chegar até o que se encontra abaixo da superfície, haverá muita compaixão e compreensão.

Nossa expectativa é que o casal, durante a leitura deste livro, possa encarar seus conflitos como uma oportunidade profunda. Que obtenham uma compreensão mais profunda da cultura do seu conflito e de onde ele vem. Que aprendam a desvendar o *motivo* das suas discussões, para que possam chegar ao cerne da questão e compreender melhor um ao outro por meio das suas discussões. Esperamos que tenham uma compreensão clara dos cinco principais pontos onde erramos quando discutimos com quem mais amamos e de como reverter isso, *mesmo no calor do momento*, e fazer da forma certa. E esperamos que vocês sejam capazes de injetar um pouco de humor e leveza em suas discussões – e pode ser um longo caminho.

O conflito nem sempre é divertido, mas esperamos que este livro seja.

PARTE 1

Noções básicas sobre conflito

POR QUE DISCUTIMOS

"O que há de novo?", ele diz, enquanto ela pergunta, ao mesmo tempo: "Então, sobre o que você quer conversar?".

Os dois riem.

Eles estão sentados perto um do outro, encostados nos travesseiros brancos de sua confortável cama, de frente para a câmera. Eles estão inclinados um em direção ao outro; até agora, ambos parecem calorosos e relaxados – talvez um pouco nervosos por estarem sendo filmados. Pedimos que eles ligassem a câmera do *laptop*, começassem a gravar e simplesmente conversassem sobre como está sendo seu dia. Mais nada.

Enquanto isso, nosso sistema de inteligência artificial (IA) os está observando. Esse sistema foi desenvolvido para auxiliar os terapeutas treinados por Gottman e os casais que querem avaliar seu relacionamento a reunir dados que esclareçam como os casais interagem, casualmente e em momentos de conflito. A IA pode ler sua frequência cardíaca a partir da transmissão em vídeo, sem necessidade de qualquer outro dispositivo. Com o uso de *machine learning*, ela faz a codificação das emoções, detectando milimetricamente cada pessoa, segundo a segundo, em uma ampla variedade de categorias emocionais possíveis. E classifica o nível de confiança de cada um em uma escala de 0 a 100%.

A IA – concebida por nossos brilhantes colegas Rafael Lisitsa e Dr. Vladimir Brayman – reúne todos esses dados enquanto esse casal conversa sobre a sua semana de trabalho, o quanto estão ansiosos pelo fim de semana e pela chance de relaxar. Até o momento, a IA codificou que sua interação progride de "neutra" para "interessada". Ambos estão relaxados – a frequência cardíaca está em torno de 80. O indicador de confiança é bastante elevado.

Então ela diz: "Ah, a propósito, falei para meus pais que eles poderiam ficar no nosso quarto quando vierem nos visitar, neste fim de semana. Nós vamos dormir no sofá".

Há uma pausa.

"Você já falou com eles?", ele pergunta.

"Bem, sim", ela diz, com certa arrogância. "Eles são meus pais. Eu..."

"Você sabe que eu não durmo bem no sofá."

"Ah, para com isso." (*Revira os olhos*) "É só no fim de semana. Qual é o problema?"

"Bem, quero estar no meu melhor humor para seus pais. Não quero estar mal-humorado porque eu não..."

"Aliás, como se você estivesse sempre no seu melhor humor com meus pais..."

"Uau." A voz dele está cheia de mágoa e sarcasmo. "Tudo bem."

"Por que está fazendo essa cara? Você sabe que é verdade!"

"Ei, estou tentando me esforçar pelos seus pais, e..."

"Ah, é? Bem, por que então você levou três anos para fazer isso? Por que *neste* fim de semana?"

"Três anos? Você acha que eu não me esforcei por três anos?"

A partir daí, a temperatura da interação atinge o pico rapidamente. Eles se interrompem, cada um fala enquanto o outro está falando. Ela o acusa de ter feito seu pai chorar recentemente durante uma conversa telefônica; ele tenta se defender.

"Você *tinha* que fazer um comentário sarcástico", ela diz, "enquanto eu estava tentando desejar feliz aniversário para ele".

"Eu só estava tentando ser engraçado!", ele grita.

A IA registrou o aumento da frequência cardíaca de ambos – a dele mais significativamente, para 107 batimentos por minuto. O indicador de confiança caiu abruptamente; a dele fica criticamente baixa, menos de 30%. A classificação da emoção afunda para ambos. A interação rapidamente se torna negativa; ela ataca, ele se defende, ambos se dirigem um ao outro com desprezo. Menos de 30 segundos depois, o casal se afasta, exausto e com raiva, desistindo completamente da conversa. Quando o vídeo capturado pela IA é cortado, ambos olham em direções opostas.

"Codificando" o conflito

O casal descrito concordou em participar de uma nova plataforma que nos propusemos a construir, concebida para ajudar outros casais como eles: casais que haviam passado por uma situação difícil (ou um ano difícil... ou uma década difícil) e precisavam de algum apoio e orientação.

Nos últimos anos – e acelerada pela pandemia de covid-19 –, a demanda por terapeutas qualificados sobrecarregou a rede existente. Além disso, para casais que estão trabalhando em tempo integral e talvez cuidando de filhos pequenos ou outros familiares, conseguir consultar alguém pode ser difícil. Muitos casais que realmente poderiam ter alguma orientação profissional não estão recebendo esse apoio por vários motivos. Queríamos encontrar uma maneira de os casais com dificuldades obterem alívio imediato. E vimos que *muitos* casais estavam com dificuldades. Por isso, resolvemos trabalhar em uma plataforma acessível por meio de um telefone, *laptop* ou *tablet* – um lugar em que poderiam encontrar orientação e ferramentas. E, para que isso funcionasse, precisávamos de uma IA que pudesse observar os casais interagindo e, como a maioria dos profissionais treinados especializados e experientes, identificar os indícios e as sinalizações de que uma conversa estava entrando em um território tóxico. Os terapeutas são treinados para procurar esses sinais: pistas sutis na linguagem corporal e na fisiologia, o tom de voz, as escolhas de linguagem e muito mais. Seria possível programar um computador para ser tão sensível assim?

Resumidamente: sim. E, quando se trata de codificação do conflito, a IA não só se igualou aos seus correspondentes humanos como, na verdade, os superou.

Muitos dos dados e das observações sobre casais em conflito contidos neste livro provêm de nossas décadas de trabalho no Laboratório do Amor e de outros estudos observacionais importantes e inovadores feitos por nós e outros pesquisadores. Mas agora estamos obtendo informações mais sofisticadas e detalhadas da IA que treinamos com o sistema de codificação emocional de John, denominado SPAFF, abreviação de Specific Affect Coding System.[1]

Quando John estava iniciando sua pesquisa com casais, o campo da psicologia tinha dificuldades para identificar padrões consistentes em termos da personalidade e do comportamento de *um* indivíduo, o que era ainda mais difícil quando se tratava de dois. A crença geral na área era a de que os estudos de casais seriam muito pouco confiáveis para terem utilidade científica. O estudo de um único indivíduo já era tão pouco confiável, pensava-se, que o estudo de dois simplesmente elevaria ao quadrado essa falta de confiabilidade, tornando-a exponencialmente pior. John, sempre o matemático, se propôs a provar que isso era falso.

Ele começou a pesquisar os padrões de comportamento em indivíduos e casais – especificamente *sequências de interações* que poderiam ser indicativas da felicidade geral do casal e do sucesso (ou não) do seu relacionamento.[2] Em uma série de estudos de investigação observacionais, ele e seus colegas elaboraram um sistema de codificação que media todas as possíveis nuanças de uma interação entre duas pessoas: expressões faciais, tom de voz, linguagem e retórica, pistas físicas e muito mais. Ele e seu colega de pesquisa, Robert Levenson, desenvolveram formas de os casais participantes dos estudos classificarem suas próprias experiências durante conversas sobre o conflito, oferecendo dados ainda mais essenciais sobre como as pessoas vivenciavam o conflito e se suas intenções correspondiam ao seu impacto. Acompanhando os casais ao longo do tempo, eles conseguiram rastrear como essas sequências codificadas das interações entre os casais se alinhavam com os resultados do seu relacionamento: as pessoas se separaram? Elas continuaram juntas? Se continuaram juntas, estavam felizes ou infelizes?

John estudou todos os três grupos, reunindo dados dos casais que se divorciaram, dos casais que continuaram juntos e felizes e daqueles que continuaram juntos, mas infelizes. Esses dados eram tudo, menos pouco confiáveis.

John descobriu que as interações entre os casais eram incrivelmente estáveis ao longo do tempo e altamente preditivas do futuro do seu relacionamento. Usando o SPAFF para codificar as interações de um casal, ele conseguiu predizer, *com mais de 90% de precisão*, o futuro do relacionamento daquele casal.[3] E uma grande parte dessa predição era como esses casais se comportavam quando tinham um conflito.

Uma das peças principais nos estudos de John sobre relacionamentos era a "tarefa do conflito", em que era pedido que os casais escolhessem um assunto de conflito constante e o discutissem. Sua discussão seria filmada, e uma equipe de pesquisadores analisaria as gravações, trabalhando para codificar cada expressão e interação, até um centésimo de segundo. Este é um trabalho árduo, e nossos pesquisadores precisavam estar altamente treinados para fazê-lo com precisão. Antes do SPAFF, os outros sistemas de codificação para analisar o comportamento e as interações eram *baseados em pistas* – eles examinavam as ações e as expressões, elementos do comportamento humano que podem ser notados visualmente. O problema é que isso deixava de fora uma imensa parte do contexto essencial. E quanto ao tom de voz? Um tom mais alto sugere emoção positiva, enquanto um tom mais baixo indica o oposto. E quanto à ênfase em determinadas palavras, e não em outras? Chamamos isso de *pista paralinguística*: a mesma sentença, lida com uma ênfase em palavras diferentes, pode comunicar frustração ou flexibilidade – isso deve ser levado em consideração. E quanto às diferenças culturais no uso da linguagem e fisicalidade? Nosso sistema de codificação aceita que a emoção é transmitida de uma maneira interativa em *todos* os canais de comunicação.

Somos muito complexos como seres humanos, e qualquer sistema para codificar nosso comportamento deve ser igualmente complexo. Para codificar a emoção durante uma discussão, precisamos ser incrivelmente sensíveis. Temos que conhecer o significado das palavras, entender as palavras no contexto, entender a cultura dentro da qual estamos operando. Precisamos escutar a música nas palavras: o tom, o volume, a altura, o ritmo, a ênfase. É muita coisa! Mas, surpreendentemente, a IA, programada com o sistema de codificação de John, é capaz de duplicar exatamente o que pesquisadores observacionais culturalmente informados conseguem fazer. E, com o tempo, por meio de *machine learning*, ela foi ficando cada vez melhor, até se tornar tão boa quanto os melhores humanos.

Ou seja: *nossa IA é extremamente boa nisso*. Quando temos um casal sentado ali, como o jovem casal que discutia sobre um sofá-cama com o *laptop* apoiado e a câmera ligada, a IA está colhendo dados inestimáveis e fazendo isso melhor do que os profissionais mais experientes – ela, inclusive, sincroniza a codificação do afeto com a fisiologia de cada membro do casal. O "desdobramento" desse conflito que obtivemos com a IA foi altamente preciso. E essa discussão em particular é ótima para ser dissecada, já que consegue encapsular praticamente tudo o que tendemos a fazer no conflito.

Uma discussão "de cartilha"

Escolhemos essa discussão para ser apresentada aqui, no início deste livro, por um motivo simples: é um exemplo clássico. Ela ilustra todas as principais características do conflito típico dos casais:

- **É sobre praticamente nada.** Em um momento, estamos tendo uma conversa agradável sobre nossa semana; no seguinte, estamos em guerra total.
- **Evolui muito rapidamente para um conflito difícil (escalada).** A IA gravou a evolução dessa interação escalando para o conflito em menos de 1 minuto.
- **Não há escuta.** Nesse diálogo, não vemos qualquer espaço para compreensão. Tudo se resume a ataque e defesa. Parece menos uma conversa e mais duas pessoas duelando com espadas.
- **Contém todos os "Quatro Cavaleiros do Apocalipse".** Os padrões de comunicação negativa que, com o tempo, predizem o fim de um relacionamento:
    - Crítica (Por que você levou três anos para se esforçar com meus pais?)
    - Desprezo (Você tinha que fazer um comentário sarcástico, não é...)
    - Atitude defensiva (Eu só estava tentando ser engraçado!)
    - Obstrução (No final da discussão, ele se fecha, se desconecta completamente e para de responder)
- **Há uma "inundação".** Este é o sequestro emocional do sistema nervoso no conflito que leva ao esgotamento e, por fim, ao distanciamento emocional que vimos anteriormente. A IA identificou uma resposta fisiológica rápida e intensa no parceiro masculino, em particular, quando o conflito escalou – com os homens, em média, isso se traduz em um pico que se estende de 80 batimentos por minuto (bpm) para 107 bpm (e pode aumentar ainda mais) – um indicador importante de inundação.

- **As interações negativas rapidamente superam as positivas.** Para que os casais sejam bem-sucedidos a longo prazo, eles precisam manter uma proporção entre as interações positivas e negativas no conflito. Essa proporção é de *5:1* – cinco interações positivas para cada interação negativa. Nessa discussão, a interação se torna 100% negativa quase imediatamente.
- **Há poucas – ou nenhuma – tentativas de reparação.** Uma das principais maneiras usadas pelos mestres do amor para manter o conflito no caminho certo é o *reparo*, não só depois de uma briga, mas durante uma briga. Assim como muitos de nós, quando as coisas ficam acaloradas e as emoções ficam à flor da pele, estes dois não estão dispostos, ou não são capazes, de tentar fazer um reparo. Só existem os danos.
- **E finalmente... tem a ver com os parentes!** Provavelmente, todos nós podemos nos identificar com isso.

Para que você tenha uma imagem visual desse casal: eles estão na casa dos vinte e tantos anos. Seu relacionamento é relativamente recente – estão casados há cerca de dois anos. Ela tem cabelo loiro e longo, no estilo Joni Mitchell, e um fino *piercing* de ouro no nariz. Ele tem cabelo escuro, na altura dos ombros, pelos quais ele passa as mãos, primeiro calmamente quando se reclina na cama no início da sua conversa, depois cada vez mais rápido, à medida que fica agitado. Quando ela fica irritada, inclina-se na direção dele. Sua linguagem corporal é agressiva. Ela olha para ele intensamente, focada em seu rosto enquanto lança críticas, e não chega a esperar pela resposta dele para fazer a acusação seguinte – ela está trazendo à tona uma série de reclamações, despejando ressentimentos reprimidos que anteriormente não tinha encontrado uma forma de expressar. Ficando na defensiva, ele recorre ao sarcasmo. Ele parece se sentir encurralado pela conversa: é quase como se pudéssemos ver as engrenagens mentais girando enquanto ele se dá conta de que "não há maneira de sair disso".

Ao final da discussão, eles não chegaram a lugar algum.

Ambos ficam em silêncio, balançando a cabeça em sinal de derrota.

Mas eles estão aqui porque não estão derrotados. Eles sabem que algo está errado e estão tentando consertar. Eles não querem desistir um do outro ou da sua vida juntos. Eles querem que sua vida seja melhor, mas estão atormentados com a pergunta com a qual tantos casais chegam até nós: *por que nós somos assim?*

Poderíamos apresentar uma centena de razões para discutirmos. Mas vamos dar uma olhada nas mais importantes.

"Os opostos se atraem" e outras razões para sermos condenados a ter conflitos

Esta é uma frase famosa: *os opostos se atraem*. E, ao que parece, ela é cientificamente precisa.

Nós realmente temos "química", como um zoólogo suíço provou em um estudo sobre olfato, atração e diferenças genéticas.[4] Klaus Wedekind recrutou cem participantes heterossexuais – metade do sexo masculino, metade do sexo feminino – especificamente selecionados em nome da diversidade genética. Os homens receberam camisetas limpas e foram mandados para casa; depois de usá-las para dormir por duas noites, eles devolveram ao laboratório as camisetas não lavadas. Quando as participantes do sexo feminino foram trazidas, foi oferecido a cada uma um conjunto de sete camisetas diferentes para cheirar. (Você se candidataria para esse estudo?) À medida que avançavam de camiseta em camiseta, cheirando cada uma, era pedido que as descrevessem em termos de "intensidade, agradabilidade e sensualidade" e dissessem qual dos cheiros das camisetas elas acharam mais atrativo de modo geral.

Os resultados foram fascinantes. De forma esmagadora, as mulheres preferiram o cheiro das camisetas usadas pelos homens que tinham uma sequência genética particular que era *a mais diferente da sua*. O gene particular que Wedekind buscava era o gene MHC, ou o *lócus principal de histocompatibilidade*. Por que isso é importante? Porque é uma parte fundamental do sistema imune. Quando os pais têm genes MHC diferentes, sua prole terá vantagem no combate aos vírus e às doenças. Isso lhes dá mais proteção. Em outras palavras, o acasalamento com alguém geneticamente *diferente* de você é um mecanismo biológico humano de sobrevivência profundamente arraigado.

Então, podemos nos encontrar frequentemente em conflito com nossos parceiros porque escolhemos alguém muito diferente de nós – estamos programados para fazer isso! De fato, as **diferenças de personalidade** explicam a vasta maioria dos conflitos dos casais. Como dissemos na introdução, a maioria dos nossos conflitos (69% deles) é *perpétua*, não solucionável – estaremos lidando com eles durante todo o relacionamento.[5] Os problemas perpétuos tipicamente se originam de diferenças na personalidade e nas preferências pelo estilo de vida. Quanto mais os casais conseguirem aceitar as diferenças um do outro, melhor, mas muitas vezes erramos tentando fazer com que a outra pessoa se pareça conosco, e depois a criticamos quando isso não funciona. Essas diferenças, inicialmente tão atraentes e magnéticas, se tornam pontos de atrito duradouros.

"Fui atraída por ele por causa da sua espontaneidade" se transforma em "por que você não consegue fazer um plano e cumpri-lo?".

"Eu me apaixonei pela sua personalidade extrovertida e grande senso de humor" se transforma em "você realmente tem que falar com cada pessoa na festa? E você estava flertando com aquele homem?".

Mesmo que vocês não formem um casal clássico de "opostos que se atraem", não estão imunes a essa categoria de conflito. Encontramos muitos casos do que chamaremos de "opostos revelados": vocês parecem ser tão semelhantes que as diferenças demoram a se mostrar. Mas elas estão presentes. Vejamos esse casal com quem trabalhamos: ambos eram artistas – ele pintor, ela cantora – e se uniram na arte e no processo criativo. Mas ela era extrovertida e obtinha muita energia e impulso criativo ao interagir com outras pessoas; ele era introvertido e precisava de muita solidão e uma certa pausa. Estas são pessoas atraídas por interesses, origens e estilos de vida compartilhados, mas com personalidades e necessidades opostas – um cenário muito comum.

Outro preditor de conflito que vemos são as **mudanças importantes na vida**, como, por exemplo, tornarem-se pais. O esperado é que a chegada de um bebê seja um acontecimento feliz, mas nossa pesquisa com recém-casados encontrou que, três anos após o nascimento de um bebê, espantosos 67% dos casais tinham experimentado queda na felicidade geral e aumento na hostilidade entre eles[6] – em outras palavras, muito mais conflito. A chegada de um bebê é uma grande mudança, mas qualquer tipo de mudança na vida pode desencadear conflito no casal, especialmente se essa mudança é algo que vai de encontro às suas necessidades, sonhos, crenças, valores. Coisas da vida, como trazer um dos pais para morar com vocês, assumir um novo emprego exigente, mudar-se, uma grande alteração na sua situação financeira. Tudo isso faz parte da vida, é claro – o que torna ainda mais essencial aprendermos a lidar bem com os conflitos.

E não estamos lutando em um vácuo. **Estresse** é um grande fator que interfere na frequência com que discutimos e no modo como os conflitos se dão. Seja trabalhando no escritório, fazendo chamadas de vídeo do quarto de casa ou passando o dia inteiro cuidado dos filhos, trazemos o estresse e as preocupações do dia para nossa relação de casal. Em 2004, nosso colega Robert Levenson realizou um estudo que chamou de "Resíduos do dia", examinando como os "resíduos" do dia se infiltram nas interações conjugais.[7] O estudo focou em "casais policiais" – oficiais de polícia e seus cônjuges. O trabalho policial, como uma atividade de alto estresse, oferecia uma janela particularmente esclarecedora de como a pressão e a exaustão no trabalho podem afetar os *componentes fisiológicos e subjetivos* das interações conjugais – em outras palavras, mostrava como o corpo reage de forma mensurável ao conflito e como os participantes avaliam suas próprias experiências durante esse conflito após o fato. Levenson pediu que os participantes mantivessem “diários do estresse” durante um mês; enquanto isso, uma vez por semana, eles vinham até o laboratório e interagiam normalmente – conversando sobre seus respectivos dias, por exemplo – enquanto ele e os pesquisadores observavam.

O que descobriram: em dias de estresse mais elevado, as interações do casal eram mais intensamente tingidas de discórdia. Ambos estavam mais excitados fisiologicamente (ou “inundados”, com maior elevação na frequência cardíaca, na pressão arterial e nos níveis de hormônio do estresse e mais sinais de esgotamento do sistema nervoso) e, em sua autoavaliação, relatavam mais emoções negativas e menos positivas. Os homens, em particular, eram afetados pela exaustão física e experimentavam um pico ainda maior na inundação quando estavam esgotados. Tudo isso aponta muito claramente para o fato de que nossas experiências cotidianas no mundo exterior (ou dentro de nossos quartos e escritórios quando trabalhamos remotamente) com toda a certeza se refletem em nossas relações. Quando estamos estressados no trabalho (ou com a parentalidade, se esse é o trabalho que você faz), temos maior probabilidade de entrar em conflito com nosso parceiro *e*, nesse conflito, maior probabilidade de sermos inundados e sobrecarregados fisiologicamente, tendo dificuldade para regular nossas emoções.

Por todos esses motivos – e muito mais –, estamos prontos para ter um conflito. Mas um dos maiores motivos para a escalada de um conflito, independentemente da causa ou do assunto, é um fator comum: temos dificuldade para lidar com emoções negativas, especialmente as do nosso parceiro. Sentimo-nos atacados, ficamos na defensiva, reprimimos as emoções negativas até que elas causem uma explosão. Sim, o conflito faz parte da vida, e um ponto importante de discutir do jeito certo será aprender a administrar e abordar as emoções negativas – as nossas e as do outro.

Não tenha medo da raiva e do conflito

Quando John iniciou seus estudos no Laboratório do Amor com casais recém-casados, em meados da década de 1980, ele não tinha certeza do que os dados mostrariam. Ele acreditava que, de fato, encontraria padrões nos comportamentos e nas interações entre os casais que lançariam luz sobre como e por que alguns casais permanecem juntos e felizes e por que outros não conseguem isso. E ele estava certo, pois encontrou. Mas um aspecto fascinante sobre os estudos científicos é que, com muita frequência, embarcamos em um experimento com teorias sobre o que iremos encontrar. E metade das vezes, ou mais, estamos completamente errados. No Laboratório do Amor, John descobriu que estava errado mais ou menos 60% das vezes! Mas o mais impressionante na ciência é que podemos obter informações igualmente valiosas, mesmo quando estamos equivocados.

Estas são duas coisas que John achava que poderia encontrar e que acabaram não sendo corroboradas pelos dados:

1. Que a raiva é uma emoção perigosa.
2. Que muitas discussões no início de um relacionamento são um mau sinal.

Vamos começar abordando o segundo. O conflito precoce em um relacionamento pode parecer um preditor de maus resultados para o casal – mas não. De fato, era exatamente o contrário.

Quando acompanhamos os casais ao longo dos anos, descobrimos que muitos dos nossos recém-casados que apresentavam mais conflitos nos primeiros anos do seu casamento tinham um relacionamento mais forte e mais feliz com o passar do tempo, quando comparados com muitos de seus congêneres com baixo nível de conflito. Por quê?

Acontece que nesses casais (todos heterossexuais, nesse estudo) as mulheres se sentiam suficientemente seguras para levantar questões com seus maridos, ao contrário das mulheres em alguns dos outros relacionamentos, que temiam fazer isso. Isso só acontecia em uma direção: da esposa para o marido. Quando o conflito era motivado pelo fato de a parceira levantar questões, o relacionamento se tornava mais forte e mais bem-sucedido. Os pesquisadores chamaram isso de "efeito negativo da esposa" – parece ruim, mas, para o relacionamento, significava coisas boas posteriormente.[8] Os recém-casados sem conflitos podem ter parecido melhor no início, mas, quando os entrevistamos posteriormente, verificamos que muitas das mulheres estavam reprimindo necessidades em vez de expressá-las, levando a um tipo de fachada de poucos conflitos que mascarava problemas mais profundos – as mulheres que tinham medo de uma explosão ou temiam o abandono simplesmente não levantavam nenhuma questão. Os relacionamentos com baixo nível de conflito eram, de fato, os mais frágeis; o que inicialmente parecia ser um indicador *positivo* era, na verdade, negativo.

Isso nos leva a um aspecto do nosso sistema de codificação que nos conduziu a uma revelação fascinante sobre a *raiva*.

O sistema de codificação SPAFF requer que tudo o que nossos pesquisadores (ou, agora, nossa IA!) observam seja codificado como *positivo* ou *negativo*. Foi assim que descobrimos a relação de 5:1 entre as interações positivas e negativas no conflito. No entanto, à medida que analisamos os dados que estávamos obtendo com nossos estudos, começamos a reunir informações cada vez mais detalhadas sobre a natureza da negatividade. Ficou claro que *nem todas as coisas que eram codificadas como negativas no momento eram negativas a longo prazo*. Por exemplo: raiva. A raiva não era negativa! Sentados ali, observando os casais no laboratório, víamos a raiva e pensávamos: "isso é ruim". Mas acontece que o que era ruim eram os Quatro Cavaleiros. Quando os casais demonstravam sua raiva com desprezo, crítica, atitude defensiva e obstrução, *isso* era tóxico. Esse era o veneno para o relacionamento. Mas a raiva por si só não era algo ruim ou um indicador de resultados negativos no futuro.[9]

Pelas lentes da neurociência moderna, na verdade, a *raiva* pode estar mais alinhada com emoções positivas, como alegria e entusiasmo, porque é o que o neurocientista Richard Davidson chama de uma "emoção de aproximação". Davidson estava interessado em estudar os processos cerebrais e a emoção entre os lados direito e esquerdo do cérebro, por isso reuniu um grupo de participantes, conectou cada pessoa a um daqueles capacetes engraçados com eletrodos colocados sobre o couro cabeludo, que permitem obter uma imagem da atividade elétrica no cérebro (um eletroencefalograma), e pediu que eles pensassem em um dia típico que tiveram recentemente. Ele mapeou a atividade cerebral, procurando ver qual lado do cérebro "acendia", e depois pediu que os participantes relatassem o que estavam experimentando emocionalmente enquanto imaginavam seu dia – lado direito ou esquerdo? Consideramos que o "lado direito do cérebro" tem a ver com processos criativos e artísticos, e o "lado esquerdo do cérebro" com nosso lado linear e lógico. Mas não foi isso o que Davidson encontrou. Ele viu que, quando estavam experimentando emoções que as levavam a se afastar do mundo (tristeza, medo, aborrecimento), as pessoas apresentavam uma assimetria frontal direita (mais atividade nessa área), e, quando estavam experimentando ou processando emoções como interesse, curiosidade, alegria ou raiva, tinham uma assimetria frontal esquerda.[10] Mais atividade no lado esquerdo significava que elas queriam se envolver com o que estavam experimentando, em vez de se afastar. Elas estavam entusiasmadas, curiosas ou com raiva – e é por isso que atualmente pensamos na raiva como uma emoção de *aproximação*. Isso não se alinha exatamente com "positivo" *versus* "negativo", e, quando se trata da ciência do amor, isso é fascinante para nós. Significa que a raiva, embora geralmente não seja uma experiência agradável, está fazendo você se aproximar do seu parceiro: você se conecta e se envolve, manifesta algo que precisa ser expresso.

Em muitas culturas – e especialmente na cultura norte-americana atual –, tendemos a acreditar que temos certo grau de escolha sobre como nos sentimos. Por isso, quando estamos experimentando emoções que não parecem boas (raiva, tristeza), podemos ficar muito impacientes com esses sentimentos, com nós mesmos, por senti-los, e com nossos parceiros, por expressá-los. Pensamos: por que escolheríamos sentir raiva, aborrecimento ou tristeza? Sentimos vergonha por estarmos com raiva. Pensamos na raiva como algo ruim. Pensamos em conflito como algo ruim. Queremos sugerir que nenhuma dessas coisas é verdade. A raiva é, de fato, útil e deve ser respeitada. A raiva é uma emoção natural e provém de um objetivo frustrado – há informações muito boas e produtivas nisso, mas é essencial que ela seja expressa sem desprezo ou crítica.

Nossa codificação no SPAFF estava clara: raiva *não* é preditiva de negatividade ou de maus resultados no relacionamento. Contanto que você não convide os Quatro Cavaleiros, a raiva pode ser uma coisa positiva! Ela coloca a queixa que você tem "em itálico". Ela pode levar vocês, como casal, a terem conversas necessárias. Em nossas práticas com casais, descobrimos que a raiva sempre é o que mais envergonha as pessoas – sua tendência a serem inundadas. Mas não há vergonha em sentir raiva.

A raiva – especialmente a raiva feminina, que historicamente foi mais reprimida – não deve ser evitada e pode ser um caminho para um conhecimento mais aprofundado. Infelizmente, as pessoas têm pavor da raiva. Mas, quanto mais apavorados ficamos, mais polarizados nos tornamos. Em nossa cultura, em geral é permitido que os homens demonstrem raiva, mas não emoções vulneráveis. Às mulheres são permitidas emoções mais passivas – tristeza, medo, preocupação –, mas não as que são mais ativas, como a raiva. Felizmente, para John, ele se casou com Julie, que se sente confortável em expressar sua raiva! Ele não teve escolha, a não ser aceitar a raiva como parte do processo. Nós costumamos brincar sobre a natureza apaixonada de Julie, mas, falando sério, é maravilhoso um casamento em que todas as emoções são colocadas na mesa. Não é preciso esconder nada. Mas, é claro, é importante a forma como *expressamos* a raiva e como a *escutamos*.

O conflito é a "estrada real" para a compreensão

Então aqui estão dois objetivos para todos nós, no início deste livro. Um deles é reconhecer a raiva como uma emoção de aproximação e não pensar nela como algo ruim. A raiva não é algo ruim, e discutir não é ruim.

E este é o segundo: não queremos nos aproximar de nossos parceiros com uma raiva que se manifesta como desprezo, crítica, atitude defensiva. Vamos tentar inverter isso.

Queremos nos aproximar um do outro com *curiosidade*.

O conflito tem um objetivo: compreensão mútua. Sem conflito, sem discussões, não seríamos capazes de entender plenamente um ao outro ou amar o outro plenamente. Muitas vezes chamamos um conflito de "a estrada real para a compreensão". A Estrada Real, na Antiguidade, foi construída no século V antes de Cristo pelo rei persa Dario, o Grande, para facilitar a comunicação em todo o seu vasto reino. Isso é exatamente o que nossas discussões podem fazer. O conflito aguça nossa capacidade de amar – é como a pedra de amolar a lâmina do amor. Emoções são informação: *dê ouvidos às suas emoções*. Elas estão ali para orientá-lo. Todas as nossas emoções fornecem uma perspectiva útil – incluindo a raiva.

Por isso, nosso primeiro objetivo, quando embarcamos nesta jornada para "discutir de um jeito melhor" é entender que não há problema em ter raiva. Não há problema em ter conflito. Não há vergonha em nenhum dos dois – eles são fios normais, naturais e necessários na textura de um relacionamento. E ambos podem ser forças voltadas para o bem.

Iniciamos este capítulo com uma pergunta básica, mas substancial: *por que discutimos?* A resposta é simples: **discutimos porque temos dois cérebros em um relacionamento, não um**. Durante o curso do nosso relacionamento, por mais que ele dure – para muitos, a maior parte da nossa vida adulta –, estaremos navegando a tensão entre o individual e o coletivo, entre o *eu* e o *nós*. Talvez isso seja mais verdadeiro nas nossas parcerias românticas, mas também se aplica a todos os nossos relacionamentos próximos e de colaboração.

Como seres humanos, todos nós queremos ter controle e autonomia. Esta é uma necessidade profunda e permanente. Sempre tivemos que tomar nossas decisões para sobreviver – tem sido assim ao longo da evolução humana. Como espécie, tivemos que enfrentar muitos desafios, como guerras, doenças, fome. Todos os indivíduos têm esses instintos competitivos: por um lado, cada um de nós pensa que sabe mais. Por outro lado, temos essa noção competitiva de que outros podem saber mais. Por isso criamos sistemas hierárquicos, com a ideia de que todos têm um dom ou habilidade particular para contribuir e de que todos têm desafios e déficits. Se você faz parte de uma tribo, tentando sobreviver em um território selvagem, você precisa de alguém que seja forte e de outro indivíduo que entenda de caça cooperativa e de outro ainda que seja vigilante. A questão passa a ser: como você coordena todos os desafios individuais, os pontos fortes e as diferenças em níveis de habilidade e conhecimento para criar uma unidade harmoniosa que tenha as melhores chances de sobrevivência? E como você faz isso com grupos cada vez maiores?

A sobrevivência costumava ser muito simples, em alguns aspectos: você tinha que comer, você tinha uma lança, tinha ferramentas que podia usar para caçar e preparar seu alimento. O progresso se desenvolveu na história recente da humanidade a uma velocidade vertiginosa, e atualmente há milhares de escolhas que as pessoas precisam fazer todos os dias, sobre cada aspecto da vida – a que horas devo acordar? Quem toma banho primeiro? Quem usa a pia primeiro? Quem acorda as crianças? Quem veste as crianças? Quem lava a louça do café? Quem fica em casa quando o bebê está doente? Quem cuida desta conta ou daquela, desta tarefa ou daquela? Estamos nos adequando aos papéis de gênero tradicionais ou nos opondo a eles? A carreira de quem deve ser priorizada? E assim por diante. Conte quantas decisões você toma em um dia, multiplique por uma dúzia (cada escolha tem pelo menos muitas subopções entre as quais escolher, como um longo cardápio que se expande assustadoramente), e diga como é possível que vocês não tenham conflitos?

Um relacionamento é uma negociação constante do *individual* com o *coletivo*. Cada pessoa tem seu próprio conhecimento e consciência, suas próprias preferências, interesses, emoções, intelecto e até mesmo espiritualidade – todas essas coisas que compõem, fundamentalmente, quem ela é. E todas essas partes do indivíduo requerem expressão. Os seres humanos têm essa necessidade individual de expressar e incorporar quem eles são. Mas o coletivo – seja uma tribo, uma cidade, um país ou um casal – demanda algo diferente: demanda cooperação, colaboração, coesão, compromisso. E bondade, compaixão e sensibilidade às preferências e às necessidades individuais do outro. E essa tensão sempre estará presente: a tensão entre tentar ser verdadeiro com quem você é em sua alma, em seu íntimo, e ao mesmo tempo ser verdadeiro com o coletivo. Isso se transforma no trabalho de amor a longo prazo, de formarmos uma parceria a longo prazo.

Por isso, para lidarmos com essa tensão, precisamos iniciar por um aspecto fundamental de quem você é que atrapalha muitos casais: sua "cultura do conflito", que tem enormes implicações na forma como os casais se relacionam e interpretam comportamentos durante uma discussão. Por "cultura do conflito" entendemos as "regras" da discussão dentro das quais você pode operar, que geralmente são invisíveis e não reconhecidas, embora profundamente arraigadas. E para cada pessoa em uma parceria, essas regras tácitas podem ser completamente diferentes.

POR QUE DISCUTIMOS DA FORMA COMO DISCUTIMOS

Por que você discute da forma como discute? De onde vêm suas crenças sobre conflito? Qual é seu "estilo de brigar" e como ele se articula (ou não) com o do seu par? Muitos casais que nos procuram em busca de ajuda chegam sem nunca terem sido questionados sobre isso – ou sem terem se questionado. Eles não examinaram com atenção as crenças sobre conflito que herdaram de seus pais ou da cultura em que foram criados. Eles não avaliaram o impacto de relacionamentos passados e como isso moldou a forma como abordam e reagem ao conflito.

Vejamos o caso de Tyler e Noah. Esses profissionais urbanos na casa dos 30 anos compartilham muitos interesses em arte, cinema e gastronomia. Fora do trabalho, eles passam muito tempo juntos visitando museus e galerias e explorando novos restaurantes. Recentemente, tiveram uma ótima experiência fazendo um curso de culinária para casais. Quando eles saem e fazem alguma coisa juntos, tudo parece fluir sem problemas. Mas, sempre que tentam uma conversa simples sobre algum problema, Tyler rapidamente levanta a voz quando fica frustrado, ou mesmo quando quer apenas enfatizar um ponto de vista. Em resposta, Noah se fecha, para de falar ou até desiste completamente – sobrecarregado pela interação, simplesmente sai da sala no meio da conversa, deixando Tyler atônito e profundamente magoado. Obviamente, ele pensa que Noah não se preocupa com as suas necessidades ou sentimentos. Sua frieza, seu egoísmo, é como um tapa cara.

Enquanto isso, Noah está pessimista – é impossível se comunicar com Tyler; não há maneira de lhe responder que não resulte em mais gritos. Cada discussão parece uma sala sem portas: não há saída.

Com esse casal, não há um problema em particular que esteja causando o conflito. Suas discussões recentes variaram desde onde ir para jantar até se eles têm (ou algum dia terão) folga financeira para ter um filho por barriga de aluguel. Não se trata do tema – o que está causando o aumento do conflito entre Tyler e Noah, que se amam e querem continuar juntos, é que eles têm crenças profundamente divergentes sobre conflito – crenças que tomam como certas e das quais mal têm consciência. Eles têm *estilos de conflito* diferentes.

Os três principais estilos de conflito: qual é o seu tipo?

Existem três "estilos de conflito" possíveis dentro de uma parceria saudável (ênfase em *saudável*):[1] **evitativo, validador** e **volátil**. Cada um existe como pontos em um espectro em vez de absolutos – não somos 100% de nenhum dos três, mas podemos nos enquadrar em algum ponto entre dois deles, tendendo para uma direção ou para outra. Ao ler sobre os traços e tendências de cada um, você provavelmente será capaz de se localizar ao longo desse espectro. E descobrir com qual dos estilos mais se identifica o ajudará a identificar como você tende a se comportar em situações de conflito e por quê.

Para que você tenha um rápido panorama de cada um: os casais que evitam conflito tendem a não ter discussão conflitual, preferindo "concordar em discordar" e manter a paz, em vez de ficar emaranhados em uma conversa potencialmente perturbadora. Os validadores discutem, mas o fazem de forma educada, tratando os problemas colaborativamente, interessados em chegar a um acordo (embora o fato de serem ou não capazes de fazer isso seja outra história e algo sobre o que falaremos mais tarde). Por fim, os casais voláteis entram em conflito com mais frequência, ficam mais inflamados e geralmente são mais intensos e dramáticos.

Pode ser que você reconheça imediatamente a si mesmo e ao seu par apenas por essas descrições, mas vamos olhar mais de perto as tendências e os comportamentos de cada estilo.

O casal que evita conflito

Os evitativos se esquivam do conflito ativo. Eles simplesmente não veem sentido. Tendem a focar no que está funcionando bem em seu relacionamento e optam por não trazer à tona questões que possam ameaçar essa estabilidade e equilíbrio. Em nossos estudos no laboratório, o padrão que vimos com casais que evitam conflito era a dificuldade de até mesmo conseguir que eles entrassem em uma discussão sobre o conflito – rapidamente se dedicavam a enfatizar suas áreas de interesse comum e a falar sobre todas as coisas boas em seu relacionamento. Os casais evitativos tendem a dizer: "Nós gostamos da companhia um do outro, nos damos bem a maior parte do tempo – então por que fazermos algumas coisas de forma diferente? Por que mexer sem necessidade?".

Porém, entre os casais que evitam conflito, vemos dois tipos distintos. O primeiro tipo raramente fala alguma coisa sobre os pontos de discordância. Eles pensam: "Ok, não concordamos em nada sobre isso, portanto não vamos perder tempo falando a respeito", e logo abandonam o assunto. Esses casais são os que mais têm problemas com a "tarefa do conflito" no Laboratório do Amor. As instruções relacionadas a essa tarefa são muito simples: trazemos um casal, os conectamos aos nossos equipamentos para poder monitorar sua fisiologia (frequência cardíaca, etc.), ligamos nosso equipamento de gravação para codificar tudo posteriormente, e então lhes damos as instruções: "Escolham um conflito recente ou recorrente em seu relacionamento e falem sobre ele – vocês têm 15 minutos".

Os casais voláteis não têm problema em fazer isso, nem os validadores, geralmente. Mas o casal evitativo tem muita dificuldade de criar qualquer coisa. Temos que pressioná-los para que gerem uma "área de estresse" e cheguem a algum tópico. Então, mesmo que consigam se fixar em um tema, eles não conseguem preencher os 15 minutos! Precisamos intervir, estimulá-los e provocá-los para que sejam mais específicos. E, com a nossa provocação, eles rapidamente ficam desconfortáveis e depois inundados (sobrecarregados fisiologicamente). Eles não estão acostumados a discutir; isso lhes parece muito artificial.

Esse tipo de casal costuma ter uma vida mais dividida – certos cômodos ou áreas na casa se tornam o "território" de um ou do outro – e pode assumir papéis domésticos mais definidos, o que com frequência (mas nem sempre) se enquadra nos estereótipos de gênero: ele toma as decisões, e ela cede; ele cuida das finanças, e ela dos filhos. Os pais de Julie eram um exemplo clássico desse tipo de casal. Ele era médico cardiologista – ficava fora o dia todo, salvando vidas. A mãe dela trabalhava meio período, mas ficava em casa com os três filhos no restante do tempo. Cada cônjuge tinha esferas separadas. Quando ele estava em casa, lia o jornal, e ela preparava o jantar. Sentada à mesa, a família conversava animadamente sobre política e assistia ao noticiário; a discussão girava em torno de eventos mundiais, como a Guerra do Vietnã. Julie nunca os viu brigar. Eles se amavam, mas não interagiam tanto assim, e as tensões não eram verbalizadas nem abordadas, ficando no ar como fumaça.

As pessoas nesse tipo de casal evitativo correm o risco de se tornar solitárias e isoladas uma da outra, mas também podem levar vidas muito estáveis. Tendem a correr poucos riscos, satisfeitas com o que têm.

O segundo tipo de casal evitativo se apresenta de modo um pouco diferente. Eles são muito interessados um no outro. Eles passam um tempo juntos, *conversam* sobre sentimentos, mas... simplesmente deixam tudo como está. Um deles se sente de uma maneira sobre uma situação, o outro se sente um pouco diferente; ambos expressam isso, e então – bem, é isso! Seguem em frente.

Esses tipos de casais evitativos tendem a ser os mais felizes entre todos os que vemos no laboratório. Eles não são tão estereotipados, em termos de papéis de gênero, como o outro tipo. Há mais mistura em termos das funções domésticas. Mas eles ainda não sabem realmente como aceitar a influência um do outro. Se eles têm grandes diferenças, simplesmente convivem com elas.

Com evitativos em geral, se nada balançar o barco, podem navegar em águas calmas muito bem, sem grandes problemas.

O casal validador

Os validadores podem parecer similares ao segundo tipo de evitativos – a diferença é que *realmente* discordam e não têm medo de se envolver com isso. Eles irão discutir, aceitarão a influência do outro, trabalharão para buscar um acordo. Eles tentarão persuadir um ao outro do seu próprio ponto de vista (algo em que os evitativos não estão nem um pouco interessados), resolverão os problemas e trabalharão para encontrar uma nova maneira de seguir em frente. Eles tendem a ser mais calmos no conflito, mas não se contentam com "concordar em discordar". Eles querem chegar a algum lugar.

Temos alguns amigos próximos que são validadores clássicos, e é fascinante vê-los discutir: eles expressarão *alguma* emoção, mas são muito racionais. Ambos farão um *brainstorm*, no meio da discussão, para encontrar algum tipo de meio-termo lógico ou solução que considere os dois pontos de vista. Algumas vezes eles chegam a um ponto comum; outras vezes se alternam (isto é, *você ganhou a última, desta vez vou ceder*). Eles não levantam a voz. As coisas podem ficar tensas, mas rapidamente eles retomam uma abordagem mais colaborativa. De modo geral, se assemelham a companheiros de equipe, não a rivais.

Isso parece muito bom, porém mesmo os validadores se deparam com problemas no conflito e enfrentam uma *escalada*: o momento em que a discussão se torna acalorada. Os validadores tendem a lidar com a intensificação do conflito fazendo pausas. Eles não querem ser voláteis. Instintivamente, eles se tornam mais positivos ou *validadores* para acalmar a interação. Eles resumirão para o outro: "Então você está dizendo que quer que eu planeje com antecedência com meus pais, em vez de fazer combinações de última hora...". Uma característica clássica dos validadores é que estão dispostos a abandonar sua posição sobre um assunto para se manterem afastados de emoções fortes e voláteis. Eles preferem ceder um pouco a arriscar uma discussão exacerbada. Muitas vezes, isso acontece porque cresceram com um genitor ou responsável volátil e agora querem evitar essa dinâmica a qualquer custo. Por isso, algumas perguntas que frequentemente fazemos para casais validadores incluem: vocês estão abdicando demais para manter a paz? Há espaço para emoção e exploração em suas discussões?

O casal volátil

Um casal volátil não tem problemas para expressar as emoções – isso é completamente natural para eles. Suas discussões imediatamente passam para uma discussão acalorada, com emoção intensa e vozes alteradas, mas geralmente também com muito humor e positividade. Sendo o completo oposto dos casais evitativos, tendem a ter muita sobreposição em seus papéis e responsabilidades dentro de casa e nos relacionamentos e discutem e lutam verbalmente sobre eles com muita frequência. Pode até parecer que eles gostam de discutir – para os voláteis esta é, em parte, a forma como se relacionam.

No primeiro estudo longitudinal que realizamos no Laboratório do Amor, tivemos um casal particularmente carismático – e *muito* volátil – que apelidamos como "o duque e a duquesa de Windsor". O duque e a duquesa pareciam gostar de discutir. Eles não tinham absolutamente nenhum problema com a tarefa do conflito: eles ganharam nota 10 ao escolher um tema e se lançar direto em um conflito acalorado. Eles não tinham problema em abordar temas conflitivos diretamente – em uma ocasião em particular, enquanto discutiam se haviam tido ou não um "bom" casamento durante os 30 anos em que estiveram juntos, o duque perguntou à sua esposa: "Teríamos tido um casamento melhor sem filhos?".

"Como você pode dizer isso?", ela gritou. "É *claro*! Aquelas crianças me transformaram em um burro de carga!"

Ele caiu na gargalhada – e ela também. Depois eles retomaram a discussão sobre os altos e baixos do seu casamento, discordando e debatendo animadamente. Para um evitador de conflito, o simples fato de observá-los interagindo já teria feito seu coração disparar.

O duque e a duquesa eram, no geral, um casal feliz – suas discussões podiam ser explosivas, mas, como muitos casais voláteis bem-sucedidos, o conflito entre eles era definido pelo humor, o que mantinha as coisas bastante positivas. Eles sabiam como fazer reparos e se manter conectados e faziam isso a longo prazo, relatando altos níveis de satisfação nos acompanhamentos.

Os casais voláteis podem se sair bem, mas estão em risco para o que chamamos de "corrida armamentista de Richardson" no conflito. Lewis Richardson foi o matemático que concebeu o modelo da escalada militar que precedeu a I Guerra Mundial[2] – resumindo, este é um fenômeno em que duas nações intensificam seus preparativos para a guerra em resposta a uma percepção de que a outra parte está aumentando seus preparativos para a guerra, levando ao acúmulo exponencial da agressão. Um casal volátil que perde seu humor e positividade e escala a negatividade e a agressão acaba nessa dinâmica da "corrida armamentista" – elevação da voz, gritos, inundação de um ou de ambos; posteriormente, o casal volátil pode descrever o conflito como "fora do controle". No caso de duas pessoas em um relacionamento, as "armas" são metafóricas, mas o crescimento exponencial até chegar à batalha é real e pode causar muitos danos.

Qual é o melhor estilo de conflito?

Olhando para esses perfis de conflito, é natural concluir que o estilo "validador" é o mais saudável e que os casais que tendem a ser voláteis ou evitativos têm menos probabilidade de sucesso. E, de fato, na área da terapia de casais, essa era a crença predominante.

E realmente é assim?

Na década de 1960, Harold Raush, um biólogo que lecionava na Universidade de Massachusetts Amherst, lançou o primeiro estudo sobre a transição para a parentalidade.[3] Ele recrutou 96 casais e os acompanhou, usando métodos de pesquisa observacional, quando ficaram grávidos e tiveram seu primeiro bebê. Ele não se sentiu confortável em lhes pedir que falassem sobre seus conflitos – isso parecia íntimo demais, talvez, e esse tipo de estudo nunca tinha sido feito antes. Em vez disso, pediu que eles falassem sobre um conflito simulado. A técnica que usou foi esta: cada casal recebia um texto curto sobre um casal em conflito. O marido (todos formavam casais heterossexuais) recebeu um texto tendencioso sobre o marido fictício; a esposa um texto tendencioso sobre a esposa fictícia. Cada um deles lia seu texto, e depois era pedido que discutissem quem tinha mais culpa. Essencialmente, ele os preparou para o conflito ao direcionar dessa forma os textos. Ele chamou isso de "Inventário dos Conflitos Conjugais".

Quando analisou as conversas sobre os conflitos que emergiram desse exercício, Raush fez algo inédito: ele analisou as *sequências* da conversa. Ele examinou não só a frequência com que as pessoas faziam algo em particular como também a frequência com que aparecia um padrão de sequências em duas etapas. Isso foi antes de John iniciar sua pesquisa e era a análise mais detalhada do comportamento dos casais feita até então. O que Raush concluiu a partir dos dados de seus 96 casais – e ele escreveu um livro sobre isso – foi que os validadores eram os únicos modelos verdadeiramente bem-sucedidos para relacionamentos, em que ambos conseguiam permanecer juntos a longo prazo *e* estavam satisfeitos com a sua união. Os evitativos eram confusos porque nunca conversavam sobre nada. Os voláteis eram confusos porque eram excessivamente emocionais. Ele concluiu que os validadores eram o tipo de casal ideal nos relacionamentos.

Quando John iniciou sua própria pesquisa na mesma área, considerou que Raush estava correto. E John realmente identificou os mesmos três perfis de casais evitativos, validadores e voláteis – tudo isso registrado. Mas, quando começou a analisar seus dados usando o sistema de codificação SPAFF – mais sofisticado do que o inovador processo de identificação de padrão em duas etapas de Raush –, descobriu que não era verdade que os validadores eram os únicos casais de sucesso. Segundo os dados de John, *qualquer* um dos três estilos tinha a mesma possibilidade de ser "mestre" do amor *desde que tivesse a proporção de 5:1 de interações positivas para negativas no conflito*. Parecia que o sucesso ou fracasso em um relacionamento tinha mais a ver com a proporção do que com o estilo de conflito – em oposição direta ao achado de Raush.

A reação de John? Ele entrou em contato com Harold Raush. Raush, intrigado, e sempre um cientista de mente aberta, concordou em enviar todas as suas gravações de áudio do estudo original. John reanalisou os dados brutos de Raush com o novo sistema de codificação e verificou que o resultado também se aplicava aos casais de Raush. O sistema de codificação usado no estudo anterior simplesmente não havia sido suficientemente refinado para identificar uma verdade crítica incluída nos dados: não tinha nada a ver com o "estilo".[4]

Tinha tudo a ver com a proporção.

Lições do museu dos conflitos: a proporção é real!

O Exploratorium, renomado museu de ciências de São Francisco, nos Estados Unidos, situa-se à beira de um cais voltado para a baía. No seu interior, há um espaço enorme, semelhante a um armazém, criativamente iluminado e dividido em exposições separadas e rotativas. Uma exposição popular era um tipo de "museu dos conflitos" baseado em um estudo realizado pelo colega de pesquisa de John, Robert Levenson.[5] A exposição era interativa, com telas de TV que mostravam ao visitante meia dúzia de gravações de três minutos de casais, cada um em uma discussão – ou, mais precisamente, no *começo* de uma discussão. A proposta era que o visitante assistisse ao vídeo e depois fizesse uma avaliação: esse casal acabaria se divorciando ou permaneceria junto? E o quanto o casal estava satisfeito com sua união em geral? No mínimo, ao dar um "chute", você teria 50% de chances de estar certo: exatamente metade dos casais na exposição do Exploratorium tinha se divorciado, e a outra metade continuava junto e satisfeita com seu casamento.

O que você acha? *Você* conseguiria descobrir?

A resposta é: provavelmente não – a menos que tenha se casado recentemente... ou se divorciado recentemente.

Quando Levenson realizou o estudo, já havíamos elaborado a codificação SPAFF. Sabíamos que poderíamos prever, com mais de 90% de precisão, o futuro desses relacionamentos usando nosso sistema de codificação. O SPAFF podia discernir facilmente quem se divorciaria ou não. Mas como isso se comparava com os terapeutas, pesquisadores e os próprios casais – eles seriam capazes de intuir o futuro de um relacionamento igualmente bem?

Nem de perto! Levenson convidou terapeutas de casais e pediu que previssem, e eles estavam "chutando" também – seus palpites não foram melhores do que lançar uma moeda. Depois chamou pesquisadores na área, e eles não se saíram melhor. Então ele trouxe casais, e aconteceu o mesmo. Mas um grupo se saiu perceptivelmente melhor do que os outros na avaliação de satisfação: os recém-casados e os recém-divorciados. Uma teoria: aqueles que tinham se divorciado recentemente *estavam mais atentos às interações negativas*. Eles identificaram até as mais sutis – interações que todos os outros não perceberam. Estamos de volta à proporção. As pessoas que haviam se separado recentemente eram como uma varinha de condão para essa relação de 5:1 – altamente sensíveis a essa tendência para a negatividade, elas focaram sua visão nesse aspecto.[6]

Falamos brevemente sobre essa "proporção mágica" no último capítulo e sobre quantas de nossas discussões que tomam um mau caminho acontecem porque acabaram no lado errado dessa simples equação matemática. Vamos examinar em mais detalhes o que exatamente isso significa.

A proporção mágica: o segredo do sucesso para (quase) qualquer estilo de conflito

Os dados têm mostrado repetidamente que não há um estilo de conflito "certo". Qualquer um dos tipos de casais de que falamos aqui pode prosperar – desde que tenha a *matemática do conflito* correta. Se vocês tiverem essa relação de 5:1 de interações positivas para negativas, provavelmente terão sucesso, independentemente do tipo de casal que constituem. Isso significa, exatamente: para cada interação negativa do casal durante uma discussão (como um comentário mordaz, um revirar de olhos, uma voz elevada, um tom de voz ou gesto de desdém, uma zombaria ou uma risada de deboche), são necessárias *cinco* interações positivas para equilibrar essa negatividade. E isso está *dentro do próprio conflito*! Fora do conflito, essa relação aumenta para 20:1 – para cada interação ou comentário negativo, você precisa de 20 positivos (apreciação, conexão, voltar-se para o outro, elogios, etc.) para equilibrar a negatividade com o tempo. Obviamente, positividade é mais difícil durante um conflito. Estamos discutindo! Mas os dados do Laboratório do Amor são claros: temos que conseguir. Os casais que não conseguem atingir essa relação de 5:1 de forma consistente não se mantêm a longo prazo.[7]

Adicione positividade às suas discussões!

Interações positivas incluem:

Um pedido de desculpas

Um sorriso

Um aceno de cabeça

Empatia

Um toque físico tranquilizador

Validar algo que seu par disse

Enfatizar o que vocês têm em comum

Assumir responsabilidade pela sua parte em um problema

Dizer "bom argumento" ou "parece justo"

Apontar o que vocês dois fazem certo

Recordar seus sucessos em conflitos no passado

Um gracejo, risos

A simples verdade é que, no conflito, os aspectos negativos têm muito mais peso que os positivos. Há uma razão para que a relação seja de 5:1, e não de 1:1 – essas interações não são iguais e não se equilibram facilmente. A negatividade tem grande impacto. E você não precisa entrar em um laboratório de pesquisa e codificar suas discussões para saber se vocês estão no lado errado dessa relação – se lhe parecer que suas discussões estão enveredando para um território onde há mais interações negativas do que positivas (uma situação comum para muitos casais), provavelmente você terá razão. Sua matemática do conflito está errada. Por isso, uma das coisas em que iremos trabalhar neste livro, à medida que avançamos nas estratégias para ter conflitos exitosos, é *rechear suas discussões com mais interações positivas*. Esta será uma linha-mestra para todas as intervenções testadas em laboratório que apresentaremos, e as estratégias para os conflitos em que trabalhamos aqui são todas, em parte, concebidas para ajudar a aumentar as interações positivas e diminuir as negativas, mesmo em meio à discussão. É muito importante, tanto para a saúde do seu relacionamento quanto para o sucesso das suas discussões, atingir a relação mágica, e isso é possível a partir de quase qualquer ponto, para contornar as coisas e chegar lá.

Aqui cabe uma observação: não estamos sugerindo que você saque um bloco de notas e um lápis no meio da discussão e comece a contabilizar o número de interações negativas e positivas! Você *faz parte* da conversa sobre o conflito, não é um pesquisador com mil horas de gravação e um botão de "pausa". Qualquer tipo de contagem ostensiva vai tirá-lo da conversa. Você não vai saber a matemática precisa para cada conversa sobre o conflito que vocês tiverem. Mas o que sabemos sobre casais é que é possível perceber em que lado da proporção vocês estão. Verifique consigo mesmo. Ainda que esteja incomodado com o problema – você se sente ouvido? Já teve momentos em que se sentiu aliviado, entendido? Houve risos ou um pouco de leveza na conversa?

Quando as coisas começarem a pender para o negativo, você saberá. O conflito não é bom, mesmo quando está correndo bem – pode ser estressante e perturbador estar em desacordo com seu par, mesmo quando a proporção da interação está correta. Mas, quando essa proporção está em desequilíbrio, tudo começa a parecer *muito* ruim. Há uma escalada, os Quatro Cavaleiros; você pode começar a se sentir encurralado e sem esperança; pode ter raiva ou se sentir fora de controle. Mas, quando sentir aquele pico de negatividade, você pode fazer algo a respeito. Pode fazer um esforço para desacelerar as coisas, injetar um pouco de empatia ou validação na conversa ou ter alguma outra ideia entre aquelas apresentadas na página 51. Você pode até chamar a atenção abertamente e dizer: "Acho que isso está indo na direção errada – podemos recomeçar?". (Apresentaremos mais detalhes posteriormente.)

Agora, na prática, a relação mágica será um pouco diferente, dependendo do seu estilo de conflito. Se vocês tendem a ser mais **evitativos de conflito**, inicialmente pode parecer que estão se saindo muito bem. No papel, sua relação parece incrível: vocês estão em 10:1, talvez até 15:1. Vocês estão totalmente positivos, absolutamente nenhuma negatividade! À prova de balas, não? Mas não é bem assim – sua relação parece boa só porque vocês não estão expondo as queixas ou problemas. Vocês estão desviando dos pontos de conflito, o que mais tarde pode alcançá-los. Os casais evitativos podem se sair muito bem *até que ocorra uma crise.*

Os pesquisadores e professores Rand Conger e Glen Elder fizeram uma investigação sociológica profunda da dinâmica das famílias de agricultores nos Estados Unidos durante a crise agrícola da década de 1980, quando o centro-oeste rural repentinamente entrou em acentuado declínio econômico. Milhares de produtores perderam suas fazendas e negócios, e cidades prósperas se esvaziaram, tornando-se cascas vazias do que tinham sido. Conger e Elder examinaram os efeitos dessas pressões e estresses extremos nos indivíduos e nos relacionamentos familiares. Muitos desses casais – rurais, do centro-oeste, criados em uma cultura particular – caracterizavam um estilo de conflito "evitativo". Uma coisa que eles observaram foi que esses casais, que agora eram forçados a ter conversas de alto conflito, talvez pela primeira vez (pois tiveram que discutir o que fazer quando o banco estava cobrando empréstimo pendente, por exemplo), seguiam dois caminhos. Aqueles que eram capazes de manter essa proporção de 5:1 nas discussões sobre o que fazer na verdade tornaram-se mais felizes, mesmo durante essa intensa crise financeira. A família se uniu, reafirmaram todos os fatores positivos em suas vidas e evitaram o conflito, em grande parte, mas resistiram bem à crise. Por sua vez, os casais que *não* mantiveram a proporção tiveram muitas dificuldades, tornando-se rapidamente distantes e desconectados. Nesses casais, os pesquisadores observaram que, de fato, o marido se afastava cada vez mais da mesa de jantar, a cada noite, e da sua esposa. Ele *se afastava fisicamente*, enquanto os dois também se afastavam emocionalmente.[8]

Isso reflete o que vimos clinicamente na época da covid-19: os casais (de todos os estilos de conflito) que no início da pandemia tinham uma base sólida, como amizade e afeto, se saíram bem, talvez até melhor do que o habitual. Enquanto isso, os casais que tinham alguns problemas subjacentes sofreram muito. Havia divergências acentuadas, em que os casais em relacionamentos estáveis se aproximavam ainda mais, e aqueles que estavam percorrendo um caminho acidentado se saíam muito mal. Imagine uma pequena pressão extra em uma fenda de um alicerce de pedra – esse ponto de fraqueza, que poderia estar aguentando muito bem, vai acabar se rompendo.

O perigo com casais evitativos é que isso é menos visível: eles não têm discussões explosivas (voláteis) ou tensas como os outros casais, por isso o afastamento emocional pode acontecer silenciosamente, sem ninguém notar o desenvolvimento da crise. De repente, esses casais evitativos estão em uma situação em que não têm a proporção de 5:1; estão desconectados e não sabem o que fazer a respeito. São aqueles casais que você vê em um restaurante que não se falam durante toda a refeição. Mesmo que queiram se reconectar, eles não sabem como.

Se você e seu par tendem ao estilo evitativo, saiba disto: nossos dados mostram que vocês dois podem se sair muito bem. E atingir essa proporção mágica pode ser relativamente fácil para vocês – não havendo expressão de negatividade, um pouco de positividade intencional é muito útil. Mas aprender a ficar mais confortável com o conflito será muito útil. Isso permitirá que vocês aprendam mais um sobre o outro e fiquem mais próximos, o que é muito bom, e estarão protegidos do afastamento e da desconexão que podem ameaçar os casais evitativos. Ter mais conhecimento sobre conflitos ajudará seu relacionamento a ser mais resiliente e a surfar as ondas mais agitadas da vida, que inevitavelmente surgirão.

Os **validadores**, no entanto, terão que se certificar de que suas expressões de afirmação, amor e carinho continuam a superar a tensão e a negatividade naturais em uma discussão.

Sejamos realistas: o conflito tem um propósito e pode conduzir a coisas ótimas, mas o caminho não é um mar de rosas. Os validadores, às vezes muito racionais e calmos no conflito, podem, no entanto, ficar focados na logística e perder de vista a parte da positividade. Não fiquem tão fixados em chegar a um acordo a ponto de esquecerem que *a forma como chegam até lá* é uma parte essencial do processo. Lembrem-se de manter a positividade alta o tempo todo com as sugestões apresentadas na página 51. Não é necessário muito, mas é preciso intencionalidade.

Em contrapartida, os casais **voláteis** precisarão de *muita* positividade para manter a balança inclinada na direção certa! Acabamos de ver um modelo bem-sucedido disso com o duque e a duquesa de Windsor, que tinham muitas discussões verbais explícitas em seu relacionamento – lembrando, em muitos aspectos, dois esgrimistas atléticos –, mas também muito humor e empatia. Seus conflitos se transformavam em debates apaixonados, e até mesmo em gritos, mas também ouvíamos explosões de riso genuíno seguidas por "esse é um ótimo argumento!". No entanto, os voláteis precisam estar atentos ao seu humor – quando esses casais começam a ficar

Estejam atentos a...

Evitativos: afastamento e distância emocional; excesso de foco na positividade a ponto de o problema não ser abordado
Validadores: aumento da negatividade; não fiquem tão focados em uma solução a ponto de esquecer da positividade, do humor e da conexão
Voláteis: não permitam que seu humor se torne sombrio, sarcástico ou crítico

infelizes, o humor pode se tornar sombrio. Se o humor se torna maldoso, tingido de sarcasmo, não será mais uma força para positividade na interação. O *desprezo*, um dos Quatro Cavaleiros, nunca é bom no conflito e, para os voláteis, pode se apresentar disfarçado de humor.

Ainda há dois estilos de conflito que identificamos no estudo de casais que não incluímos na lista de estilos saudáveis e potencialmente exitosos, pela simples razão de que nunca são bem-sucedidos. São eles: **hostil** e **hostil-distanciado**.

Os casais hostis se parecem mais com os validadores do que com os voláteis – eles são menos expressivos, mais neutros. Mas, em vez de serem colaborativos, são altamente defensivos. Cada um repete sua própria perspectiva, não expressam curiosidade, não escutam ou não resolvem o problema. São do tipo que expressa acusações como "você sempre" e "você nunca".

Um casal com quem trabalhamos tinha se desviado para um território hostil quando chegou ao nosso consultório. Eram um homem e uma mulher casados há mais de 15 anos. O homem – o chamaremos de Bill – era um tipo passivo e calado. Sua esposa, Bobbi, era mais impetuosa. Ficou evidente que anteriormente, quando a dinâmica do casal era mais saudável, ela era um tanto perseguidora, buscando conexão e o engajamento dele – talvez até provocando-o de forma brincalhona para irritá-lo e provocar um pequeno conflito para que eles pudessem discutir sobre alguma coisa. Agora essa dinâmica havia se tornado maldosa e agressiva.

Bobbi provocava Bill por qualquer coisa, até que a raiva dele atingisse o pico e ele explodisse de repente, desfazendo sua fachada tranquila – e então ela o filmava com seu telefone. Ela tinha toda uma biblioteca digital de gravações em que o marido perdia a cabeça. Bobbi chegou à terapia ostentando esses vídeos, insistindo para que assistíssemos, dizendo que aquela era a prova do quanto ele era terrível. Certo dia, eles chegaram em plena crise. A situação era esta: Bill tinha dado um presente de aniversário para Bobbi. Ele havia comprado uma lata enorme de amendoins *gourmet* especiais, adquirida de uma empresa a meio mundo de distância, famosa por produzir os melhores amendoins.

Mas havia um detalhe: ela era alérgica a amendoim.

A essa altura, eles já não estavam dormindo no mesmo quarto, então ela foi até o quarto dele, desfez sua cama e espalhou os amendoins pelo colchão e arrumou a cama novamente. Quando ele foi dormir, percebeu que estava deitado em uma cama crocante com todos aqueles amendoins que tinha dado de presente para a esposa. E, quando entrou intempestivamente no quarto dela, gritando "o que você fez?", ela pegou seu telefone para filmar.

Na sessão, ele se defendeu, alegando que nunca soube que ela era alérgica, que tinha se esforçado muito para comprar esses amendoins específicos que eram cultivados em uma parte longínqua do mundo e lindamente embalados. Ela estava enfurecida – um tema recorrente com esse casal era que, segundo a perspectiva dela, ele parecia não conseguir lembrar de nada que ela lhe dizia, embora no trabalho ele fosse elogiado por sua memória incrível e atenção aos detalhes. Ele sabia que ela era alérgica e fez isso de propósito, ou nunca tinha verdadeiramente prestado atenção a ela? Pela sua perspectiva, as duas alternativas eram ruins.

Esse casal estava no ponto em que seus conflitos apresentavam todos os Quatro Cavaleiros – crítica, desprezo, atitude defensiva e distanciamento (por parte do marido, que estava completamente sobrecarregado) – e *zero* positividade. Os casais hostis podem ter conflitos voláteis, mas a diferença entre um casal hostil e um casal volátil é que o casal hostil tem pouca ou nenhuma positividade. A proporção está completamente alterada. Não é 5:1 positiva para negativa. Não é nem mesmo meio a meio. É quase completamente negativa. Suas brigas podem parecer voláteis, mas elas na verdade são desprovidas de todas as qualidades que tornam os casais voláteis bem-sucedidos: o amor, o humor, a conexão, o envolvimento profundo que o outro quer e precisa.

E não é preciso que isso seja tão óbvio quanto amendoins nos lençóis. Outro casal com que trabalhamos estava preso há tanto tempo em um ciclo de conflito sobre o tema do sexo que sua dinâmica tinha se tornado altamente hostil. Ele era cirurgião, trabalhava muito e raramente estava em casa, mas queria um relacionamento sexual e sensual e precisava disso para se sentir próximo dela; ela era mãe e ficava muito tempo sozinha com os filhos e precisava se sentir próxima dele para ter relações sexuais. Essa não é uma dinâmica incomum entre homens e mulheres, mas pode ser administrada com sucesso voltando-se para o parceiro e com muita conexão diária. Esse casal, no entanto, havia perdido a capacidade de se conectar sobre esse assunto – ou qualquer outro. Há muito tempo, nenhum dos dois tinha suas necessidades satisfeitas pelo outro; ambos temiam a rejeição, nenhum deles se sentia seguro e respondiam a esses sentimentos criticando severamente um ao outro. Com certeza, seus conflitos eram voláteis, mas eles também eram incrivelmente hostis – sem interações positivas e atreladas a desprezo, crítica e defensividade.

Ele: Você é fria como uma pedra de gelo, nem sequer tem sexualidade. Nem mesmo tenho certeza de que você é uma mulher!

Ela: Como se atreve! Você está fora o tempo todo enquanto eu estou criando seus filhos – você gosta dos seus pacientes inconscientes, não é? Aposto que adoraria se eu estivesse inconsciente para que pudesse me f*!

A diferença, mais uma vez, é a proporção: essas discussões estão escalando, como pode acontecer com casais voláteis ou mesmo validadores, mas elas não têm nenhuma positividade – os momentos de validação, humor, empatia ou reparação – que os casais voláteis saudáveis apresentam.

Então, *como é* estar em uma dinâmica hostil comparada com uma dinâmica volátil saudável?

Bem, tanto com casais voláteis quanto com validadores, sempre existe o risco de que o conflito possa começar a entrar em uma espiral de interações predominantemente negativas. Nós somos humanos!

Ficamos sobrecarregados e com raiva; atacamos injustamente. A diferença fundamental é que, com estilos de conflito saudáveis, *o reparo ainda funciona*. Uma ou ambas as partes diminuem o ritmo das coisas. Intencionalmente, eles desativam qualquer hostilidade em desenvolvimento com uma infusão de positividade – qualquer coisa, desde um pedido de desculpas explícito até um simples acenar de cabeça significando "tudo bem, entendo seu ponto de vista" ou uma pequena piada interna que interrompe a tensão crescente. Quando os casais estão em uma dinâmica hostil, eles parecem saborear as espirais de negatividade. Nunca saem delas, nem mesmo tentam – não há tentativas de reparo, nem mesmo fracassadas.

Os casais voláteis saudáveis expressam muita emoção – raiva, tristeza, frustração. Eles podem ficar furiosos algumas vezes; podem até gritar. O volume aumenta! Isso pode fazer parte da natureza volátil. Os casais hostis *quase sempre* estão usando os Quatro Cavaleiros: desprezo, principalmente, depois crítica e atitude defensiva. O conflito hostil parece uma luta de boxe: quem será nocauteado?

Em contrapartida, os casais hostis-distanciados se afastam ainda mais, nem sequer se dão ao trabalho de discutir. Atacam um ao outro durante o conflito, mas estão no ponto em que, na maior parte do tempo, já não se importam mais.

Um casal na casa dos 50 anos de idade veio nos ver como um último esforço para salvar seu casamento. Eles não sabiam se ainda restava alguma coisa para salvar, mas queriam explorar todas as possibilidades antes de desistir. Eles estavam juntos há muito tempo. Seus filhos agora estavam crescidos e tinham saído de casa para fazer faculdade. Ambos trabalhavam em tempo integral – ele era engenheiro, e ela, contadora –, e parecia que suas vidas estavam se tornando cada vez mais separadas. Enquanto discutiam isso em nosso consultório, sua conversa era cheia de farpas e amargura, mas nunca escalava para uma discussão propriamente – não havia paixão suficiente para isso.

"Sabe o que mais", disse ela, "mesmo depois de todos esses anos que estamos juntos, acho que você não sabe muito sobre mim."

O marido ficou quieto, desligado. Ele tinha o hábito de tocar na boca enquanto refletia sobre sua resposta. "Eu diria que isso vale para nós dois", respondeu finalmente.

"Você tem alguma ideia do quanto isso faz eu me sentir sozinha?"

"Você acha que eu não me sinto sozinho?", ele disse. "Aprendi a viver com isso."

"Você é uma pessoa insensível", ela disse, de forma objetiva. "Sempre foi, acho que foi com ele que me casei: o engenheiro de coração frio. Você só pensa em si. Deveria ter vivido sozinho e nunca ter se casado. Agora estamos aqui – casados há 20 anos, com dois filhos, e tudo está desmoronando, e você nem se importa."

"É verdade", ele respondeu de forma categórica. "Acho que realmente não me importo."

Era assim que se davam todas as suas conversas: cada um envolvido na sua própria dor, tinham pouca empatia um pelo outro e nem sequer se importavam o suficiente para realmente brigar. Quando ela tentava provocá-lo dizendo *você não se importa*, ele não reagia à provocação. Simplesmente concordava.

Os casais hostis-distanciados perderam até o *conflito* como ponte para conexão – o relacionamento se tornou uma guerra de atritos com ambos os lados desgastados com o tempo. Agora existe uma vasta terra de ninguém entre eles. Ocasionalmente, eles disparam um contra o outro, cada um do seu lado, mas não existe conflito saudável aqui.

Esses casais são capazes de voltar da beira do abismo? Talvez. Nos dois exemplos de casais com dinâmica "hostil", o primeiro não podia ser salvo, enquanto o segundo fez muito progresso na terapia com apoio; o casal "hostil-distanciado" anterior decidiu se separar. Em ambos os casos, é necessária uma intervenção mais significativa. A hostilidade constante pode ter praticamente destruído o "casamento nº 1". O caminho à frente parece ser considerar esse relacionamento "acabado" e trabalhar para criar outro. É preciso apoio profissional para recriar um relacionamento saudável, desde o início baseado na confiança, no compromisso e na amizade. Um terapeuta bem treinado pode ajudar o casal a reiniciar e construir o "casamento nº 2" sobre bases mais sólidas.

Independentemente de onde vocês estão no espectro do "estilo de conflito" saudável – e alguns de nós são um pouco uma mistura (validadores que tendem para o volátil, ou vice-versa) –, todos nós, sempre que possível, precisamos ter como hábito inocular nossas discussões com bondade e positividade. Em última análise, qualquer um dos três principais estilos de conflito pode ser feliz e bem-sucedido, contanto que mantenha essa equação matemática saudável.

As coisas podem ficar um pouco mais amargas quando os casais têm estilos de conflito distintos – ou, para dizer de forma mais científica, quando eles têm uma *divergência na metaemoção*.

Divergência na metaemoção: uma receita para mal-entendidos

Como você expressa sua emoção? Como lida com suas emoções? Como acha que os outros deveriam lidar com as deles?

O termo *metaemoção* basicamente se refere a como *nos sentimos sobre os sentimentos*. Quando os casais não estão alinhados quanto ao estilo do conflito, muitas vezes têm o que chamamos de uma "divergência na metaemoção", ou seja, têm crenças diferentes sobre como as emoções devem ser expressas e manejadas. Tyler e Noah, o casal que conhecemos anteriormente, são um exemplo perfeito: um deles (Noah, que tende a se fechar e se distanciar de Tyler durante uma discussão acalorada) acredita que as emoções negativas devem ser evitadas. O outro (Tyler, que se sente isolado e rejeitado pela recusa do seu par de se envolver com ele nas questões que surgem) acredita que elas deveriam ser expressas e exploradas. Essa é uma divergência.

O que temos aqui é um exemplo clássico de um evitativo com um volátil. Para um volátil, um evitativo parece distante e indiferente. Ele interpreta o comportamento do evitativo como "isso não é suficientemente importante para que eu me envolva". Os voláteis como Tyler estão procurando paixão – eles querem que seu par fique vulnerável e querem isso imediatamente. Ao mesmo tempo, isso é *exatamente* do que o evitativo está se esquivando. Ele prefere não falar sobre as coisas, mantendo distância de conflitos.

Entre os 40 mil casais em nosso estudo internacional, a porcentagem era enorme: 83% de todos os casais heterossexuais tinham problemas devido a uma divergência na metaemoção, seguidos de perto por casais *gays* (77%) e casais de lésbicas (73%).[9] A maioria dos casais que chegaram até nós buscando apoio tinha dificuldades com isso. Mas é interessante observar que John, trabalhando no Laboratório do Amor, não encontrou uma taxa tão alta de divergências – dentro da população de participantes do estudo (que não estavam optando por fazer terapia, mas foram simplesmente extraídos da população em geral), muitos se mostraram alinhados em seu estilo de conflito, talvez parte da razão pela qual se apaixonaram inicialmente: compartilhavam uma "linguagem" emocional. Enquanto isso, Julie, trabalhando clinicamente com casais que estavam buscando terapia, encontrou divergências o tempo todo. Uma explicação provável para isso é que os casais com uma divergência na metaemoção estão buscando terapia, porque atingiram um ponto no relacionamento em que estão com muita dificuldade para se entenderem. Em suma: uma divergência na metaemoção pode tornar mais difícil para duas pessoas se comunicarem no conflito. Mas nem todas as divergências são iguais. Vamos dar uma olhada em cada uma delas.

Evitativo-validador

Um parceiro evitativo e um validador provavelmente não terão muitos problemas devido à divergência, pois esses estilos são muito compatíveis em termos dos seus "sentimentos sobre os sentimentos".

Neste casal, Hans era o evitativo; Beth era a validadora. Ele nasceu e foi criado na Alemanha. Durante seu crescimento, seus pais nunca brigaram na sua frente. Havia uma pessoa na sua família, seu avô paterno, que era volátil: ele consumia muito álcool e gritava e berrava se os netos fizessem algo de errado. Hans aprendeu a evitá-lo e também aprendeu a evitar conflito. Na idade adulta, no casamento e na paternidade, ele acreditava em contornar os pontos de atrito. Temia que mesmo os conflitos mais leves pudessem rapidamente sair do controle e explodir. Era preferível nem entrar no assunto.

Beth tinha um estilo validador em relação a conflitos – era uma solucionadora de problemas. Ela havia crescido em uma família que tendia a abordar os conflitos com um estilo gerencial e logístico: "Vamos encontrar uma maneira de deixar todos felizes da forma mais eficiente possível". Ela navegava as discussões calmamente – mas, é claro, muitas vezes um pouco de emoção se infiltrava. No entanto, com o tempo, ela havia notado que Hans ficava alarmado com uma mínima frustração ou elevação de voz por parte dela, durante uma discussão sobre, digamos, o destino de férias; ele rapidamente se afastava, adiava a discussão para mais tarde. Ela tentava manter as discussões equilibradas e calmas, sabendo que era mais provável que seu marido se engajasse produtivamente se ela mantivesse a emoção do lado de fora.

De modo geral, as coisas corriam razoavelmente bem – até que um de seus filhos teve problemas na escola. Ele andava distraído e se portando mal em aula. Beth achava que a professora estava adotando uma abordagem horrível com ele – envergonhando, punindo e tornando seu filho ainda mais rebelde e desafiador. Mas ela não tinha certeza do que fazer ou de como abordar o assunto. Ela não gostava de confrontos e, como seu marido, preferia que nas discussões se mantivesse a tranquilidade. Ela temia que a conversa com essa professora não corresse bem e que se sentisse sobrecarregada. Mas, ao mesmo tempo, não poderia deixar passar – seu filho precisava do seu apoio.

Hans era completamente contra qualquer intervenção. Sua atitude era: "Deixe que o próprio garoto lide com isso; ele terá que descobrir como". Mas, por trás dessa fachada, havia um medo profundo de confronto e conflito.

Beth estava frustrada. Ela também fora intimidada pela professora. Ela precisava do apoio do seu marido e pai do seu filho – e ele não estava disposto a se envolver nisso.

Quando eles nos procuraram para discutir essa questão, imediatamente investigamos suas respectivas origens para chegar à raiz do problema. Exploramos por que ele tinha pavor da raiva – como suas experiências familiares precoces haviam se transformado em evitação de conflito. Era a primeira vez que Beth ouvia falar disso – agora ela entendia por que ele reagia tão intensamente quando sua voz se elevava, mesmo que levemente. E ela falou sobre seu próprio medo: o de que, se essa professora ficasse muito zangada com a conversa, ela simplesmente se calasse ou cedesse. Como validadora, ela era facilmente dominada por emoções fortes ou volatilidade.

"Só quero que você esteja ao meu lado para que ela veja que somos um time", explicou Beth. "Eu posso fazer isso, mas não posso fazer sozinha. Dois é melhor que um."

Influenciado pela argumentação da esposa, Hans concordou em acompanhá-la para dar apoio – Beth tomaria a frente, e ele faria eco, um papel que para ele era um pouco mais confortável, embora ainda o deixasse nervoso. No fim das contas, a reunião correu bem com os dois apresentando uma frente unida – Beth era diplomática, a professora foi bastante receptiva, a conversa foi produtiva. Nenhum dos seus temores sobre um conflito explosivo aconteceu.

Pode ser que esse casal tivesse dois estilos diferentes, mas, com um empurrãozinho da nossa parte, conseguiram se aproximar um do outro. Evitativos e validadores apresentam uma boa quantidade de sobreposição em termos da abordagem do conflito; com algum conhecimento do estilo e da história de cada um, eles podem se sair muito bem.

Validador-volátil

Na divergência validador-volátil, o validador pode se sentir sobrecarregado e inundado pelo estilo de engajamento altamente emotivo do volátil, ao passo que o volátil, frustrado por não ser capaz de lidar com a dificuldade, insiste, aumenta o volume e por vezes torna-se cruel.

Derek e Tamara, um jovem casal com um filho de 9 anos, acabou de se mudar de Atlanta para uma área rural no Tennessee. A propriedade tinha uma pilha de lenha nos fundos, onde seu filho adorava brincar e construir fortes. Certo dia, ele entrou em casa chorando à procura de Tamara: tinha sido picado por uma cobra.

Tamara, que tendia a ser volátil, ficou absolutamente fora de si. Ela ficou aterrorizada – mesmo depois que o médico limpou o local da picada e confirmou que não tinha sido uma cobra venenosa. Na próxima vez, *poderia* ser venenosa.

"Provavelmente há cobras por tudo lá fora!", ela gritou para seu marido no instante em que ele entrou em casa. "O que você vai fazer a respeito? Por que você ainda não retirou aquela pilha de madeira? Ela nunca deveria ter ficado tão perto da casa!"

Derek adotou uma abordagem racional: não evitativa, mas lógica.

"Querida, é muito improvável que isso aconteça de novo", ele salientou. "Eu entendo que você esteja assustada, mas acho que tudo vai ficar bem. Vou retirar a pilha de madeira neste fim de semana, e, enquanto isso, vamos pensar numa solução razoável – talvez não deixá-lo brincar ali fora até que eu faça isso?"

"Não quero ser razoável!", ela respondeu com raiva. "É da *vida* do nosso filho que estamos falando! Você está disposto a deixar que nosso filho enfrente a *morte*?"

"Tamara, não vamos ser dramáticos..."

"Ah, isso é ser dramática? Tentar proteger nosso filho, quando você não consegue arranjar 10 minutos na sua agenda lotada para retirar um pouco de madeira? *Quando* você vai fazer isso?"

"Meu Deus, Tamara, vou fazer no fim de semana."

"Nunca deveríamos ter nos mudado para cá!"

A essa altura, Derek, sobrecarregado e sem ideia de como responder, começa a se distanciar.

Com algumas combinações de validador-volátil, essa dinâmica pode escalar com o tempo. O volátil, não obtendo a resposta que deseja em um padrão de conflitos, recorre à hostilidade com mais frequência e fica cada vez mais negativo; em resposta, o validador se distancia cada vez mais; e logo ambos não estão mais se aproximando um do outro. Se isso prosseguir, podemos ver o aumento do desprezo e do distanciamento; agora estamos em território hostil.

Esse casal, no entanto, tinha uma forte amizade, embora estivesse sofrendo um pouco porque ultimamente não passavam tempo suficiente um com o outro – o trabalho novo mantinha Derek mais afastado de casa do que normalmente, e eles estavam sentindo falta do tempo que tinham juntos. Um pouco menos de oportunidade para se voltarem um para o outro, um pouco mais de oportunidade para conflito e mal-entendido. E, como era volátil, Tamara queria um grande engajamento imediato no problema – quando não obteve isso de Derek, que adotou a abordagem de tentar suavizar a situação, a irritação dela se agravou.

Para manter as coisas no caminho certo, tivemos que trabalhar com Derek para que se colocasse no lugar dela, entendesse o que significava ser mãe e a cuidadora primária em casa e como era sentir essa imensa vulnerabilidade e medo. Seu estilo validador o levou a tentar apaziguar a discussão como seu objetivo principal: ele se concentrou menos na compreensão da perspectiva dela e mais em acalmá-la e facilitar as coisas para ela. Ele foi firme e tranquilizador, mas ela precisava de alguém que se preocupasse *com* ela para que não se sentisse tão sozinha. Quando ele mudou de tática durante o conflito para ser mais validador (é irônico, mas sim, o validador precisava aprender como verdadeiramente validar!), conseguiu ser eficaz. Tamara ainda tinha um estilo mais volátil e tendia a ter emoções mais intensas que Derek, mas, quando ele reconheceu as preocupações que ela levantou, a temperatura da discussão baixou para um nível em que Derek não tinha que se sentir tão sobrecarregado.

A combinação de validador-volátil tem seus desafios, mas esse casal conseguiu prosperar.

Volátil-evitativo

A divergência volátil-evitativo é, para sermos totalmente honestos, a mais difícil. Aqui, a pessoa evitativa muitas vezes é atraída pela energia vivaz da pessoa volátil (veja também "Os opostos se atraem"), mas, quando se juntam, o lado sombrio aparece. Não falam a língua uma da outra. Em geral se separam rapidamente; essa combinação tem alta taxa de divórcio.[10] Se ficam juntas, existe o risco de se tornarem hostis.

Dave, por exemplo, era volátil – empenhado em grandes conflitos. Ele se sentia confortável com o conflito, até o procurava. Essa era sua forma legítima de interação. Ele achava que um pouco de conflito era divertido, excitante, até mesmo erótico. Sua esposa, Lila, em contrapartida, era mais evitativa. Profundamente desconfortável com o conflito, ela tendia a paralisar ou se sentia atacada quando ele tentava envolvê-la de uma maneira ludicamente combativa. Quando ela não reagia como ele esperava, Dave começava a provocar. Ele achava isso divertido! E outro volátil, em circunstâncias parecidas, provavelmente teria concordado e provocado de volta. Para Lila, isso absolutamente não funcionava. Ela achava ofensivo, sentia-se acuada e atacada. Certa noite, quando ela pagou um valor excessivo ao manobrista do estacionamento, ele fez gozações com ela por todo o caminho até sua casa.

"Você deixa que eles te pisem; na próxima vez, não seja tão boba assim!", disse ele. "Não deveríamos estar na era da liberação feminina? Você não me disse que era feminista? Não seja esse gatinho assustado."

Ela disse, delicadamente: "Não fale isso".

Sem hesitação, ele continuou a cutucar. "É claro que você é", ele prosseguiu. "Como um ratinho fofo! No quarto você também é uma gatinha assustada, você sabe."

Ela lhe deu as costas e olhou pela janela. Para ela, a provocação era um ataque; para ele, seu silêncio era uma rejeição fria. O que ele queria, como um volátil, era que ela retrucasse algo como: *É que você é rápido demais para que possamos nos divertir*! Ele poderia ficar um pouco magoado com esse comentário, mas essa fagulha de conflito o atiçaria: *Ha-ha, agora estamos conversando*!

Do jeito que estava, essa divergência era muito difícil – eles não conseguiam ser bons parceiros um para o outro. Ela sentia esse modo de interação do marido como algo cruel; ele a sentia como fria e fechada.

Em resumo, algumas divergências na metaemoção representam um desafio maior do que outras, e é importante refletir sobre onde vocês podem se encaixar no espectro do estilo de conflito. Quanto mais distantes as pessoas estão nesse leque de crenças referentes a *como* e *quando* e *se* a emoção deve ser vivenciada e expressa, mais provável será que enfrentem águas turbulentas durante o conflito – simplesmente porque, em um nível profundo, elas querem se comunicar de formas muito diferentes e têm crenças fundamentalmente polarizadas sobre o que *é* um conflito. Para uma delas, o conflito deve ser evitado a todo custo, algo que desencadeia inundação e sobrecarga extrema; para a outra, o conflito é um meio essencial de trabalhar os problemas e se aproximar mais. Esse é um problema de choque de culturas; elas não estão falando a mesma língua.

Os dados mostram que geralmente (a não ser que as coisas tenham se desviado para um território "hostil", o que é uma história diferente) não estamos *tentando* magoar um ao outro em um conflito. Em nossos estudos no Laboratório do Amor, nos propusemos a medir a correlação entre *intenção* e *impacto*. Quando as pessoas estavam sendo críticas ou desrespeitosas, quando magoaram seus pares e os fizeram se sentir inundados, elas tinham a intenção de fazer isso? Elas estavam tentando ferir uma à outra?

A resposta esmagadora para essa pergunta era *não*.

Filmamos conversas sobre o conflito e depois pedimos aos casais participantes que revissem a gravação da sua discussão, sentados diante de um painel de controle onde podiam girar um seletor para registrar suas avaliações de cada momento da discussão nas duas categorias de intenção e impacto. Eles deviam classificar como positivo ou negativo o efeito dos comentários do seu parceiro; enquanto isso, o parceiro classificava sua intenção naquele mesmo momento. O que descobrimos: *a intenção não correspondia ao impacto.*[11] As pessoas em conflito quase nunca tinham intenção maldosa. Elas só estavam tentando ser compreendidas.

Sentimentos divergentes sobre os sentimentos são um dos "choques culturais" mais centrais e fundamentais que podemos experienciar em um relacionamento romântico. Isso molda tudo profundamente – incluindo suas discussões. E todos os estilos de conflito divergem em um aspecto específico e muito importante: como eles abordam a *persuasão*, um dos três "estágios" de uma discussão.

Os estágios de uma discussão

Todas as discussões têm a mesma estrutura básica, e ela se apresenta assim:

- Primeiro, **construímos uma agenda**: um ou ambos os parceiros expressam suas preocupações.
- Segundo, tentamos **persuadir** o outro a passar para o nosso lado.
- E terceiro, tentamos chegar a um **acordo**.

Agenda, persuasão e *tentativa de acordo*: estas são as três fases de uma discussão. O ponto onde todos os nossos estilos de conflito diferem é na *persuasão*.

O lutador evitativo quer pular completamente a persuasão – na sua mente, isso não faz muito sentido. "Isso é um buraco", ele pensa. "Não vou convencê-la; é melhor nem tentar." O lutador volátil, no entanto, quer começar com persuasão, passando por cima da parte em que ouve o ponto de vista do seu par. Os validadores atravessam as fases de forma mais metódica, mas com frequência entram na persuasão um pouco mais rápido e podem estar muito preocupados em manter as coisas bem para se aprofundarem o suficiente. Eles são capazes de adiar a persuasão um pouco mais do que os casais voláteis, mas muitas vezes não conseguem aguentar tempo suficiente para explorar efetivamente os problemas.

Vejamos um cenário clássico: uma discussão sobre dinheiro. Ele está gastando mais do que ela gostaria, e ela está ficando estressada.

Se eles forem validadores, as coisas serão assim:

A ANATOMIA DE UMA DISCUSSÃO

Ela: Eu estava examinando a nossa conta bancária ontem à noite e vi muitas despesas extras. Parece que neste mês vamos ficar apertados mais uma vez. Nós realmente temos que comprar aquele equipamento de *camping*? **Ele:** Bem, sim, nós fizemos planos com os Davises para aquela viagem de fim de semana, lembra? **Ela:** Eu sei, mas parece que sempre tem alguma coisa. Ficamos dizendo que vamos economizar, mas nunca fazemos isso. **Ele:** Vamos lá, nós estamos realmente gastando tanto assim? Sei que precisamos economizar um pouco, mas o que vamos fazer – nunca vamos nos divertir? **Ela:** Eu adoraria se conseguíssemos economizar *um pouco*, mas, querido, na verdade não estamos economizando nada.	*Construção de uma agenda*

Ele: Já lhe falei sobre meu tio Brody? Ninguém sabia que ele era multimilionário. Brody só economizava e economizava. Ele era distante da família. Até ia aos encontros, mas era uma pessoa calada, dava para confundi-lo com o papel de parede. Ele se aposentou aos 50 anos, teve um ataque cardíaco e morreu! Ele acabou economizando 5 milhões de dólares e nunca gastou um tostão. Morava em um estúdio e nunca viajou. Ele tinha um ótimo emprego na Microsoft, com muitas ações. Nunca desfrutou disso! **Ela:** Certo, bem, e quanto a minha mãe e meu pai? Eles gastavam em coisas frívolas e então, quando realmente precisamos de alguma coisa – como aquela vez em que o motor do nosso carro fundiu e tivemos de consertá-lo –, não pudemos pagar. Ficávamos sempre para trás e nunca tínhamos o suficiente. Aquilo era muito estressante, não posso viver assim. Não preciso ser como seu tio Brody, mas quero *economizar* para viagens e aventuras. **Ele:** Bem, agora você se contradisse – estamos economizando para o futuro ou economizando para viagens e aventuras? Detesto pensar em dinheiro o dia todo e ficar contando os tostões. Não quero viver *assim*.	*Persuasão*
Ela: Tudo bem, tudo bem, entendo você, mas você não pode simplesmente gastar o que quiser sempre que quiser. Nossa dívida no cartão de crédito neste mês é mais do que podemos pagar – a taxa de juros é muito alta, você não sabe? Vamos ficar pagando seus cafés especiais até morrermos. Nós *temos* que elaborar um orçamento que possamos cumprir. **Ele:** Vou tentar, mas não pode ser "gasto zero nesta semana". Isso não é razoável. **Ela:** E se combinarmos de separar uma quantia em dinheiro vivo no início da semana – e, quando acabar, você para de gastar. Acha que consegue fazer isso?	*Tentativa de chegar a um acordo*

Note que esses validadores têm alguma tensão, mas eles se mantêm relativamente calmos. Cada um expõe suas preocupações, mas, na fase de persuasão, eles não demoram muito tempo para explorar as emoções mais profundas que cada um está tendo sobre dinheiro, segurança e o que é importante na vida. Eles estão interessados em progredir para uma solução. Mas, como não estão falando sobre as questões subjacentes, essa solução a que chegaram pacificamente pode não se manter. Pode ser que eles tenham essa mesma conversa no próximo mês, quando a conta bancária estiver a descoberto novamente.

Como outros casais no espectro do estilo de conflito poderiam lidar com isso?

- **Com um casal evitativo...** essa mesma discussão simplesmente acabaria depois da construção da agenda. Eles nunca progredirão para a persuasão. Em vez disso, vão se concentrar nos aspectos positivos da sua vida, assegurando um ao outro que não precisam se preocupar com isso:

  Ele: Não estamos economizando muito agora, mas, veja bem, nós dois estamos indo bem no trabalho, vamos ter promoções em breve. Provavelmente conseguiremos começar a economizar no ano que vem.

  Ela: Sim, é verdade. Estamos nos saindo bem. Já temos nossa casa, mesmo que ainda falte muito para quitar a hipoteca, e pagar uma hipoteca é como se fosse uma conta-poupança.

  Ele: As crianças estão ansiosas por aquela viagem para acampar. Acho que seria uma despesa aceitável.

- **Um casal volátil...** dificilmente perderá tempo construindo uma agenda – eles *iniciam* com a persuasão!

  Ela: Estou vendo que você comprou coisas de *camping* apesar de eu ter dito que estávamos apertados este mês – quando vamos começar a economizar? Nós combinamos que reservaríamos dinheiro todos os meses! Se não economizarmos agora, vamos morrer pobres.

Ele: Ei, deixe-me contar sobre meu tio Brody! (*conta a história*)

Ela: Parece que Brody era um idiota! Só porque ele foi burro com seus milhões, nós não devemos economizar nada? Isso é loucura.

Os voláteis partem para o engajamento imediato e discussão. Para eles, a persuasão é a única parte da discussão que importa.

Dois pontos importantes a salientar aqui:

Número um: a maioria das pessoas nos diferentes estilos (exceto os evitativos, que a pulam) tende a partir logo para a persuasão. Ou se lançam de imediato (voláteis), ou passam rapidamente às tentativas de persuasão, depois que os problemas foram expostos (validadores). Entretanto, entre construir uma agenda e persuadir o outro, precisa haver *muito* mais exploração do mundo interno de cada um – e isso é algo que a maioria de nós não sabe como fazer dentro do conflito.

Os três estilos de conflito e a persuasão

Evitativos: Nenhuma tentativa de persuadir; "concordam em discordar"

Validadores: Apresentarão os problemas primeiro ("construção de uma agenda"), mas rapidamente passarão para a persuasão

Voláteis: Começam com a persuasão; querem engajamento e discussão imediata com o parceiro

E número dois: você pode ver como essas abordagens diferentes de persuasão podem levar a falhas de comunicação e conflito. Enquanto uma pessoa mais evitativa vê *qualquer* tentativa de persuasão como um ataque, uma pessoa mais volátil pode interpretar uma recusa em responder à persuasão como uma rejeição ou um distanciamento intencional e frio.

Uma divergência não é um obstáculo!

Se isso parece preocupante, queremos fazer uma pausa aqui e tranquilizar você: se suspeita de que vocês têm uma divergência na metaemoção, *vocês não estão condenados*. Lembre-se sempre de que somos humanos – não rótulos. Pode ser que você tenha um estilo de conflito claro e forte, ou pode ser uma mistura de dois estilos, um gradiente. Isso também vale para seu par. Oferecemos esses perfis generalizados não para sugerir que uma divergência na metaemoção é o fim da linha, mas para que estejam informados e reflitam sobre suas próprias crenças, emoções e sua abordagem do conflito e para que pensem sobre como isso permite, ou não, que vocês se conectem de forma significativa. Vejamos Tyler e Noah – um casal que de fato conseguiu superar o abismo das suas culturas diferentes depois que perceberam a sua existência. Imagine se duas pessoas se sentassem para jogar um jogo de tabuleiro e recebessem dois conjuntos de regras completamente diferentes.

Então, de onde vêm essas crenças sobre as emoções?

Com Tyler e Noah, se você desse uma espiada em seus históricos, veria o seguinte: Tyler, a metade volátil desse casal, cresceu em uma família que podia ser volátil durante um conflito, mas rapidamente reparava. A casa que ele compartilhava com seus pais e irmãos tinha discussões e explosões durante o dia, mas cada pequena tempestade passava rapidamente. Na cultura familiar de Tyler, conflito era algo normal – até mesmo *procurado* como uma forma de conexão.

Na família de Noah, as pessoas tendiam a evitar expor os problemas, preferindo apenas aceitar as coisas como elas eram, em vez de ter que iniciar uma conversa que poderia ser tensa e imprevisível. Seus pais raramente brigavam, mas, quando o faziam, isso era muito ruim. O conflito escalava rápido, e eram ditas coisas que verdadeiramente magoavam – coisas que eram difíceis de retirar. Isso quase sempre acabava com um deles saindo de casa intempestivamente. Certa vez, sua mãe ficou fora por dias, sem deixar nenhuma indicação de para onde ia ou quando voltaria. Ele aprendeu uma lição firme e clara: que conflitos deviam ser evitados a todo custo porque as consequências das divergências eram muito graves.

Não há uma fórmula clara para saber exatamente *por que* cada pessoa acaba como um lutador volátil, validador ou evitativo – cada um de nós é uma mistura única da nossa neurologia e de nossas experiências ao longo da vida, e cada um reagirá de modo diferente às forças que nos moldaram. Se uma pessoa cresceu com pais que gritavam quando discutiam, por exemplo, ela poderá imitar isso e se tornar volátil também, ou pode seguir na outra direção e se tornar evitativa.

Tudo isso levanta uma questão...

É possível mudar seu estilo de conflito?

A resposta sucinta é sim! É preciso muito trabalho, mas, se uma divergência no estilo de conflito realmente estiver causando muitos problemas para vocês, isso pode ser feito. Podemos aprender a expandir para outros estilos a fim de irmos ao encontro de nossos pares.

No entanto, você não tem que mudar seu estilo de conflito – o principal, por enquanto, é que *entenda* seu estilo de conflito atual e o do seu par, especialmente se for diferente do seu. Pense nisso como se estivesse aprendendo a linguagem dele. E, para entender a sua, considere o seguinte: a forma como cada um de nós foi educado criou rastros profundos em nosso cérebro, como sulcos no cimento molhado. Se as circunstâncias permitirem, nossas rodas voltarão a cair nesses antigos sulcos. Para mudarmos nosso estilo de conflito, temos que abrir um novo caminho, uma rota alternativa para o acordo.

Digamos que somos muito voláteis, mas gostaríamos de ser mais validadores. Isso exigirá aprender como fazer uma pausa e respirar fundo antes de falar, depois pensar muito sobre o que queremos dizer, e seu impacto no outro, e decidir como dizer o que precisamos dizer de uma maneira mais gentil. *Mindfulness* e meditação são ótimas ferramentas que podem nos ensinar a abrandar as coisas. Quando nossas respostas forem reduzidas a uma velocidade mais baixa, teremos tempo para pensar antes de dizer as palavras erradas. Isso exige prática, mas é possível!

Ao mesmo tempo, há todos os tipos de forças externas – culturais, sociais, familiares – que influenciam nossos estilos de conflito ao longo do tempo. Com frequência, vemos casais que começam fortemente de uma maneira (evitativos, validadores ou voláteis) e aprendem a flexibilizar para incluir algumas das qualidades de outro estilo. Eles também são capazes de adicionar um pouco de "raiva" ao seu estilo de conflito. Há um contexto cultural nisso: por exemplo, com os avanços feministas, as mulheres começaram a ser mais assertivas e estão se permitindo expor sua raiva, uma emoção que tradicionalmente era reservada apenas para os homens. As mulheres que, no passado, talvez tenham sido socializadas para não desenvolver um estilo volátil, estão se permitindo incorporar essas tendências de forma mais completa.

O resultado final: Quando recebemos pessoas para terapia, não é porque elas estão em um ou outro estilo de conflito. É porque elas não são evitativas, validadoras ou voláteis *felizes*. O conflito não está funcionando bem. Elas chegaram ao limite, estão discutindo muito e não sabem como consertar. Cada casal é único, e sua dinâmica específica, irrepetível, mas, em um nível básico, algo simples não está dando certo: *eles não estão ouvindo um ao outro*. Em contrapartida, quando os casais têm uma proporção de 5:1 ou mais, eles tendem a ser curiosos, abertos e interessados. Mas, se a positividade decai, toda essa curiosidade se fecha. Eles se atacam ou se defendem, em um diálogo de surdos que mais parece um monólogo coletivo. Existe um sentimento generalizado, em ambos os lados, de que não conseguem se entender, como se estivessem falando em um *walkie-talkie* e nunca obtendo resposta – sem reconhecimento, sem compreensão, nada. E a sensação é muito ruim. Então o que vamos fazer à medida que avançarmos neste livro pelos cinco tipos de discussão é abrir essa cortina de ferro para que *estejamos* nos comunicando um com o outro – independentemente de qual seja nosso estilo.

Veja o nosso caso. Começamos voláteis. Ainda somos um tanto voláteis. Talvez, com o tempo, tenhamos aprendido a ser mais validadores – nós dois usamos estratégias validadoras no conflito e achamos que isso nos serve bem. Mas, mesmo depois de todos esses anos, nosso *padrão* tende a ser volátil – é exatamente onde nos situamos.

Se analisarmos o motivo, trata-se de um conjunto de fatores. Nós dois somos judeus, e há um ditado que diz: "Discutir é o amor judeu!". Ele provém de nossas origens culturais de valorizar a discussão como uma forma de compreender o significado de nossas escrituras sagradas. Não há dogmas que nos digam o que pensar: argumentamos e discutimos o tempo todo para elaborar crenças centrais e interpretações do texto. Isso está entranhado em nossa herança. Basicamente, temos uma história de 4 mil anos de muita discussão.

Nos primeiros anos de nosso casamento, nossa volatilidade levou a alguns resultados aquém do ideal: nós brigávamos, gritávamos, Julie se sentia inundada, saía porta afora e ia para a rua (um antigo padrão da infância), e John ficava frustrado, andando de um lado para outro em casa. Nós dois tínhamos essas fortes tendências para emoções intensas, saltando para a persuasão, *vencendo a discussão*. John havia crescido em uma família na qual a discussão inflamada era fundamentalmente amorosa, mas, na família de Julie, não era bem assim – a discussão à mesa do jantar priorizava as opiniões dos homens, e as mulheres tinham que se calar. E, nas interações cotidianas, incluindo os conflitos, Julie tinha uma genitora influente (sua mãe) que geralmente era depreciativa e crítica. Esse era o modelo de comunicação com o qual ela cresceu.

Em um fim de semana, quando éramos recém-casados, Julie foi a Portland para visitar sua mãe. Isso foi antes de termos nossa filha, Moriah, e Julie tinha sofrido um aborto recentemente. Ela cometeu o erro de compartilhar essa notícia com sua mãe, que imediatamente a atacou, sugerindo que o aborto era culpa dela. Julie dirigiu de volta até Seattle com a cabeça fervilhando e sentindo-se idiota por ter ido até lá – ela se sentia obrigada e compelida a visitar sua mãe, mas sempre voltava dessas viagens com uma energia interna horrível.

Havíamos combinado de nos encontrar para jantar, depois do longo fim de semana separados, em um sofisticado restaurante de frutos do mar, às margens do lago Washington. Era um local muito popular, cheio de mesas, e naquela noite todas elas estavam ocupadas. Ficamos lado a lado, praticamente com os cotovelos colados, com outros clientes. Imediatamente, como se estivesse encarnando sua mãe, Julie começou a criticar John por ter péssimas maneiras à mesa e pegar a comida com os dedos. John ficou na defensiva; uma discussão desagradável – bem ali no meio do restaurante – estava se formando. "Seus modos são *horríveis*", disse Julie, aproximando-se perigosamente do desrespeito – todo aquele mau sentimento do fim de semana com sua mãe estava vazando naquele momento. "Estou envergonhada de estar com você em público."

John – diante de um momento crítico de decisão – lembrou-se de repente de um fliperama que costumava frequentar quando estava na faculdade. Em um dos jogos operados por moedas era preciso sacar uma pistola falsa contra Wyatt Earp. Se a pessoa sacasse mais rápido que Wyatt, ele dizia aquela frase específica com sua voz robótica metálica, que agora entrava na mente de John, e ele se levantou no meio do restaurante cheio, tocou no peito dramaticamente e disse: "Ótimo tiro! Você me pegou!" e caiu no chão.

O restaurante inteiro ficou em silêncio, chocado. Um garçom veio correndo, pensando que John tivesse sofrido um ataque cardíaco.

Enquanto isso, Julie estava chorando de tanto rir.

E esse foi o fim dessa discussão – acabou antes de começar.

Nós sempre usamos o humor para nos recuperarmos nas discussões – mas as piores inicialmente acabavam com Julie fugindo (ela era mais rápida que John), com portas batendo, com ambos sendo muito críticos e depreciativos, não percebendo o quanto isso era prejudicial e o quanto de reparo isso exige. Graças a Deus pela pesquisa de John! Ela nos ajudou muito, e pessoalmente usamos todas as intervenções que vamos apresentar na seção "Discussões" deste livro. Ainda somos um casal volátil, mas, com os anos, nos tornamos voláteis melhores e mais gentis. E, em última análise, este é o objetivo – não mudar seu estilo de conflito (a não ser que você realmente queira), mas fazê-lo de um jeito melhor, com mais compaixão em relação às vulnerabilidades constantes do outro, como John foi capaz de fazer com Julie naquela noite, entendendo de onde ela veio e como isso estava moldando suas reações a ele.

Então, para resumir: Seu estilo certamente pode evoluir com o tempo. Você pode aprender a ser flexível para se aproximar do seu par. Mas é importante reconhecer que todos nós temos esses estilos de partida profundamente encravados que sempre iremos adotar – especialmente sob pressão. Por isso, quer você forme um casal com alguém que compartilha o estilo com você, quer suspeite de que vocês têm uma divergência... conversem sobre isso!

Reserve alguns momentos agora para examinar:

- Qual foi a cultura de conflito durante minha formação? O que aprendi sobre conflito com minha família de origem? Que crenças sobre conflito carrego comigo a partir disso?
- Qual dos três estilos é meu estilo de conflito pessoal? Qual é meu "modo de metaemoção" – como me sinto sobre os sentimentos? Para mim, alguns sentimentos são mais fáceis de expressar do que outros?
- Como nossos estilos de conflito interagem? Nós temos o mesmo estilo ou eles são diferentes? Como isso afeta nossas discussões?

A construção de uma consciência dos fatores críticos que moldam como brigamos nos permite navegar melhor todos os nossos conflitos daqui para a frente. A compreensão do seu próprio estilo e do estilo do seu par constrói empatia e compaixão, o que significa que mesmo uma discussão pode se tornar um espaço suficientemente seguro para vocês realmente explorarem seus problemas juntos e fazerem algo crucial: descobrir sobre o que realmente estão discutindo, bem no seu íntimo.

SOBRE O QUE DISCUTIMOS

Uma nova cliente chegou até nós com uma história de divórcio. Seu primeiro casamento havia acabado, e agora ela estava em seu segundo casamento – no qual tinha entrado confiando de que daria certo a longo prazo. No entanto, as coisas pareciam estar seguindo novamente pelo mesmo caminho agonizante de antes. Desta vez, ela queria um desfecho diferente. Ela amava seu marido e queria que ficassem juntos. Mas, por mais que eles tentassem, as coisas pareciam estar piorando. Ela se questionava por que o padrão parecia estar se repetindo.

"É sempre tão maravilhoso no começo", ela contou. "Por meses, até anos, tudo parece fácil, bom e certo. E então esse ciclo se inicia – estamos brigando por tudo. Quer dizer, parece que temos um superpoder negativo, somos capazes de brigar por *qualquer coisa*. Podemos brigar até mesmo por alguma coisa sobre a qual já concordamos!"

Ainda outra noite, contou, ela e seu marido pararam no meio de uma discussão desagradável, com muitos insultos, e se deram conta de que o que desencadeou o conflito foi... se as facas deveriam ser colocadas na lava-louças com a ponta para cima ou para baixo.

Eles se olharam aterrorizados: precisavam de ajuda.

Ela resumiu assim: "Parece que os relacionamentos começam ótimos e depois chegam ao ponto em que ninguém consegue dizer nada sem iniciar uma discussão. É como... do paraíso ao inferno."

Uma pergunta que nos fazem o tempo todo: Qual é o principal motivo pelo qual os casais discutem?

Isso já nos foi perguntado por pacientes e participantes de estudos. Por apresentadores de programas de TV, no rádio, por amigos e novos conhecidos. Essa é geralmente uma das primeiras coisas que as pessoas perguntam quando ouvem falar do nosso trabalho. Talvez achem que, se puderem evitar esse tópico delicado que leva a maioria dos casais a discutir, elas conseguirão manter melhor seu relacionamento; talvez imaginem que, se identificarem a grande dificuldade que os casais enfrentam, poderão se concentrar um pouco mais nessa área e garantir que não se torne um problema para elas. Adoraríamos ter uma resposta para dar, mas não podemos, pois o motivo principal pelo qual as pessoas brigam é *nada*.

Do paraíso ao inferno: sobre o que estamos discutindo?

Cena: Matt e Sophie, um casal na casa dos 30 anos de idade, fazem um alvoroço na sua cozinha bagunçada, tentando alimentar seus três filhos barulhentos e famintos, enquanto Matt se prepara para uma reunião à noite. O jantar é *pizza*, que acabou de ser entregue, e Sophie colocou as caixas no forno para mantê-las quentes, enquanto pega os pratos, garfos e guardanapos. As crianças rodopiam sobre os calcanhares. Ela ergue os olhos e vê Matt encostado no balcão, já comendo uma fatia. Ok, tudo bem, ela pensa, ele tem que sair a qualquer momento e esta é a única chance de comer. Mas atrás dele, sobre o balcão, estão as caixas de *pizza* que ela estava tentando manter aquecidas. Ele sempre faz isso: se serve primeiro e depois deixa a comida fora esfriando.

"Há alguma razão para essas caixas de *pizza* estarem sobre o balcão?", ela pergunta.

Matt nota seu tom sarcástico e corresponde. "Não sei. Imagino que seja porque estou comendo?"

"Bem, ninguém mais está pronto ainda."

"Então, em que metro quadrado você quer as caixas de *pizza*? Por favor, me esclareça."

"Hum, essa é uma pergunta difícil. Que tal no forno, que obviamente foi preaquecido?"

Até as crianças estão percebendo o sarcasmo que destila de cada palavra. A *pizza* não é a única coisa no ambiente que está esfriando rapidamente – a interação é gélida, cada comentário é afiado como um pingente de gelo.

Essa discussão é sobre a *pizza*?

Cena: Nina e Rohan, recém-casados, acabaram de comprar sua primeira casa e estão decidindo onde plantar uma muda de mirtilo. Nina quer mantê-la em um vaso para que possa ser deslocada com mais facilidade; Rohan quer plantá-la no pátio.

"Ela não vai se dar bem no vaso", diz Rohan, já começando a cavar. "Mirtilos precisam de toneladas de água e drenagem."

"Como você sabe?", diz Nina, subitamente irritada. "De repente você virou agricultor? Pare de cavar! Eu não concordo com isso!"

"Uau", diz Rohan. "É só uma planta."

"É só uma planta, é só uma casa, são só todas as nossas economias e um empréstimo enorme que talvez nunca consigamos pagar – nada é grande coisa para você, suponho! Nunca há nada com que se preocupar; tudo vai se resolver magicamente."

Ela desata a chorar e corre para dentro de casa, deixando Rohan ali parado, perplexo, segurando a sua pá.

Essa discussão é sobre uma planta?

Cena: Brandon e Todd estão namorando há seis meses, e o relacionamento está ficando sério. Parece ser a hora certa de conhecerem a família um do outro. Algumas semanas antes, eles jantaram com os pais e irmãs de Todd, e foi um sucesso – eles são uma família amorosa e ruidosa e aceitaram Brandon imediatamente. Ele não está certo se o jantar na casa dos seus pais será tão tranquilo. Seus pais já foram reservados e rígidos com seus namorados no passado.

A caminho do jantar, eles pararam em um mercado para comprar algumas flores e uma garrafa de vinho. Todd escolhe uma garrafa.

"Minha mãe não gosta de Chardonnay", diz Brandon, e arranca a garrafa da mão de Todd.

"Ok", diz Todd concordando. "E um *rosé*?"

Brandon verifica o rótulo. "Este parece barato."

"Ele é bom. Já bebi antes."

"Não me importo se *você* acha que ele é bom. Quero levar algo que *ela* ache que é bom!"

Brandon está subjugado, visivelmente magoado. "Bem, não acho que precisamos gastar muito dinheiro para fazer um gesto gentil."

"Você não está me ouvindo."

"É claro que estou. Mas que diabos você está dizendo? Escolha o vinho que quiser. Eu pago."

Brandon coloca a garrafa de volta na prateleira, com força, e se afasta da seção de vinhos, gritando por cima do ombro: "Esqueça. Nem precisamos ir".

Essa discussão é sobre vinho?

Quando dizemos que o motivo principal para discutirmos é sobre *nada*, o que estamos querendo dizer é que praticamente *qualquer coisa* pode levar o casal a um conflito, dependendo das condições. Uma *pizza*, uma planta, uma garrafa de vinho – estes foram os itens que provocaram as discussões apresentadas, mas evidentemente há questões profundas em jogo em todos esses exemplos.

Quando vemos um casal envolvido em uma discussão acalorada sobre alguma coisa que parece trivial, geralmente não é bem assim. Nossos conflitos têm um combustível subterrâneo, coisas que estão abaixo da superfície e motivam a discussão sobre como dividir nosso trabalho doméstico, ou no que gastar dinheiro ou o que fazer com nosso tempo livre no próximo fim de semana. Em um nível mais profundo, frequentemente nossas discussões são sobre:

- **Valores:** O que é amor? O que é um lar? O que significa ser uma família?
- **Necessidades não reconhecidas:** Há muitas, porém algumas das principais são as necessidades de diversão, conexão e romance – 80% dos casais que começam terapia dizem que "não há mais romance".
- **Sonhos escondidos:** Quais são minhas esperanças e sonhos, tanto para o momento quanto para o futuro? Qual é o propósito da minha vida, minha razão de estar aqui?

Uma grande parte da satisfação de um amor duradouro é desenvolver a capacidade de perceber quando nosso conflito não é sobre uma *pizza* fria, mas um anseio de que os esforços sejam reconhecidos; não é uma planta, mas as pressões do novo compromisso e não ter tido espaço para falar a respeito; não é o preço de uma garrafa de vinho, mas um medo profundo de rejeição dos pais.

Mas a verdade é que isso é difícil de fazer! E normalmente é por isso que não nos sentamos juntos à mesa e dizemos calmamente: "Então, querido, sobre o que você quer discutir hoje?". Em vez disso, as dificuldades vêm à tona em momentos como os descritos anteriormente: na atribulação da vida, nos momentos que planejamos para serem *bons* momentos. Sob pressão e "vindo do nada", como dizem muitos casais.

Uma das principais razões para isso é o *fracasso das tentativas de conexão.*

Tentativas de conexão: uma peça-chave no quebra-cabeça do conflito

Uma "tentativa de conexão" é, em termos simples, qualquer coisa que você ou seu parceiro faz para tentar obter a atenção do outro e a conexão com ele. Pode ser um comentário ou um gesto. Pode ser sutil ou explícito. Pode ser positivo ou negativo. Dizer "Veja este meme engraçado" enquanto segura seu telefone é uma tentativa óbvia de conexão. Suspirar tristemente pode ser uma tentativa mais sutil. No entanto, o principal aspecto a ter em conta é que aqui não estamos nos referindo a conversas longas e profundas ou reuniões do tipo "precisamos conversar". Estamos falando dos momentos fugazes ao longo do dia – as pequenas observações ou interações que podem facilmente passar despercebidas quando você está ocupado ou estressado. Mas o que vimos no Laboratório do Amor, com nossos 3 mil casais, é que essas coisas eram importantes – e *muito*. Quando observamos os casais, vimos que, rotineiramente, existem três formas possíveis de resposta às tentativas de conexão do outro:

1. **Voltar-se para o outro,** ou seja, responder positivamente às tentativas de conexão. Assim, nos exemplos anteriores, seria algo como você dizer: "Veja este meme engraçado!", e seu par olhar, rir e talvez comentar: "Ah, sim, eu vi, é perfeito". Ou, no outro exemplo: seu par suspirar tristemente e você perguntar: "O que está acontecendo, amor?".
2. **Afastar-se,** ou seja, ignorar a tentativa de conexão. Você está com seu telefone, mas seu par está ocupado demais para olhar. "Um segundo", ele murmura e continua digitando um *e-mail*. Ou: ele suspira, mas você não diz nada. Finge que não ouviu o suspiro – ele sempre está incomodado com alguma coisa, e você não quer mexer no vespeiro agora.
3. **Voltar-se contra,** ou seja, responder de forma negativa ou ríspida à tentativa de conexão: Você estende o celular e ouve uma resposta brusca: "Não acabei de pedir que você pare de me interromper? Estou tentando terminar esse *e-mail* de trabalho!". Ou: seu par suspira, e você fecha com força seu *laptop*, frustrado: "O que foi *desta vez*?".

Quando casais em grande conflito chegam até nós, uma das primeiras coisas que tentamos descobrir é: tem havido algum padrão de voltar-se para o outro? Ou sua vida em comum tem sido definida pelo afastamento ou mesmo por voltar-se contra? Para um casal lutando com conflito constante ou intenso, a resposta para isso pode ser incrivelmente esclarecedora.

Nos sete estudos longitudinais que realizamos no Laboratório do Amor, acompanhando casais por até duas décadas, descobrimos que as tentativas de conexão – esses pequenos momentos comuns e fugazes que preenchem nossos dias – eram um dos maiores preditores da saúde futura daquele relacionamento: os casais felizes se voltavam muito um para o outro, enquanto os casais infelizes tendiam a não se voltar. E, seis anos depois, quando acompanhamos nossos casais que tinham ficado 24 horas nos apartamentos em nosso laboratório e analisamos nossos dados, descobrimos uma divergência acentuada: os "mestres" do amor – os casais que permaneceram juntos e continuavam felizes e estáveis – tinham se voltado para as tentativas de conexão do outro 86% das vezes. Nos casais com problemas, foi apenas 33% das vezes.[1]

Por que isso era tão importante? Porque as tentativas de conexão em que os casais se voltaram um para o outro são como dinheiro na conta bancária de um relacionamento. Começamos denominando as respostas que dão um ao outro como "a conta bancária emocional". Cada vez que notam e se voltam para o outro em uma tentativa de conexão – mesmo as mais sutis e especialmente as negativas – é como se estivessem colocando uma moeda nesse porquinho metafórico. Os casais que se voltam muito um para o outro têm um fundo repleto de boa vontade, conexão e afeição para sacar dessa poupança quando se encontrarem em momentos de atrito sobre coisas como o jantar, plantas em vasos ou vinho barato até questões de cuidado e justiça, lar e permanência, aceitação e respeito. Em contrapartida, os casais que apresentam um padrão de afastamento ou de voltar-se contra já estarão no vermelho nessa conta bancária. Isso significa que, quando chegarem a um momento de conflito, haverá pouca ou nenhuma boa vontade e afeição para lançar mão e evitar que o conflito se torne grave.

Qualquer discussão pode se transformar em algo desagradável quando não há conexão – quando as tentativas foram rotineiramente perdidas ou ignoradas. É maior a probabilidade de interpretarmos mal um ao outro e presumirmos o pior. Estaremos predispostos a ter uma lente negativa para interpretar nosso par e suas ações, em vez de dar ao outro o benefício da dúvida. Temos mais probabilidade de recorrer aos Quatro Cavaleiros (crítica, desprezo, atitude defensiva e obstrução) quando a conta bancária emocional foi drenada.

Se ultimamente os conflitos têm aumentado ou piorado para você e seu par, vale a pena se perguntarem:

- Como têm sido recebidas suas tentativas recentes de conexão?
- Você tem respondido às tentativas de conexão do seu par?
- Ultimamente tem havido um padrão de afastamento ou mesmo de voltar-se contra?
- Quão "cheia" está sua conta bancária emocional neste momento? Para avaliar, pergunte-se até que ponto as seguintes afirmações são verdadeiras:
  - Estou ansioso para passar um tempo com meu parceiro hoje.
  - Há um humor compartilhado entre nós – quando passamos um tempo juntos, nos divertimos.
  - Tenho noção do que está acontecendo com meu parceiro nesta semana – com o que está estressado ou do que está sentindo orgulho.
  - Quando olho para meu par, sinto-me grato pela sua presença e pelo que contribui para nosso relacionamento e nossa casa.
  - Quando acordo pela manhã tenho um sentimento de "nós"; mesmo que tenhamos um dia muito cheio, sinto-me apoiado, e ele tem meu apoio. Não acordo me sentindo sozinho.

- Se você respondeu "não muito" a qualquer das afirmações anteriores, sua conta bancária emocional pode estar um pouco baixa; se nenhuma das anteriores parece muito verdadeira, então talvez ela esteja gravemente no vermelho. O que nos leva de volta ao início dessa lista: *tentativas de conexão*. Talvez esteja na hora de vocês fazerem o esforço de se voltarem um para o outro muito mais, de pequenas maneiras, todos os dias, para reabastecer essa conta.

Se atualmente você não está recebendo nota 10 nas tentativas de conexão em sua própria autoavaliação, saiba que não está sozinho. Por favor, não se martirize. Vamos examinar as probabilidades contra você. Quais são as chances de que vocês estejam emocionalmente disponíveis para se conectarem no mesmo momento – em outras palavras, que um de vocês faça uma tentativa e o outro esteja aberto e disponível para recebê-la? Alerta de *spoiler*: a matemática não está a nosso favor aqui. Mesmo que você esteja emocionalmente disponível para se conectar aproximadamente 50% das vezes e que seu par esteja disponível para se conectar aproximadamente na mesma proporção, as chances de as disponibilidades dos dois se sobreporem é 0,50 vezes 0,50 ou 0,25. Assim, as chances de que suas disponibilidades se sobreponham é de apenas 25%.[2] Isso significa que 75% das vezes sua disponibilidade e a do seu par estarão desencontradas. Por isso, se vocês deixarem as coisas ao acaso e não se voltarem intencionalmente um para o outro, as probabilidades de magicamente se encontrarem ao mesmo tempo em um momento de abertura e disponibilidade são muito reduzidas.

Portanto, antes de abordarmos as estratégias específicas para os conflitos na próxima seção do livro, sua primeira missão será esta: *voltar-se para seu par*. Nossas vidas nem sempre estão configuradas para que isso seja fácil. Temos muitas pressões – demandas profissionais, filhos, família estendida, tarefas urgentes, toda aquela logística interminável da vida –, e essas pressões são reais. Em um estudo observacional inovador coordenado pelo Sloan Center, na UCLA, os pesquisadores descobriram que casais em que ambos trabalham, com filhos, falavam entre si, cara a cara, por apenas *35 minutos por semana*, em média.[3] Isso não é muito tempo! Precisamos ser intencionais quanto a isso: largar o telefone, fechar a janela dos *e-mails*, guardar o livro ou o *briefing* urgente que estamos lendo, fazer uma pausa na lavagem da louça ou da roupa. Muitas coisas parecem, no momento, mais urgentes do que falar com seu par sobre o pássaro que ele acabou de ver pela janela ou parar para perguntar por que ele está estressado. Mas, a longo prazo, elas não são. Décadas de dados apoiam esta afirmação: essas oportunidades fugazes de conexão que se apresentam ao longo de todo o dia têm um poder enorme de influenciar o desdobramento futuro do nosso relacionamento.[4] Elas não só nos mantêm conectados como também constroem confiança. E, no conflito, estamos sempre perguntando: *posso confiar em você?*

- Posso confiar que você terá meus interesses em mente?
- Posso confiar que você será gentil comigo neste momento?
- Posso confiar que você me tratará com respeito durante esta conversa?
- Posso confiar que você formará um time comigo, mesmo que estejamos discordando?

As respostas a essas perguntas são importantes, independentemente de o conflito ser *solucionável* ou *perpétuo*.

Os dois tipos de conflitos: solucionáveis e perpétuos

Como mencionamos na introdução deste livro, todos os nossos conflitos se encaixam em duas categorias: solucionáveis ou perpétuos. Nossos conflitos solucionáveis, como o nome diz, têm solução. Eles podem ser resolvidos. Isso não significa que sempre sejam *fáceis* de resolver – falaremos mais sobre isso em seguida. Mas, fundamentalmente, eles são problemas com solução e, depois de consertados, provavelmente não surgirão novamente.

Nossos problemas perpétuos, por sua vez, não vão a lugar algum. São conflitos que nunca resolveremos, ou seja, teremos que conviver e administrá-los durante toda a nossa vida em comum. Embora os pontos específicos do conflito perpétuo sejam diferentes para cada casal, todos os casais os têm. E, para todos os casais, eles representam a vasta maioria dos conflitos.

Quando trouxemos casais para o Laboratório do Amor para observar suas interações e suas discussões, e depois os acompanhamos a cada dois anos durante duas décadas, vimos que eles estavam chegando ao laboratório ano após ano *discutindo sobre as mesmas coisas*[5] repetidamente. Observamos um casal no laboratório discutindo sobre, digamos, sua vida social e a frequência com que saíam com os amigos ou ficavam em casa. Um deles adorava encontrar os amigos e se sentia feliz e energizado quando se conectava com a comunidade; o outro sentia falta de um momento tranquilo apenas dos dois e se sentia ignorado e estranho nas festas. Quando trouxemos o casal de volta, isso ainda era um ponto de discórdia! Seis anos depois, ainda estavam discutindo se iriam a uma festa em uma noite de sexta-feira. As únicas coisas que haviam mudado eram suas roupas e os cortes de cabelo.

Por que esse é um problema perpétuo para esse casal? Porque ficar girando em torno da decisão de aceitar ou recusar um simples convite para uma festa é toda uma outra questão que tem a ver com as diferenças de personalidade entre eles (um extrovertido e um introvertido), suas necessidades diferentes dentro do relacionamento e as prioridades de como querem passar seu tempo. Esse conflito está destinado a separá-los? De forma alguma. Mas essa é uma área em que eles diferem significativamente, e por isso precisarão, repetidamente no curso de suas vidas, descobrir maneiras de abordar o conflito, de expressar suas necessidades, criar compromissos e, em certa medida, aceitar suas diferenças.

Lembre-se de que 69% de nossos conflitos se encaixam na categoria de "perpétuos" – isso é muito conflito para se conviver! Mas isto é o que os mestres do amor entendem: o conflito perpétuo é inevitável em qualquer relacionamento. Quando escolhemos alguém para a vida, além de escolher alguém que amamos, estamos escolhendo um conjunto de conflitos para sempre, pontos de atrito que sempre ficarão acalorados de tempos em tempos e talvez algumas vezes iniciem um pequeno incêndio. Não há relacionamentos mágicos livres de conflitos – isso simplesmente não existe. O objetivo, então, é viver *bem* com esses pontos de conflito – aceitar que eles existem e abordá-los com compaixão e curiosidade, e não com defensividade e crítica.

Então, que tipos de conflitos tendem a ser solucionáveis, e quais são perpétuos?

Isso depende. Para determinado casal, um tema – desde finanças até as tarefas domésticas, parentalidade ou como carregar a máquina de lavar louça – pode ser solucionável ou perpétuo. A pergunta é: o problema está limitado a esse cenário? Ou está associado a um conflito mais profundo, que ecoou em outras discussões e que se conecta com uma diferença fundamental subjacente entre vocês dois em suas personalidades, seus valores e prioridades, suas crenças sobre "como as coisas devem ser"?

Muitas vezes, uma discussão sobre como colocar os garfos na lavadora de pratos é apenas uma briga sobre os garfos! Vocês dois estão irritados, não têm se conectado muito ultimamente, e alguma coisa boba desencadeia uma discussão. Isso acontece. Mas, se vocês se flagrarem gritando um com o outro sobre as prateleiras das xícaras e pratos e os talheres ("Você nunca me escuta! É sempre do seu jeito, senão rua!"), então podem precisar ter uma conversa sobre controle e influência no relacionamento. Se vocês estão discutindo sobre o modelo de carro que devem comprar a seguir, esse pode ser um problema solucionável com uma decisão fácil de alcançar... ou pode dar início à III Guerra Mundial, com as diferenças de classe provocando conflitos sobre como vocês querem se apresentar ao mundo agora (por exemplo, carro que você é visto dirigindo).

Agora pense na última discussão (ou duas ou três) que vocês tiveram.

Em que categoria se enquadram esses conflitos?

Se eles eram perpétuos: qual poderia ser a questão ou questões subjacentes? É algo que já veio à tona, de uma forma ou de outra, em outros conflitos? Talvez haja necessidades não satisfeitas ou objetivos frustrados à espreita; talvez você ache que a vida deve ser abordada de uma maneira sobre a qual vocês não estão alinhados atualmente. (Não se preocupe em discutir o tema com seu par neste momento – não queremos que vocês discutam antes de terem recebido novas ferramentas para ajudá-los a falar sobre o problema com calma.)

E se eles estivessem na categoria dos "solucionáveis": como seriam essas discussões? Mesmo os conflitos solucionáveis podem ser muito ruins, especialmente quando cometemos alguns erros comuns. Vocês foram capazes de chegar a uma solução ou acordo, ou ficaram emperrados? Não faz mal que tenham ficado! Isso é comum.

Em última análise, independentemente de seu conflito ser solucionável ou perpétuo, ainda existe *um* fator unificador para que esse conflito se torne prejudicial.

O denominador comum em conflitos que dão errado

Todos os conflitos que dão errado têm um aspecto importante em comum: **ignorarmos as emoções negativas do outro.**

Nossa reação automática a emoções fortes dirigidas a nós geralmente é minimizar, invalidar, ignorar. Mas, se não tivermos a habilidade de ouvir as emoções do nosso par sem uma atitude defensiva, o conflito se intensificará – independentemente de o problema ser solucionável ou perpétuo. Quando as emoções negativas não são ouvidas, elas se intensificam porque não conseguimos obter a atenção do outro. Por isso escalamos. Ficamos inundados. Os Quatro Cavaleiros aparecem. Acabamos em um conflito que é difícil de reparar ou do qual se curar.

O que causa a escalada?

A emoção negativa é expressa ("Estou muito triste porque você esqueceu do meu aniversário")

O parceiro responde minimizando ou ignorando ("Nós comemoramos na semana passada; não é um grande problema")

A emoção se intensifica

Inundação provável

Os Quatro Cavaleiros entram em ação (atitude defensiva, crítica, desprezo, obstrução)

Escalada

Danos

Em relação a solucionável *versus* perpétuo: quando se trata de *discutir da forma certa*, não importa muito o tipo de discussão que você está tendo. Os problemas perpétuos terão essa qualidade existencial e podem parecer muito "maiores", mas os problemas solucionáveis ainda precisam das nossas melhores habilidades de gestão de conflitos para serem resolvidos com sucesso. Usaremos as mesmas estratégias para discutir com bondade e garantir que todos sejam ouvidos. Entretanto, ser capaz de identificar qual é o tipo de discussão ajudará você a esclarecer seu objetivo. Vocês estão trabalhando para a solução de um problema isolado? Ou estão trabalhando para entender melhor um ao outro e gerir o ponto de conflito entre vocês dois a longo prazo? Um dos maiores equívocos sobre conflito que vemos entre os casais é essa crença persistente e generalizada de que *todos os conflitos devem ser resolvidos*, ou então há algo errado com o relacionamento. Isso é puro mito! Não leve em consideração. A maioria dos seus conflitos nunca será completamente resolvida, e tudo bem. Na verdade, isso é bom – normal e saudável!

Entretanto, quando as causas subjacentes não são abordadas, os problemas perpétuos podem se tornar um ponto de discórdia entre os casais. Se nossas discussões por causa de problemas perpétuos se tornarem tão repetitivas e improdutivas que já não conseguimos nos abrir um com o outro ou fazer qualquer progresso no sentido da resolução ou do compromisso, podemos acabar em *impasse*, que não é um bom lugar para estar.

Impasse: o que é e como podemos sair dele?

É assim que se apresenta um impasse:

A mesma discussão, repetidamente – e uma sensação horrível. A afeição, o calor e o humor desapareceram; os Quatro Cavaleiros aparecem cada vez mais.

Vocês estão profundamente entrincheirados em suas posições. Parece que não fazem nenhum progresso no sentido do compromisso ou da resolução. Sentem que não conseguem chegar a um acordo: se você der a mão, seu par vai querer o braço. (Provavelmente, ele sente o mesmo.)

Vocês acabam magoados e frustrados cada vez que discutem o problema.

Vocês estão se tornando cada vez mais polarizados – quanto mais discutem, mais você sente que tem que defender agressivamente a sua posição (e vice-versa). Como acontece com aqueles brinquedos de armadilha de dedo, que apertam cada vez mais o dedo, quanto mais cada um puxa, mais presos vocês ficam.

Você se sente rejeitado.

Vocês estão ficando cada vez mais desconectados.

No impasse, nos tornamos completamente fechados um com o outro. Não há escuta, não há abertura, não há colaboração, não há entendimento. Podemos ficar tão desgastados pelo conflito repetitivo que já nem sequer demonstramos muita emoção. Depois de ter a mesma discussão uma dúzia, uma centena, um milhão (é o que parece!) de vezes, toda a emoção – o calor, a paixão, até a raiva – foi drenada. Xingamos um ao outro em nossas mentes: *Você é tão egoísta. Tão teimoso. Não há argumentos com você. Nunca vamos resolver isso.* As discussões que estão em um impasse podem acabar com uma das partes dizendo, sem esperança, "Não quero mais falar sobre isso". Já passamos por isso tantas vezes que queremos desistir. Quando falamos em *impasse*, em geral estamos falando sobre uma área problemática em particular – nesse sentido, é diferente do estilo de conflito "hostil". Em uma dinâmica hostil, essa hostilidade se apoderou de todas as interações conflituosas de um casal: em qualquer situação em que existe um atrito ou discordância, a hostilidade vem à tona. Mas qualquer estilo de conflito pode chegar a um impasse em torno de um tema específico. Então, quais são os temas quentes em que tendemos a ficar em impasse?

Absolutamente *qualquer coisa*.

Podemos acabar em impasse sobre temas que, para quem observa de fora, podem parecer triviais, até infantis. Ao observar duas pessoas em um impasse conversando sobre o conflito, talvez você pense: *Bem, posso pensar em meia dúzia de soluções potenciais para o problema deles – por que eles não conseguem trabalhar em conjunto e descobrir algo para experimentar?* Mas, dentro do impasse, isso parece impossível. E é por isso, como ocorre com todos os problemas perpétuos, que o conflito com impasse é sobre algo muito mais profundo do que o assunto em questão.

O que descobrimos é que quase todos os conflitos com impasse na verdade são sobre *sonhos não realizados*. Todos nós temos esperanças e sonhos de como queremos que nossas vidas se desenrolem. Algumas vezes, expressamos esses sonhos para nossos parceiros – mas boa parte do tempo não o fazemos. Talvez nem sequer os tenhamos expressado para nós mesmos. Talvez eles tenham assumido uma forma mais latente – um impulso, uma dor, um desejo, um sentimento de falta de algo importante.

Vejamos Amy e Matthew, um casal asiático-americano que vive perto de San Francisco, nos Estados Unidos. Eles têm dois filhos pequenos e já não têm espaço no pequeno chalé que alugam desde antes de se casarem. Há muito tempo querem comprar uma casa com mais espaço para as crianças, mas a região é cara, e até agora não tiveram condições financeiras. Eles conversam muito sobre como evoluir em suas respectivas carreiras – Amy atualmente está trabalhando em meio expediente como redatora para uma organização local sem fins lucrativos; Matthew é *designer* de experiência do usuário em uma grande empresa de mídia social. Amy, que passou a trabalhar em tempo parcial quando os filhos nasceram, está interessada em trabalhar em tempo integral, enquanto Matthew está tentando progredir internamente para se tornar gerente de projeto. Ambos se preocupam com a questão financeira: conseguir pagar os empréstimos estudantis, comprar uma casa, pagar a universidade para os filhos. Por isso, quando surge uma ótima oportunidade de trabalho para Matthew, oferecendo um aumento de 30% no salário e a mudança de função que ele está procurando, a decisão parece óbvia. Apenas um problema: o trabalho é em uma empresa de tecnologia em Seattle, por isso a família teria que se mudar, e logo. Eles lhe deram duas semanas para decidir.

A conversa entre Amy e Matthew sobre aceitar ou não o emprego começa bem – e então degenera. Eles começaram colocando os números em uma planilha: custo de vida, custo da mudança, o aumento salarial, imediatamente e ao longo do tempo. Mas o quadro financeiro não é claro: fazer uma mudança é uma despesa enorme, e o custo de vida em Seattle não é menor do que onde eles estão. Eles continuarão sem dinheiro para comprar uma casa.

"Mas *com o tempo* teremos, se eu aceitar o emprego", insiste Matt. "Com certeza, no primeiro ano meu aumento será absorvido pelas despesas com a mudança. Mas depois começaremos a progredir."

"Mas isso realmente vale a pena? Passar por todo o estresse da mudança, tirar as crianças da escola, só para ter as mesmas dificuldades financeiras que temos aqui?"

"Estou lhe dizendo, vai valer a pena a longo prazo."

"Bem, e se não valer? E se usarmos outros 10 mil dólares no cartão de crédito para nos mudarmos e alugarmos uma casa nova e nunca conseguirmos pagar, como tudo mais que dizemos que iremos pagar? Não podemos continuar fazendo isso."

"Amy, a forma de sairmos das dívidas é *ganhando mais dinheiro*." Matt está ficando mais intransigente. "Isso não é álgebra avançada."

"Sabe o que mais, se você fosse melhor em matemática, talvez não estivéssemos nessa situação!"

A essa altura, Amy está em lágrimas.

O problema é que eles estão tentando discutir a questão como se fosse um problema de dinheiro. Mas é sobre muito mais do que isso, e nenhum dos dois está admitindo – ou mesmo percebendo – esse fato.

Por trás de seus protestos sobre o quanto custará a mudança, Amy está assustada por perder a comunidade que eles construíram em seu bairro atual – amigos, escolas, redes de apoio. Com seu filho menor prestes a fazer 3 anos e ficar mais independente, ela está conseguindo ter um pouco mais de liberdade, tem saído com as amigas e se reconectado. Ela sente que *recém* está recuperando sua vida – e agora Matt quer que ela abra mão disso e construa tudo de novo. Ela tinha uma visão de uma vida *aqui*. Vale a pena abrir mão dessa vida por um emprego?

Matt, enquanto isso, passou os últimos anos sendo preterido nas promoções. Parece que ninguém em seu emprego atual reconhece seu valor. Recentemente, seu supervisor o desencorajou até mesmo de se candidatar a uma vaga de gerente de projeto no seu departamento. Esse emprego parece um beco sem saída – e isso o tem afetado, fazendo com que *ele* se sinta um beco sem saída. Quando foi à entrevista para o emprego novo, a equipe ficou entusiasmada com a sua contratação: eles reconheceram suas habilidades e experiência. Foi incrível ser valorizado e ter seu potencial reconhecido. Matt tinha a visão de uma carreira em que pudesse progredir, crescer, fazer um trabalho que lhe trouxesse alegria. Vale a pena deixar passar essa oportunidade rara para continuar em uma cidade cara, onde eles continuam a ter dificuldades? Mas essas questões mais profundas são invisíveis. Em contrapartida, sua discussão sobre as "finanças" se renova diariamente, ficando cada vez mais amarga à medida que se aproxima o prazo para Matt tomar a decisão.

Eles poderão sair do impasse? *Sim*. Mesmo um impasse mais arraigado pode ser superado. Mas temos que ser capazes de explorar os problemas mais profundos, abaixo da superfície desse impasse. Temos que ser capazes de partilhar um com o outro esses sonhos de vida muito pessoais e significativos. Só então podemos começar a procurar um caminho que contemple esses sonhos. Quanto ao casal que mencionamos, pode ser que eles acabem se mudando para assumir esse novo emprego, ou talvez permaneçam onde estão enquanto Matt procura outras oportunidades ali mesmo. Não há uma única resposta certa. Mas a resposta certa *para eles* só emergirá quando realmente começarem a conversar sobre a visão que cada um tem para a vida que querem e como isso está se mostrando nesse conflito.

Quando vemos casais em impasses, passamos diretamente para os sonhos o mais rápido possível. Qual é a necessidade fundamental que não está sendo satisfeita? O sonho que não é correspondido? E por que isso é tão central para seu senso de identidade?

Se você nos perguntasse "sobre o que discutimos?", esta é a única resposta que poderia incluir todos os nossos conflitos perpétuos em um único pacote: *sonhos*. E é por isso que todos os nossos modelos de conflito nos conduzirão através dos "sonhos dentro do conflito" antes de avançarmos para qualquer tipo de resolução ou compromisso – temos que fazer isso primeiro.

Quando impasse significa o fim do caminho

A maioria dos casais que participam dos nossos *workshops* – mesmo os mais estressados – é capaz de fazer progressos importantes usando o modelo de conflito que este livro apresenta. Mas, algumas vezes, o sonho de uma pessoa é o pesadelo da outra – como quando uma delas quer filhos, e a outra não. Em uma situação como essa, é possível que você se encontre diante do fim de um relacionamento. Mas, ainda nessa circunstância dolorosa, passar pelo processo do conflito pode ser esclarecedor e curativo para o casal – que vai entender por que está se separando, e que ninguém é culpado.

Muito antes de conhecer Julie, John já tinha se casado uma vez. Em seu casamento anterior, seu sonho era ser pai. Sua esposa também tinha um sonho: nunca ser mãe. Mas aquele era um sonho que ela não tinha identificado plenamente, nem dentro de si mesma. Eles estavam tentando ter um bebê e lidaram com a infertilidade durante muito tempo. Por fim, consultaram um especialista em fertilidade que identificou o problema – endometriose, o que geralmente é tratável – e disse: "Posso ajudá-la a engravidar em seis meses!".

John saiu da consulta absolutamente eufórico.

Ela saiu profundamente deprimida.

Depois de uma discussão acalorada sobre como, se e quando prosseguir com o tratamento, eles finalmente tiveram uma conversa sobre suas respectivas visões de vida, e tudo veio à tona: John desejava profundamente ser pai, e ela desejava profundamente não ser mãe. Ela tinha outros objetivos para sua vida, uma visão diferente do futuro, e ter um bebê significaria abrir mão disso. Por algum tempo, John tentou se adaptar ao sonho dela – ele tentava pensar: *Talvez não precisemos de filhos para sermos felizes*. Mas, na verdade, ele precisava. Para esse conflito, não havia solução ou meio-termo possível, e ninguém tinha culpa.

Se você perceber que os sonhos de vocês dois podem estar em oposição, saiba disto: na maioria das vezes, os sonhos de ambos podem ser conciliados, mesmo que não pareça possível no momento. Se vocês estão no começo da jornada do seu conflito, então estejam abertos à possibilidade de que, à medida que avançarem nos próximos capítulos, novos caminhos podem se abrir – caminhos que não conseguem vislumbrar agora, do lugar onde se encontram. E se vocês realmente progredirem no modelo do conflito e descobrirem que, de fato, estão em uma situação como a de John, descrita anteriormente, esperamos que, ao seguirem esse mapa do caminho, sejam capazes de encerrar esse relacionamento com compaixão e compreensão, em vez de mágoa e insultos.

Em nossa longa história de trabalho com casais, encontramos apenas três "fatores de ruptura" nesse quesito que os casais não conseguem (ou não devem) superar:

FATOR DE RUPTURA Nº 1

Abuso

O abuso de um dos parceiros em relação ao outro é um fator de ruptura. No entanto, até 50% dos casais que procuram terapia já experimentaram algum grau de violência durante um conflito, e isso nem sempre é um fator de ruptura. Vamos examinar a diferença.

As pesquisas (tanto nossas quanto de outros) identificaram dois tipos de violência doméstica: *situacional e caracterológica*. A violência doméstica (VD) situacional ocorre quando uma discussão sai do controle: você vê o agravamento, seguido pelos Quatro Cavaleiros, culminando em violência leve, como tapas ou empurrões. Ambas as partes participam, os dois se sentem muito mal depois disso e querem parar. Nos Estados Unidos, a vasta maioria das situações de VD – 80%[6] – é situacional: limitada a incidentes específicos que saem do controle, não representando um padrão de dominação ou controle de um dos parceiros sobre o outro. A VD situacional pode ser superada com *treinamento e apoio*: em um estudo de 20 semanas com casais com VD leve,[7] descobrimos que o ensino de técnicas de gerenciamento de conflito, autoapaziguamento para a inundação com o apoio de um dispositivo de *feedback* e estratégias para aumentar a amizade e a intimidade *eliminou* a VD situacional. Mesmo em um acompanhamento de 18 meses, os casais do estudo continuavam a abordar o conflito com mais calma, sem recorrência de VD. Se violência doméstica é algo que vocês já vivenciaram, procurem um profissional treinado para orientação e apoio.

Violência *caracterológica* é outra história. Nesse tipo de VD, um dos parceiros é o perpetrador, e o outro é a vítima. Em 85% das vezes, a vítima é uma mulher. Nossa pesquisa identificou dois tipos de perpetradores com VD caracterológica: *pitbulls* e "cobras". Os *pitbulls* são ciumentos e possessivos, temem o abandono e tendem a isolar seus pares dos amigos e da família. Os perpetradores cobras, por sua vez, são imprevisíveis, erráticos e explosivos e atacam subitamente. Nenhum dos dois tipos assumirá a responsabilidade pela violência; em vez disso, culparão a vítima como causadora do seu comportamento.[8]

Não existe um tratamento efetivo para VD caracterológica. Se você está passando por isso, saia do relacionamento.*

FATOR DE RUPTURA Nº 2

Recusa em buscar ajuda para dependência química

Segundo o Departamento de Saúde e Serviços Humanos dos Estados Unidos, cerca de 40 milhões de indivíduos no país lutam com um transtorno por uso de substâncias.[9] E isso é um transtorno, não uma falha moral. E a recuperação é absolutamente possível; existem muitos terapeutas treinados para ajudar casais no processo de recuperação. Pode ser longo o caminho; os parceiros daqueles que lutam para vencer a dependência precisarão de apoio para cuidarem de si mesmos, curarem-se do trauma e dos efeitos da adição e se reconectarem e reconstruírem a confiança. Com frequência, focamos na criação de novos rituais de conexão para os casais que estão trabalhando para superar problemas com a dependência, já que os antigos rituais de conexão (como, por exemplo, férias ou sair para jantar) podem causar recaídas.

Infelizmente, muitas pessoas nunca procuram tratamento. Em um levantamento,[10] os motivos que as pessoas apresentaram para isso incluíam dificuldade para encontrar o tratamento específico de que precisavam, dificuldade para custear o tratamento e preocupação com o que os outros (sua família, vizinhos e colegas de trabalho) poderiam pensar. Mas a principal razão era que não achavam que precisavam de tratamento. Se a dependência estiver

*N. de E. No Brasil, ligue 180 – Central de Atendimento à Mulher.

causando sofrimento em seu relacionamento, e seu parceiro não puder ou não reconhecer isso para buscar ajuda, pode não haver um caminho a seguir.

Dependência não é um fator de ruptura – muitos casais podem passar por isso em algum momento ou outro. Mas a recusa em tratá-la pode muito bem ser.

FATOR DE RUPTURA Nº 3

Diferenças em relação a ter filhos

A decisão de ter ou não um filho molda a vida de um casal em todos os aspectos. Quando o sonho de uma pessoa é uma vida sem filhos e o da outra é tornar-se pai/mãe, a melhor coisa pode ser se separarem, mesmo que exista muito amor. Os casais podem fazer muitos acordos criativos para acomodar sonhos que, à primeira vista, podem parecer em oposição – falaremos mais sobre isso posteriormente. Mas o sonho de tornar-se pai/mãe (ou não) talvez não seja algo de que você possa abrir mão.

Se esse tem sido um ponto de atrito em seu relacionamento, esperamos que a discussão dos "sonhos dentro do conflito", que apresentaremos na próxima seção do livro, possa ajudar você a ver com mais clareza se existe um caminho a ser seguido ou se a vida que você precisa viver para que se sinta gratificado é muito diferente da que seu par precisa.

Saiba que, para a maioria dos casais, a conversa sobre os "sonhos dentro do conflito" não significa o fim do relacionamento. Vimos que em 87% das vezes, mesmo casais nos impasses mais profundos podem realizar grandes avanços usando o modelo de conflito que apresentaremos na próxima seção do livro, em grande parte porque ele permite desvendar e dar espaço para as necessidades e os sonhos fundamentais de ambos.[11] Se vocês chegaram a este livro com o objetivo de discutir de um jeito melhor, então, independentemente de qual é seu ponto de partida, estamos certos de que este não é o fim do caminho, mas talvez um ponto de virada para um novo caminho.

Os dez mitos principais sobre conflito

Na primeira parte do livro, abordamos "Noções básicas sobre conflito". Examinamos os motivos principais para termos tanto conflito com as pessoas que amamos, de onde se originam nossos estilos de conflito e como isso os molda e sobre o que realmente estamos brigando quando discutimos. Agora passaremos para uma aula mais avançada: como discutir do jeito certo.

Se você e seu par viessem consultar um de nós em uma situação clínica, começaríamos dissipando alguns dos equívocos mais comuns sobre amor e conflito que podem atrapalhar mesmo o mais sólido dos casais. Alguns deles são recapitulações de conceitos importantes que já abordamos aqui, e alguns são novos.

Mito nº 1: Depois que encontrarmos uma solução para o grande conflito deste momento, estaremos prontos – acabaram-se as discussões!

Realidade: A maioria dos conflitos é perpétua. Precisamos aprender a abordar os conflitos de forma diferente, em um nível fundamental, e não apenas como resolver uma determinada discussão.

Mito nº 2: Se existe conflito em nosso relacionamento, não devemos ficar juntos.

Somos bombardeados com versões de contos de fada: *E viveram felizes para sempre.* Nenhuma das histórias que permeiam nossa cultura, desde os livros infantis até as comédias românticas, acaba com *E viveram felizes para sempre, discutindo sobre de quem era a vez de retirar o lixo todas as segundas-feiras pelo resto de suas vidas.* Se isso acontecesse, talvez todos nós estivéssemos melhor!

Realidade: Conflitos são inevitáveis, mesmo para o mais feliz dos casais.

Mito nº 3: Um conflito é um problema que deve ser resolvido.

Nosso ímpeto de resolver problemas é muito poderoso. E sim – um terço de nossos conflitos geralmente tem uma solução! Mas a maioria, não.

Realidade: Gerenciamos a maioria de nossos conflitos por meio do diálogo contínuo – não os resolvemos.

Mito nº 4: Um de nós está certo, e o outro está errado.

Realidade: As experiências e os pontos de vista de ambos são válidos. As realidades de ambos são verdadeiras. O importante é como cada um vê as coisas, como nos sentimos, o que precisamos e se conseguimos ouvir e validar um ao outro. Isso é sempre mais importante do que quem está "certo".

Mito nº 5: Os homens são mais lógicos do que as mulheres; as mulheres são mais emotivas do que os homens.

Essa falácia persiste até hoje, e o estereótipo é prejudicial, limitante e simplesmente não é verdade. Um estudo internacional examinou o que deixava as pessoas emotivas no curso de um dia típico e descobriu que não havia relação alguma com a identidade de gênero – as pessoas eram emotivas em relação às mesmas coisas e com a mesma frequência.[12]

Realidade: Lógica e emoção não têm gênero. Os homens têm emoções e precisam expressá-las, e as mulheres precisam ser ouvidas e levadas a sério quando descrevem a sua realidade.

Mito nº 6: O melhor gerenciamento de conflito é lógico, racional e não emocional.

Apesar de ser uma visão mais comum entre os casais que evitam conflitos, ela também pode se apresentar nos demais casais e frequentemente se torna um problema com a divergência na metaemoção, em que um acha que o objetivo é a lógica, e o outro acha que o objetivo é a conexão ou a expressão.

Realidade: A pesquisa neuropsicológica mostrou que as emoções e o pensamento lógico estão entrelaçados quando se trata de resolução de problemas. Não podemos resolver bem um problema sem as informações derivadas de nossas próprias emoções.[13] Por isso, o melhor gerenciamento de conflito nos permite *entender melhor um ao outro ao ouvir os sentimentos e ideias um do outro.*

Mito nº 7: Emoções negativas são ruins e devem ser evitadas.

Acreditamos que podemos nos livrar das emoções negativas, o que nos deixa impacientes com as emoções negativas do nosso parceiro e também com as nossas. Achamos que a raiva é ruim e que deve ser evitada.

Realidade: Não há nada de errado com a raiva. O que importa é como a raiva é expressa. Nunca devemos expressar raiva por meio do desprezo ou da crítica ao outro.

Mito nº 8: Ninguém pode magoá-lo, a menos que você permita.

Isso surgiu da filosofia da Nova Era, e muitas pessoas acreditam: que você tem (ou deveria ter) 100% de controle sobre suas emoções. Você “escolhe” se sentir magoado por aquele comentário. Você “escolhe” se sentir traído por aquela ação. O apelo é a crença de que suas emoções podem ser controladas e modificadas, especialmente as negativas, e que, se você escolher não se sentir magoado, então ninguém conseguirá magoá-lo. A contrapartida é que você também fica isento de qualquer responsabilidade em relação ao seu par: se você fala algo que ele diz que o magoa, isso é problema dele, e não seu. Mas não é assim que nós humanos funcionamos! As emoções são tão instintivas e primitivas para nós como sentir fome quando não comemos há muitas horas ou estarmos cansados quando não dormimos bem. As emoções estão integradas com nossos cérebros, e, com as condições certas, emoções variadas virão à tona. Se alguém nos disser algo desprezível, provavelmente nos sentiremos magoados e com raiva. Se aniversários significam muito para nós, e nosso par esquece o nosso, provavelmente nos sentiremos magoados. Mas, se quisermos, podemos curar essas mágoas.

Realidade: Podemos magoar e realmente magoamos um ao outro. Todos os casais fazem isso, por melhor que seja seu relacionamento. A diferença entre os casais "mestres" e os "desastres" é que os casais mestres *processam* o que aconteceu e *reparam*. Mais adiante, mostraremos exatamente como fazer isso.

Mito nº 9: Você precisa se amar antes que possa amar outra pessoa.

Ninguém se ama o tempo todo em todos os aspectos. Todos nós temos dúvidas e momentos em que somos autocríticos e sem amor-próprio. Se tivéssemos que ser perfeitamente bons em amar a nós mesmos antes de termos um relacionamento, a maioria de nós *não teria* relacionamentos!

A consequência dessa crença é que, se seu relacionamento fracassar, independentemente do que aconteceu, tudo será culpa sua porque não amou a si mesmo o suficiente – a responsabilidade por qualquer coisa que dê errado é sua. Isso não é verdade! Na maioria dos casos, aquela velha máxima "Quando um não quer, dois não brigam" aplica-se aos nossos relacionamentos e também aos nossos conflitos. O que pode estar errado é que estamos tentando brigar com as ferramentas erradas em vez de usarmos os recursos certos que podem nos ajudar a discutir com calma e gentileza.

Realidade: Todos nós temos vulnerabilidades permanentes – gatilhos, traumas, feridas que talvez nunca curem completamente –, e essas vulnerabilidades podem nos levar a não nos amarmos completamente. Ainda assim, podemos ter um relacionamento para toda a vida. Nosso trabalho é cuidar um do outro, mesmo no conflito, e amar nosso par, mesmo quando ele não consegue se amar.

Mito nº 10: Para sermos "autorizados" a ter necessidades, temos que justificá-las ou explicá-las.

Boa parte do conflito disfuncional tem a ver com essa crença profundamente arraigada de que não temos direito às nossas necessidades. Muitos de nós cresceram em uma cultura em que "necessidade" é um palavrão. Devemos ser independentes, andar com as próprias pernas e não precisar de nada de ninguém, incluindo nosso par. Se tivermos uma necessidade, a única forma de justificá-la é provar o quanto nosso o outro tem sido mau, desse modo criando em nós essa necessidade – a culpa é dele por termos uma necessidade.

Realidade: Os seres humanos são animais de bando. Ao longo de eras, sobrevivemos nos agrupando e nos comunicando para cuidarmos uns dos outros e afastar o perigo. Em outras palavras, somos feitos para ter necessidades, pois nossas necessidades nos unem e nos ajudam a prosperar... *juntos*. Você pode ter necessidades e deve ter necessidades – *sem* justificativas! Mas sua responsabilidade é *comunicá-las*. Uma das principais razões por que os conflitos escalam é que não pedimos o que precisamos. Em vez disso, esperamos que o outro leia nossa mente e magicamente satisfaça nossas necessidades. Ultimamente, não temos encontrado nenhum leitor de mentes, e, até que o encontremos, todos nós devemos expressar nossas necessidades, em alto e bom som.

Chega de mitos ou grandes erros: como discutir do jeito certo

Cometemos muitos erros nos conflitos – devido aos mitos persistentes mencionados, devido às nossas diferentes culturas de conflito e porque "discutir do jeito certo" não é algo sobre o que falamos muito ou que ensinamos as pessoas a fazer. Mas conflito não tem que significar dor e sofrimento – embora nunca possa ser "divertido", ele pode simplesmente se tornar um dos muitos fios em nossas vidas cheias de nuanças e ricamente tramadas, algo que aceitamos como parte inevitável de amar e viver com alguém por muito tempo e algo que sabemos como usar para o *bem*. Mas, para usar nossos pontos de atrito para realmente *conhecermos um ao outro melhor*, temos que parar de cometer os mesmos erros repetidamente e utilizar alguns desvios básicos, mas poderosos.

Por isso, a próxima seção deste livro conduzirá você pela anatomia de um conflito do início ao fim. Seguiremos passo a passo, desde o momento em que o conflito é desencadeado, passando por caminhos obscuros, até suas consequências. Indicaremos cada bifurcação no caminho onde tipicamente *erramos* e mostraremos como mudar de direção para percorrer um caminho melhor. As discussões apresentadas a seguir irão guiá-lo por todos os pontos importantes em um conflito em que você tem o poder de moldar a forma como o conflito se dá e, ao fazer isso, alterar o curso que seu relacionamento tomará no futuro.

Responderemos às perguntas mais prementes dos casais:

- Como levantamos uma questão sem dar início à III Guerra Mundial?
- Quando a conversa está enveredando na direção errada, como a trazemos de volta para o caminho certo?

- Como podemos ser colaborativos durante um conflito quando as tensões e emoções estão à flor da pele?
- Como podemos deixar de lado a atitude defensiva e combativa e explorar as questões mais profundas que estão em jogo?
- Como chegamos a um acordo em que ninguém sinta que está sacrificando demais?
- Como processamos e reparamos as coisas quando um conflito corre mal e nos certificamos de que não voltaremos a repetir os mesmos padrões?

Cada conflito que apresentaremos aqui usará dados do laboratório e de nossas pesquisas recentes, incluindo um estudo internacional com 40 mil casais que se abriram conosco sobre seus conflitos. Cada capítulo apresentará um tipo de "raio x" de um conflito, mostrando as causas subjacentes que não são imediatamente visíveis – mesmo para as pessoas que estão discutindo. Cada um revelará intervenções fundamentais que você tem a possibilidade de aplicar imediatamente com seu par. E cada um apresentará um exemplo real de um casal com que trabalhamos ou de um que generosamente compartilhou suas histórias conosco e que conseguiu transformar seus conflitos de destrutivos em produtivos, do impasse para a abertura e maior proximidade.

Alguns dos conflitos que mostramos nesta seção são intensos – incluindo um dos nossos. São histórias sobre seres humanos reais. Eles cometem erros; eles dizem coisas que magoam, assim como o resto de nós. Mas aqui vai um *spoiler*: todos esses casais são histórias de sucesso.

Agora vamos fazer uma imersão, partindo do momento em que se inicia o conflito.

PARTE 2

Os cinco tipos de discussão que todos têm

DISCUSSÃO Nº 1
O LANÇAMENTO DA BOMBA

Erro: Começar mal

Kristen e Steve estão à beira de um precipício.

Isso não é uma metáfora.

Eles estão em Sedona, no Arizona. O dia está quente, seco e absolutamente lindo. O céu do deserto é de brigadeiro. O caminho rochoso sob seus pés é de uma cor vermelha inacreditável. As falésias, faces rochosas escarpadas que despencam abaixo deles, se impõem, são estriadas, como se as cores do nascer do sol no deserto tivessem sido gravadas na rocha. Kristen está absorvendo tudo, encantada – parece incrível estar ali, só ela e Steve, em meio à natureza, em uma aventura, *finalmente*. Estas são as primeiras férias "só dos adultos" que eles têm há muito, muito tempo. Provavelmente desde que tiveram filhos. E o seu mais velho acabou de fazer 10 anos! Essa viagem já deveria ter sido feita há muito tempo.

A trilha está ficando mais íngreme, mas Kristen sente-se incrível por estar se esforçando fisicamente. Normalmente eles têm que fazer as coisas no ritmo das crianças. Ela olha para trás para certificar-se de que seu marido está acompanhando. Afinal, ele é 15 anos mais velho que ela, mas sempre se manteve ativo e em forma, o que foi uma das primeiras coisas que a atraíram, quando o conheceu como seu cardiologista – seu *médico do coração*, algo com que eles brincavam muito depois que ele sucumbiu a todo aquele flerte sutil e, finalmente, os dois começaram a sair. Ela sobe por uma parte escorregadia do caminho, com pedras soltas se espalhando sob suas botas. Ela está ansiosa para chegar ao topo. O guia de viagem dizia que a vista era incrível lá de cima.

Steve, enquanto isso, está nervoso. Muito nervoso. Eles não veem ninguém nessa trilha desde que dobraram à esquerda naquela bifurcação, algum tempo atrás, e, por um lado, é bom que isso tenha acontecido – a trilha é tão estreita que seria difícil passar por alguém que estivesse descendo. Por outro lado, talvez o fato de não haver mais ninguém nessa trilha signifique que eles são os únicos suficientemente malucos para estar nela. Um passo em falso, e você estaria à beira do precipício, caindo de um lugar muito alto. Quando Kristen lhe mostrou o mapa dessa trilha, pela manhã, não havia informações sobre a topografia que sugerissem que eles estariam caminhando a poucos centímetros da morte certa, o tempo todo. Para começar, ele não gosta muito de fazer trilhas, mas ela estava tão entusiasmada com isso que ele resolveu tentar. Mas isso *não* é o que ele tinha em mente. E agora a trilha está estreitando ainda mais, curvando-se acentuadamente em torno de uma enorme parede rochosa. Kristen escala, provocando uma chuva de pedras que rolam atrás dela, e Steve para. Todo seu corpo está paralisado – essa é uma péssima ideia. Continuar a subir por esse caminho é loucura.

"Querida", ele diz.

Ela se volta e olha para ele, e imediatamente seu rosto fica sombrio. Ela sabe exatamente o que ele vai dizer.

"Acho que não é uma boa ideia."

"Steve, por favor." Seu tom de voz é tenso, irritadiço. "Estamos quase lá. Não seja tolo." Ela se volta para continuar escalando.

Não seja tolo. Ele se irrita. "Não vou seguir adiante", ele diz, tentando manter seu tom de voz equilibrado e calmo – racional. "E também não quero que você vá. Esta trilha é muito perigosa – essa foi uma péssima ideia. Vamos descer."

Kristen olha para o marido – parado ali na trilha, com seu bastão de caminhada e chapéu de abas largas, sua mochila cheia de garrafas d'água e lanches. A raiva e a frustração que ela sente são como uma pressão se formando em seu peito – ela sente como se fosse explodir.

"*É claro* que você não vai", ela diz. Ela está furiosa. "Eu deveria saber que você seria um fracote para fazer uma caminhada comigo. É sempre a mesma história com você – motivos para não fazermos isso, motivos para não fazermos aquilo. E tão condescendente! Você me trata como uma criança. Bem, adivinhe só, eu vou até o topo. Você vem comigo ou vai agir como um covarde, como sempre?"

Ele olha para ela, chocado e com raiva, incapaz de responder.

"Você vai ter vergonha na cara e criar coragem, Steve? Ou vai simplesmente ficar aí parado?"

Ele olha fixamente para sua esposa – passa-se um momento longo e contundente. Então ele se vira e volta a descer pelo caminho escorregadio, pensando: *Se eu cair deste penhasco, ela vai se sentir muito mal.*

Kristen o observa partindo. Ele desaparece em uma curva, deixando-a sozinha no alto do rebordo vermelho. Ela custa a acreditar que ele simplesmente virou as costas e a abandonou ali.

Ela pensa: *Se eu cair deste penhasco, ele vai se sentir muito mal.*

Steve foi embora, por isso ocorre uma breve trégua – mas nenhum dos dois consegue se acalmar. Ambos estão magoados, humilhados e furiosos.

Kristen desce pelo caminho, atrás do marido. Ela tem muito mais a lhe dizer sobre essas férias arruinadas – férias pelas quais esperava há tanto tempo e com tanta ansiedade depois de, como sempre, fazer tudo, todos os dias, por Steve e pelas crianças, nunca nada para ela, e ele não é capaz de fazer essa *única* coisa por ela? Por que ele não pode se mexer um milímetro e sair da sua preciosa pequena zona de conforto? Isso é patético, e ela está prestes a lhe dizer isso. Quando escuta os passos dela atrás de si, ele se vira – ele tem muito a dizer à sua esposa sobre sua imprudência, seu egoísmo e suas acusações desagradáveis. Que tipo de esposa trata seu marido assim? Que tipo de mãe se comporta dessa maneira diante dos seus filhos? Por que ela faz isso? – esta não é a primeira vez que ela o ataca. Ele jamais deveria ter se casado com alguém tão jovem e imatura e está prestes a lhe dizer isso.

A conversa que Kristen e Steve têm na trilha, à beira de um precipício de 300 metros, não corre nada bem. Essa discussão já começou quente e nunca esfria – nem mesmo um pouco.

Eles gritam um com o outro.

Ele ameaça se divorciar.

Ela chora.

Tudo acaba quando ambos se sentem tão inundados e sobrecarregados que não conseguem continuar.

Eles descem e voltam para o hotel em seu carro alugado em meio a um silêncio glacial.

Uma janela de oportunidade estreita e fundamental

180 segundos: esse é o tempo que temos para começar com o pé direito. Depois dessa marca de três minutos, o tom e a trajetória da discussão estarão definidos. As chances de conseguirmos contornar as coisas depois de começar como Kristen fez – chamamos isso de "começo difícil" – são de mínimas a nulas.

Eis como sabemos: quando trouxemos os casais para o Laboratório do Amor e lhes pedimos para realizar uma "tarefa de conflito" – em que lhes pedimos para escolher uma área de discordância constante para discutirem –, codificamos suas palavras, gestos e emoções desde o milissegundo em que a discussão começou. Ao fim de 15 minutos, nós os interrompemos. Notamos imediatamente que as discussões sobre o conflito que começavam negativas tendiam a acabar desse modo, e que isso ocorria independentemente do estilo de conflito. (Lembre-se, não se trata de volatilidade – e sim da proporção entre as interações positivas e negativas.) Mas as nuanças nos dados eram ainda mais fascinantes.

Mapeamos as discussões e criamos um "gráfico de soma cumulativa" – essencialmente, um gráfico Dow Jones, mas para o conflito de um casal em vez de para o mercado de ações.[1] Era um resumo visual da conversa do casal, em que as linhas ascendente e descendente representavam os níveis de mudança de positividade e negatividade durante o curso da discussão. Nossa expectativa era a de que, com as discussões que eram muito negativas e acabavam mal, o casal simplesmente tivesse muita negatividade (como os Quatro Cavaleiros) ao longo de toda a tarefa. Mas esse não foi necessariamente o caso. Mesmo aqueles que começaram de forma difícil – com um grande vale negativo em seu gráfico – com frequência tentavam injetar positividade na sua discussão tentando reparos de vários tipos, assim como os casais que se saíam melhor em geral e acabavam de forma mais positiva. Mas, no gráfico, era possível ver que seu conflito nunca se recuperaria verdadeiramente. Os momentos de positividade no meio da discussão não eram capazes de superar o começo mais ríspido. Quando fizemos o gráfico da soma cumulativa em todas as conversas que observamos, descobrimos que, em *96% das vezes*, o modo como a discussão transcorria durante os três primeiros minutos determinava não só a trajetória da discussão como também a forma como o restante do relacionamento se desenrolaria seis anos mais tarde.[2]

Os dados eram claros: se você começar de forma negativa, será muito difícil reverter. Imagine uma máquina de *pinball* que emperra: você bate naqueles botões com tanta força que os comandos ficam presos. Agora você não está conseguindo fazer as bolas rolarem – ninguém conseguirá comunicar nada. Você pode continuar tentando, mas essa rodada já está perdida.

Além disso, os efeitos em ondas de um começo difícil não param quando essa discussão específica termina – eles se estendem por muito tempo.

Acompanhamos os casais cujas discussões da tarefa sobre conflito tínhamos observado e codificado durante anos após sua visita inicial ao Laboratório do Amor para ver como eles se comportavam com o passar do tempo. Descobrimos, como mencionamos anteriormente, que os casais que iniciaram suas discussões de forma ríspida, com palavras, gestos e emoções negativos, tinham muito mais probabilidade de ter-se divorciado seis anos mais tarde. Quando usamos a codificação SPAFF para predizer se os casais que estudamos permaneceriam juntos ou se divorciariam, descobrimos que também podíamos fazer essa predição, com 90% de precisão, usando apenas os primeiros três minutos. Em outras palavras, se você entrou no Laboratório do Amor e começou uma discussão com seu parceiro, poderíamos interrompê-los exatamente ali – logo após o início da sua discussão – e lhes dizer se vocês estariam felizes juntos seis anos depois, ou se estariam separados. E, em nove de cada dez vezes, estaríamos certos.

Agora, um ponto importante: essas predições foram feitas baseadas em dados, não em profecias. Se olharmos para os padrões de comportamento de um casal e nossa previsão for um desfecho negativo, isso não significa que esse casal está necessariamente condenado! *Comportamentos podem ser mudados*. O fato de esses três primeiros minutos serem tão críticos para o desfecho de uma conversa sobre conflito (e, por fim, do próprio relacionamento) é, na verdade, uma boa notícia, pois nos oferece um ponto de intervenção poderoso. Por isso, vamos examinar o primeiro grande erro no conflito que a maioria dos casais tende a cometer e como podemos revertê-lo.

Erro nº 1 no conflito: O começo difícil

Evidentemente, não estávamos na trilha em Sedona, com Kristen e Steve, observando e codificando-os, como faríamos no Laboratório

– eles nos contaram essa discussão em um consultório confortável, seguros em um sofá, distantes de quedas de 300 metros de altura. Mas eles ainda estavam em uma espécie de precipício – ou pelo menos seu casamento estava. Mesmo meses depois, enquanto descreviam essa discussão, era possível perceber que, emocionalmente, eles estavam mergulhando de novo no assunto. Era como se ainda estivessem naquele penhasco, trocando farpas verbais, começando pela primeira: Kristen havia levantado uma questão com Steve, algo que a incomodava há muito tempo. Mas ela não apenas levantou a questão – ela lançou uma bomba.

Dê uma olhada em mais alguns exemplos dos "lançamentos de bombas" clássicos e veja se algum deles lhe parece familiar:

- Você desce as escadas depois de colocar as crianças na cama, pronta para finalmente relaxar, e vê seu parceiro estendido no sofá, lendo alguma coisa em seu celular, enquanto a pia da cozinha está cheia com a louça suja do jantar. Sua tensão arterial dispara: "*Com licença*, em algum momento você iria levantar e limpar a cozinha como eu lhe pedi? Ou você achou que esses pratos iriam magicamente se lavar sozinhos? Assim como tudo o mais por aqui é feito 'magicamente'?".
- Você chega tarde em casa depois de ter tomado um drinque com seus amigos, e seu celular ficou sem bateria uma hora atrás. Você entra em casa pronto para se desculpar, mas sua esposa está esperando: "Onde diabos você se meteu? Imagino que não lhe ocorreu que eu estaria preocupada, já que ao que parece você não pensa em ninguém, a não ser em si".
- Você é convidada para uma conferência de trabalho e está animada para ir – mas seu parceiro diz que não pode cuidar das crianças, pois tem um prazo importante e também tem compromissos de trabalho. Você diz: "Você sempre acha que seu trabalho é muito mais importante que o meu. O que você acha que ele é, um passatempo? Eu também tenho uma

carreira, você sabe. Bem, estou indo, e você pode se virar com isso".

- Seu parceiro sai do quarto, incomodado: "Estou vendo que você se esqueceu de pagar a conta de água de novo. O que há de errado com você? Tem ideia do quanto a sua desorganização está nos custando?".

O começo difícil é um problema muito comum. Nosso estudo internacional recente com 40 mil casais encontrou que 90% de todos os casais que iniciaram terapia, sejam eles heterossexuais, *gays* ou lésbicas, estavam tendo dificuldades com um começo difícil e os problemas resultantes disso. Era raro ver um casal que *não* estivesse lutando com essa questão.[3]

Começos difíceis têm em comum alguns traços básicos:

1. Iniciamos com crítica.
2. Descrevemos a outra pessoa em vez de nós mesmos.
3. Juntamos outros ressentimentos que temos acumulado – chamamos isso de *jogar tudo na mesa.* ("Você nunca junta suas meias, provavelmente esqueceu de buscar a roupa na lavanderia, nem mesmo me perguntou como foi o *meu* dia, e sabe o que mais, você é horrível na cama!")

Vamos examinar essas três características básicas de um começo difícil e por que elas fazem tanto mal à discussão.

Começo difícil, problema nº 1: Você critica

Críticas nunca são produtivas. O que distingue a crítica de uma queixa produtiva é que ela assume a forma de um ataque ao caráter ou à personalidade do outro. Você não está apontando um problema com a situação; está apontando um problema com *quem ele é* como pessoa.

Esta é a diferença:

Crítica	"Por que você tem que ser tão desleixado? Será que não pode limpar sua bagunça pelo menos uma vez?"
Queixa	"Tem uma pilha de roupas sujas no chão. Você se importaria de juntar antes de irmos para a cama?"

Já dissemos isto antes e diremos novamente: não existe isso de "crítica construtiva". A crítica é sempre destrutiva.

Começo difícil, problema nº 2: Você descreve a outra pessoa em vez de a si mesmo

Muitas vezes, especialmente quando estamos incomodados, nos lançamos em uma discussão *descrevendo a outra pessoa* e tudo o que ela está fazendo de errado. Temos a tendência a iniciar as conversas sobre coisas que estão nos aborrecendo a partir de um pressuposto básico de que *tudo o que estou fazendo faz sentido, e tudo o que você está fazendo está errado!* "Você sempre" e "você nunca" são críticas clássicas aqui, porque *implicam* uma falha de personalidade no outro.

Descrevendo seu par:	"Você sempre deixa as roupas espalhadas por todo o quarto. Por que não pode simplesmente colocar suas roupas no cesto? Isso só leva 10 segundos."
Descrevendo a si mesmo:	"Fico muito estressada quando o quarto está desarrumado. Você poderia tentar lembrar de jogar as coisas no cesto?"

Começo difícil, problema nº 3: Jogar tudo na mesa

Chamamos de *jogar tudo na mesa* porque não abordamos apenas um problema; empilhamos uma série de outras coisas que também nos incomodam. Pensamos: *Ei, já que estamos discutindo, tenho mais algumas coisas para acrescentar!* Muitas vezes, fazemos isso porque queremos "justificar" a nossa raiva, e a questão atual que instiga o problema parece "muito pequena". Podemos também não abordar habitualmente questões menores até que todas elas se somam e nos fazem querer explodir. Mas jogar tudo na mesa nunca leva à resolução efetiva do conflito. Agora, em vez de um problema para resolver ou um prato para lavar, temos uma pilha deles, e por onde começamos? Isso é avassalador.

Jogar tudo na mesa	"Estou vendo que há roupas por todo o quarto de novo – está uma completa bagunça aqui. O carro está um lixo, e você não limpou a garagem no fim de semana passado, como disse que faria. E também esqueceu do Dia dos Namorados! Você nunca pensa em mim!"
Cuide apenas de um único problema!	(E deixe o resto para depois.)

A moral da história é: não acumule queixas e ressentimentos. Resolva-os à medida que forem surgindo. Sentar-se sobre eles é um dos motivos por que acabamos iniciando uma discussão de forma ríspida.

Por que o começo difícil é um erro tão comum

Se lhe perguntássemos agora "qual é a melhor maneira de abordar um problema com seu parceiro?", você não responderia "irromper na sala lançando acusações!". No entanto, é exatamente assim que nos comportamos. Mas vamos analisar alguns dos principais fatores que alimentam nossos começos difíceis.

Estresse

Somos humanos, estamos carregando uma grande carga e, certamente, durante períodos de intenso estresse, vemos mais começos difíceis e seus efeitos cascata. A pandemia foi um exemplo perfeito disso. Os anos iniciais da covid foram uma época de extrema incerteza e volatilidade para todos, e vimos *muito* mais começos difíceis. Com a quarentena, as casas das pessoas se transformaram em uma panela de pressão sem nenhuma válvula de escape, e as discussões eram mais explosivas. Com frequência, os casais se sentiam ansiosos, amedrontados e impotentes e, inadvertidamente, descarregavam ansiedade, medo, frustração e sentimentos pela falta de controle de suas vidas em seus pares e em suas famílias. Períodos de estresse intenso aumentam a liberação de cortisol e adrenalina em nossos corpos, e, quando estamos cognitivamente sobrecarregados com preocupações, isso rapidamente suga nossos recursos mentais, deixando-nos esgotados cognitivamente e menos capazes de uma boa regulação emocional. E acabamos explodindo com a "última gota d'água" – seja ela o que for. O que poderia ter sido "Lavei a louça do jantar todas as noites nesta semana – você poderia assumir esta noite?" de repente se torna "Por que você nunca limpa a droga da cozinha? Você é um preguiçoso!".

Ressentimento

Acumulamos ressentimentos por uma série de incidentes que mantemos guardados, e, finalmente, quando os trazemos à tona, estamos tão zangados e contidos que tudo é expresso com amargura ou sarcasmo. Não pedimos o que precisamos, achando que nosso parceiro já deveria saber o que é e que ele está *optando* por não nos atender. O ressentimento vai crescendo até que explodimos. Veja Kristen, que tinha quase uma tonelada de ressentimentos armazenados no momento em que atacou Steve na caminhada. Ela vinha constantemente colocando os próprios desejos em segundo plano para priorizar as necessidades dos filhos ou os limites do marido. No dia da caminhada, a represa estourou, e tudo veio à tona. Ela não costumava falar com Steve sobre o que precisava, e, quando as necessidades estão represadas por muito tempo, elas se tornam amargas e ácidas e se transformam em ressentimento.

Afastamento

Ou, então, às vezes *realmente* pedimos o que precisamos, e nosso parceiro não é receptivo, afastando-se ou até mesmo voltando-se contra. Aqui, mais uma vez, nossos padrões de tentativa de conexão entram em jogo. Talvez nossas discussões tenham um começo difícil porque já nos aproximamos mais gentilmente repetidas vezes e agora estamos tentando obter atenção de forma nada sutil – com um martelo. Sentimos como se tivéssemos que martelar na sua cabeça para obter uma resposta – e, nessa altura, *qualquer* resposta, mesmo irritada, é melhor do que ser ignorado ou deixado de lado.

Não sabemos fazer de outro jeito

Por fim, alguns de nós nunca aprenderam outra maneira de começar uma discussão sobre um conflito. **O começo difícil é a única maneira de iniciar que conhecemos.** É assim que aprendemos a levantar uma questão, e isso se tornou um hábito arraigado que não sabemos como romper; algumas vezes nem mesmo sabemos que isso precisa ser mudado. Julie pensa em sua mãe como um exemplo de alguém que nunca aprendeu como levantar uma questão sem aspereza, crítica, menosprezo ou acusação. Foi assim que ela aprendeu a interagir com os outros, e isso estava tão arraigado que ela nunca mudou. Quando a mãe de Julie se encontrou com John pela primeira vez, nós a havíamos convidado para jantar em nossa casa, e Julie – sempre preocupada em estar à altura dos padrões impossíveis da sua mãe – fazia uma limpeza de última hora enquanto John descansava em sua cadeira favorita, depois de passar toda a manhã cortando vegetais. Quando sua mãe chegou, Julie estava em cima de um banquinho varrendo o toldo da varanda. Sua mãe, que ainda nem tinha sido apresentada ao novo namorado da filha, entrou na cozinha e disse para John: "Seu preguiçoso, por que você não está lá fora ajudando minha filha a limpar?".

Esse foi um começo difícil. E mesmo John – um pesquisador que estudava a ciência dos relacionamentos – imediatamente ficou na defensiva, saltando e gesticulando para mostrar o jantar que estava em andamento. "Estou preparando o *seu* jantar!", ele disparou em resposta. "O que você acha dessa droga de comida?"

A questão é que **é complicado reagir a um começo difícil de outra maneira que não seja defensivamente**. Quando você começa de forma ríspida, deixa pouco espaço para que seu interlocutor faça alguma outra coisa.

Abrindo a conversa

Temos que dar ao nosso par espaço para se engajar conosco nas questões que estamos levantando, em vez de restringir as opções dele a uma única resposta: *defender-se*. A partir de uma posição de ataque/defesa, não existe comunicação. Não há conexão, não há compreensão, não há movimento de avanço. E geralmente não há positividade, o que, como sabemos agora, precisamos muito no conflito.

Mas como fazemos isso no calor do momento, quando estamos perturbados, quando nosso copo transbordou, quando uma promessa foi quebrada ou um compromisso foi esquecido, quando nos sentimos pressionados ou negligenciados ou sobrecarregados ou com raiva? Quando percebemos, durante nossa pesquisa, que as discussões que começavam de forma difícil raramente se recuperavam e que, com o tempo, esses começos difíceis conduziam principalmente a relacionamentos não saudáveis, sabíamos que tínhamos que criar uma intervenção prática para mudar os começos difíceis para "começos suaves". Tínhamos que dar aos casais um guia claro para os primeiros minutos de uma discussão para que eles pudessem fazer a melhor tentativa possível de um desfecho positivo para seus conflitos – e para seu futuro juntos.

Recorremos à pesquisa de Anatol Rapoport, um acadêmico russo-americano, com doutorado em matemática e um segundo doutorado em psicologia social. Por meio dessa lente do encontro da matemática com o comportamento humano, Rapoport direcionou o foco da sua pesquisa para uma questão urgente e sempre relevante: como as nações fazem as pazes? Esta era uma questão urgente também para nós – como os casais podem fazer as pazes, só que na sua casa, em vez de em um palco mundial? Afinal, existem muitos paralelos entre as nações e os casais e como eles podem se comunicar melhor.

Rapoport estudou diplomatas internacionais e analisou especificamente como os mais bem-sucedidos operavam. Como eles estavam conseguindo se comunicar e colaborar com outras nações – especialmente quando essas outras nações tinham morais culturais diferentes, objetivos e pontos de vista opostos ou mesmo hostilidade em relação a outro país? Rapoport observou e analisou os mestres da diplomacia da forma como John examinaria posteriormente os "mestres do amor" no Laboratório. E o que ele descobriu foi que os negociadores mais bem-sucedidos abordavam um problema ou queixa de uma maneira muito específica:

- Sem culpas
- Sem críticas
- Sem desprezo

Agindo assim, eles neutralizavam a atitude defensiva da outra parte. Suas mensagens eram mais bem recebidas, e sua taxa de sucesso para obter um resultado positivo com a interação era muito mais alta.[4]

Quando voltamos ao Laboratório, vimos que os casais mais bem-sucedidos faziam *exatamente* a mesma coisa que os diplomatas bem-sucedidos: eles apresentavam os problemas sem culpas, críticas ou desprezo. Como? Em vez de se lançarem na discussão do conflito descrevendo um ao outro e tudo o que estavam fazendo de errado – uma abordagem comum quando estamos aborrecidos –, eles a invertiam. Levantavam uma questão falando sobre *eles mesmos* e seus próprios sentimentos – em vez de falarem sobre o mau comportamento e as falhas de caráter um do outro. Depois descreviam o problema ou situação de modo factual e neutro, sem atribuir culpas. E, finalmente, diziam o que precisavam em termos positivos, para que a situação melhorasse. E esta é a fórmula básica para um início bem-sucedido de uma discussão:

Eu sinto x.

O problema é y.

Preciso de z.

Muito simples, mas também muito eficaz – tanto em reuniões de cúpula internacionais quanto nas mesas das cozinhas. Ou em trilhas de caminhadas escaldantes no deserto do Arizona.

No final deste capítulo, guiaremos você com mais detalhes pelas etapas do começo suave, para que saiba exatamente o que fazer – por enquanto, vamos voltar a Kristen e Steve.

Começando com o pé direito: uma trajetória totalmente nova

Para Kristen e Steve, aquele dia no penhasco em Sedona foi o momento em que eles perceberam: precisamos de ajuda. Quando vieram nos ver para uma terapia intensiva, começamos ouvindo sua história pregressa, para que pudéssemos entender melhor o que estava acontecendo e de onde vinha cada um.

Quando Kristen e Steve se conheceram, eles estavam casados com outras pessoas. Os casamentos de ambos estavam passando por fases difíceis, das quais não tinham certeza se conseguiriam sair. Os dois se sentiam sozinhos e desconectados de seus pares e, mesmo que não estivessem procurando um novo relacionamento, sentiram ligação e atração quando se conheceram. Steve era cardiologista. Kristen era sua paciente. Quando inicialmente trocaram os números de telefone, foi por questões profissionais – ele frequentemente dava seu telefone para os pacientes para que pudessem fazer contato em situações de urgência. Ele era um médico dedicado e queria que as pessoas se sentissem cuidadas. Inicialmente, suas trocas de mensagens estavam focadas na saúde de Kristen e depois se transformaram em algo mais. Um flerte sutil.

Ele mandou mensagem perguntando se ela estava cuidando bem do seu coração.

Ela respondeu sugerindo que talvez precisasse marcar uma consulta em seguida para ser examinada.

Para encurtar a história: eles se apaixonaram. Divorciaram-se dos respectivos cônjuges e se casaram.

Kristen, 15 anos mais nova que seu marido, trouxe três filhos pequenos para o casamento; Steve trouxe uma dedicação profunda à sua carreira e uma ética de trabalho que frequentemente o mantinha em sua clínica e afastado da família. Nos anos seguintes, eles tiveram dois filhos. A vida era frenética e ocupada, e, por necessidade, aparentemente, eles assumiram papéis separados: Kristen, a cuidadora em casa, e Steve, o médico dedicado que trabalhava muitas horas. As discussões começaram muito antes das férias para Sedona, e elas sempre pareciam começar de forma horrível, com a frustração reprimida de Kristen explodindo do nada (pelo menos pela perspectiva dele). Sentindo-se emboscado, ele ficava inundado e encerrava a conversa – parecia que não havia outra maneira de lidar com Kristen.

Pela perspectiva de Kristen, ela realmente não conhecia outra forma de se expressar durante uma discussão. Foi criada como filha única de uma mãe solteira que tendia a ser depreciativa e crítica com sua filha. Por isso, em certa medida, esse tipo de abordagem com alguém de quem era íntima tinha sido normalizada. Kristen também descreveu sua mãe como altamente melodramática – tudo era um grande problema, tudo provocava uma enorme reação exagerada, e ela se esforçava ao máximo para que sua filha respondesse e prestasse atenção a ela. Ela dizia constantemente: "Eu posso morrer, e aí você vai se arrepender!". Certa vez, Kristen chegou da escola e encontrou a mãe caída no chão, com sangue por todo lado, aparentemente morta. *Mas era* ketchup, *não sangue*. Sua mãe se levantou e disse: "Quem sabe agora você se dê conta do quanto sou importante para você!".

A essa altura em sua vida, Kristen era altamente reativa a qualquer coisa que cheirasse a melodrama ou reação exagerada. E esse é exatamente o filtro pelo qual ela ouviu seu marido no dia da caminhada. Ela assumiu que ele estava sendo melodramático, criando um problema do nada. E sua recusa em acompanhá-la – *sem qualquer boa razão*, segundo sua perspectiva – dava acesso a um poço profundo de sentimentos de abandono e sonhos frustrados. Ela sempre imaginou seu marido como alguém que sairia para aventuras com ela – um parceiro na exploração do mundo. Quando ele se recusou a pegar sua mão e se juntar a ela nisso, a sensação de rejeição foi enorme.

Steve explicou que, naquele momento na trilha, ele estava sendo tudo, menos dramático – ele realmente se sentia aterrorizado. Parte do motivo para ter-se dedicado à cardiologia era salvar vidas. Ele contou esta história: quando era adolescente, ele viu uma criança cair de um barco e se afogar, bem na sua frente. Ninguém conseguiu salvar o menino, embora muitos tenham tentado. Posteriormente, em sua carreira médica, ele viu muitos pacientes sofrerem um ataque cardíaco repentino e mortal do qual não havia recuperação. Todas essas experiências foram muito chocantes e traumáticas, especialmente a primeira, que testemunhou quando adolescente. Suas experiências incutiram nele a percepção de que a vida era extraordinariamente frágil e poderia ser facilmente aniquilada. Ele sentiu de forma profunda sua própria mortalidade e vulnerabilidade e também a daqueles a quem amava, e preocupava-se constantemente com o momento inócuo que poderia se transformar em uma tragédia. Aprendeu a ser cauteloso e vigilante e a pesar seriamente os riscos e a recompensa. Ele sentia também uma enorme responsabilidade por sua esposa e filhos – *Se algo acontecer comigo*, ele sempre pensava, *eles vão ficar sozinhos, sem suporte financeiro ou familiar*.

Muito bem – há muita coisa acontecendo aqui! Vamos resolver tudo isso em três minutos? É claro que não! Mas o que é maravilhoso é que *não temos que resolver*.

Lembre-se: não estamos aqui para "consertar" nossos problemas perpétuos, e, para esse casal, este é um problema perpétuo. Kristen sempre terá uma necessidade de aventura que envolve correr riscos, e Steve sempre será uma pessoa cautelosa, mais avessa a riscos. Nosso objetivo não é resolver suas diferenças – é conseguir que Kristen e Steve compartilhem abertamente suas esperanças e seus medos e os gatilhos de seus respectivos passados subjacentes a essas diferenças. Depois que entenderem melhor um ao outro, eles serão capazes de encontrar uma forma de ser companheiros na exploração e na aventura – há muitas formas criativas de ter aventuras que não envolvem quedas de 300 metros. Mas tudo isso depende da forma como eles começam sua discussão.

Com Kristen e Steve, a primeira coisa em que trabalhamos foi isto: quando você está desapontado e infeliz e está sentindo algo muito negativo, como expressa isso?

Voltamos ao que ele sentiu na trilha. Ao que ela sentiu na trilha. Conversamos sobre como era importante ouvir e *ser ouvido* – mas, se usarmos crítica e menosprezo para expressarmos nossas necessidades, isso sabota a possibilidade de sermos ouvidos. Kristen tinha um hábito profundamente arraigado de usar a crítica para começar uma discussão; essencialmente, a crítica era sua linguagem. Tivemos que substituir essa linguagem aprendida por uma nova linguagem. Pedimos que os dois reencenassem sua discussão à beira do penhasco e que lembrassem exatamente o que estavam pensando e sentindo – o medo dele, o ressentimento e a raiva dela – mas, desta vez, mesmo com todas essas emoções poderosas em turbilhão, deveriam levantar a questão *sem* desprezo ou crítica, focando nos próprios sentimentos e necessidades.

Kristen respirou fundo.

"Estou muito desapontada porque você não quer subir essa trilha comigo", ela disse ao marido. "Eu estava tão animada para ver o que tinha depois da curva – *com você*. Quero que vivamos aventuras juntos! Isso é muito importante para mim..."

A partir dali, nem tudo foi tão tranquilo assim, mas o começo suave fez uma grande diferença. Isso deu a Steve a opção de responder à sua esposa com curiosidade, em vez de defensividade.

Tudo bem, começamos de forma suave: e agora?

Vamos pausar o caso de Kristen e Steve por um momento e retornar aos diplomatas de Rapoport. Rapoport descobriu que, quando uma das partes levantava uma questão, também era fundamental o papel do receptor. E esse papel era o de ouvir *sem apresentar seu próprio ponto de vista*. E, no Laboratório do Amor, os mestres do amor fizeram exatamente isso.

Como dissemos anteriormente, a maioria das pessoas – independentemente do estilo de conflito – cai na armadilha de se precipitar para a fase de persuasão em uma discussão. Mas os diplomatas mais bem-sucedidos, e os casais mais bem-sucedidos, adiam a persuasão e, em vez disso, concentram-se na compreensão das queixas ou problema da outra pessoa. Essa foi, na verdade, a maior descoberta de Rapoport com os diplomatas. Não se tratava apenas do fato de uma das partes ter levantado a questão gentilmente – a parte que escuta também havia adiado qualquer tentativa de argumentar, debater ou discutir seu ponto de vista até ter demonstrado, primeiro, que entendia a posição do interlocutor. Em vez disso, eles ouviam atentamente, faziam perguntas se havia algo que não tinham entendido e depois resumiam o ponto de vista do outro para se certificar de que tinham entendido a questão.

Bem, é óbvio, você pode estar pensando, *eles são diplomatas – o trabalho deles é ser diplomáticos!* No fim das contas, encontramos exatamente o mesmo padrão de comportamento entre os casais no Laboratório do Amor que tinham relacionamentos satisfatórios a longo prazo. Na tarefa sobre o conflito no Laboratório, depois que um dos parceiros levantava uma questão, a outra pessoa tinha estas atitudes específicas:

1. Ouvia atentamente, sem apresentar sua própria perspectiva, muitas vezes até repetindo partes da história que estava sendo contada (exemplo: "Certo, então você ficou muito desapontada quando lhe mandei mensagem dizendo que eu teria que ficar no trabalho em vez de encontrá-la na festa...").
2. Pedia esclarecimentos ou fazia perguntas abertas para entender melhor a questão ("Por que você acha que se sente triste por isso nessa noite em particular? Em outras situações, não pareceu que isso a chateasse.").
3. Resumia o problema de forma satisfatória para seu par – em outras palavras, se o seu resumo não estava correto, voltava a fazer perguntas para esclarecer ("O que estou entendendo é que você acha que não é uma prioridade para mim porque eu tenho andado muito ocupado no trabalho – é isso?").
4. Por fim, oferecia algumas palavras de validação, tentando se colocar no lugar do outro e mostrando que compreendia e empatizava com seu ponto de vista – *mesmo que não concordasse com a sua posição naquele assunto*. Validação não é o mesmo que concordar. Eles diziam coisas como "Sim, posso entender que você se sinta assim – eu mesmo tive que cancelar muitas coisas ultimamente. Isso faz sentido".

No exemplo apresentado, o casal poderia continuar com uma discussão sobre como equilibrar família e trabalho e as expectativas em torno das responsabilidades financeiras, seu tempo juntos, objetivos na carreira e muito mais. O importante é que essa conversa agora esteja preparada para ser produtiva e *chegar a algum lugar*.

Por isso, independentemente de quem está levantando a questão, vocês dois desempenham um papel. O papel do Parceiro 1 é levantar a questão gentilmente. O papel do Parceiro 2 é ouvir atentamente.

Depois que o Parceiro 2 demonstrou que entende o ponto de vista do Parceiro 1, os dois podem inverter os papéis. O Parceiro 2 agora pode expressar sua posição enquanto o Parceiro 1 escuta e, por sua vez, demonstra compreensão da posição do Parceiro 2. Lembre-se de que, em todos os tipos de conflito, todos nós temos tendência a cometer o erro de nos precipitarmos para a persuasão antes de termos entendido o problema plenamente. Não cometa esse erro. Lembre-se de que, primeiro, é melhor entenderem o ponto de vista um do outro. Neste estágio, o único objetivo é o entendimento. A persuasão vem depois.

O poder do adiamento da persuasão

Com Kristen e Steve, trabalhamos nesses papéis durante uma maratona intensiva de casais, por três dias consecutivos de terapia, de cinco a seis horas por dia. Com Kristen, o objetivo era usar um começo suave quando ela levantava uma questão. E, para Steve, era, nesse momento, não reagir de forma defensiva, como era seu padrão. Em vez disso, ele precisava tentar acompanhar o pensamento de Kristen como se ela fosse uma locomotiva em um comboio: acompanhando atentamente o que ela estava dizendo, em vez de planejar suas contestações. Kristen falava muito rápido e pensava muito rápido, com frequência escorregando para críticas – Julie tinha que interromper repetidamente para lembrá-la de suavizar seu tom no começo da discussão. Na verdade, para os dois, era como se estivessem aprendendo uma língua nova.

É por isso que o começo suave pode ser difícil, por mais simples que pareça – aprender uma língua nova sempre é difícil! A única maneira de fazê-lo é por meio de repetição e *reforço*. Se você utilizar essa língua nova, provavelmente verá o resultado imediato de que seu par está verdadeiramente escutando, em vez de ficar defensivo. Nosso trabalho seguinte com Kristen e Steve foi focar na construção de afeto e admiração. Usamos nossa lista de verificação dos adjetivos positivos e pedimos que eles escolhessem três qualidades da lista que melhor descrevessem seu par.

Kristen examinou a lista:

> Amoroso / sensível / corajoso / inteligente / atencioso / generoso / leal / verdadeiro / forte / enérgico / sensual / decidido / criativo / imaginativo / divertido / atraente / interessante / apoiador / engraçado / cortês / afetuoso / organizado / cheio de recursos / atlético / alegre / coordenado / gracioso / brincalhão / carinhoso / ótimo amigo / estimulante / parcimonioso / tímido / comprometido / envolvido / expressivo / ativo / cuidadoso / reservado / aventureiro / receptivo / confiável / responsável / escrupuloso / cuidador / caloroso / viril / amável / gentil / prático / vigoroso / espirituoso / descontraído / bonito / calmo / animado / ótimo parceiro / ótimo pai / assertivo / protetor / doce / terno / poderoso / flexível / compreensivo / completamente bobo / vulnerável / (preencha o seu!)

Depois disso, ela leu em voz alta para Steve as coisas que admirava nele: *leal, apoiador, confiável.*

Steve escolheu três para Kristen: *vivaz, enérgica, perspicaz.*

Essas qualidades que eles adoravam um no outro estavam, é claro, profundamente entrelaçadas com os aspectos em que eles divergiam e a respeito dos quais viviam um conflito. Mas, nesse momento, pode ser útil lembrar disto: "Estamos entrando em conflito devido às nossas diferenças, mas essas diferenças também são o motivo por que amo você".

Kristen teve dificuldade com essa atividade – desde sua infância, ela não recebia elogios. Eles eram um território estranho e a deixavam ansiosa. Por isso, quando Steve leu as qualidades que via nela, ela lidou com sua ansiedade com uma resposta automática que efetivamente o afastou: ela chamou o marido de mentiroso.

Julie a relembrou: "Isso parece uma crítica, Kristen, essa parece a sua antiga linguagem. Por que você não tenta um começo suave, em vez disso?".

Kristen teve que ir um pouco mais fundo para se descrever em vez de descrever Steve. “Para mim é muito difícil ouvir isso e acreditar em você”, disse ela. “Minha mãe nunca dizia nada gentil sobre mim, a não ser que quisesse me manipular. Por isso é muito difícil para mim acreditar que seus elogios sejam verdadeiros.”

Steve a princípio respondeu duramente ao comentário de Kristen, com um contra-ataque, uma forma de defesa: “Ah, e você espera que eu acredite em você?”, ele respondeu rispidamente, sarcástico. “Se eu sou tão ‘apoiador’, por que você me trata como um m*?”

Pedimos que Steve mencionasse que se sentia defensivo em vez de *ser* defensivo e, em vez disso, dissesse: “Estou me *sentindo* defensivo – você pode dizer isso de outra maneira?”. Era melhor fazer uma reparação como essa e dar a Kristen outra chance do que escalar para uma batalha de ataque/defesa.

E a tarefa de Kristen, se percebesse que tinha dito algo ríspido, era reconhecer que havia feito isso e tentar novamente.

Sua reparação poderia ser assim:

“Ah, não, eu disse isso da forma errada. Posso começar de novo?”

Somos todos humanos; iremos cometer erros. Mesmo quando discutimos do jeito certo, isso pode ficar confuso e emotivo. O objetivo não é ser perfeito, mas, para esses deslizes inevitáveis, faça um reparo rápido e retome o rumo certo. Nós dois também ainda cometemos erros como esses em nossas discussões, mesmo depois de toda essa pesquisa! E, quando o fazemos, nos esforçamos ao máximo para sermos gentis com o outro, concedendo-lhe a oportunidade de começar novamente.

Roteiro para o começo suave

Vamos entrar em mais detalhes sobre os começos suaves. Quando os casais praticam começos suaves para fazer uma queixa, isso faz uma diferença enorme. Lembre-se, 96% das vezes, a forma como você começa uma discussão também prediz a forma como encerrará a discussão e também como seu relacionamento estará daqui a alguns anos.[5]

Com o tempo, os começos positivos o ajudarão a criar mais sucesso e estabilidade em seu relacionamento.

Este é o roteiro básico para ter um começo suave. Você vai adaptá-lo à sua própria situação, mas ainda se manterá dentro desta fórmula essencial:

> "Sinto (emoção) com (situação/problema) e preciso (sua necessidade *positiva*)."

Vamos dar uma olhada em alguns exemplos dessa fórmula em ação.

Começo difícil: "Você gastou demais de novo! Quando é que você vai deixar de ser tão irresponsável com o nosso dinheiro?"

Começo suave: "Sinto-me muito estressado (*o sentimento*) com nosso orçamento neste mês – parece que vamos ficar no vermelho de novo (*a situação*). Podemos sentar juntos e planejar como cortar algumas de nossas despesas (*a necessidade*)?"

Começo difícil: "Você vai sair *de novo*? Ótimo. Vou ficar sentada em casa sozinha outra vez." (*Sarcasticamente*) "Que divertido para mim!"

Começo suave: "Ei, escute. Preciso falar com você sobre algo. Fiquei pensando sobre a semana passada, quando você saiu com os amigos em vez de vir jantar em casa. Sei que falei que não tinha problema, mas, por alguma razão, isso ainda está me chateando. Eu me senti meio que rejeitada e sozinha (*o sentimento*). Talvez seja porque não temos tido muito tempo sozinhos ultimamente (*a situação*). Nesta noite você poderia vir direto para casa após o trabalho? Sinto a sua falta (*a necessidade*)."

Começo difícil: "Não acredito que você combinou de passar o Natal na casa da sua mãe de novo. Você cede a tudo o que ela quer. Acho que nunca vamos passar as festas na casa dos meus pais. Porque a única família que importa é a sua."

Começo suave: "Querido, sinto muito, mas ainda estou muito frustrada (*o sentimento*). Sua mãe nos pressionou para passarmos o Natal com ela de novo (*a situação*). Sinto falta de passar as festas com a minha família (*mais sentimento*). Por favor, você poderia voltar a falar com ela e desistir para que neste ano possamos ir para a casa dos meus pais? Isso faria eu sentir que você realmente me apoia (*a necessidade*)."

É possível ver nos exemplos que, embora o conteúdo, o estilo e o enunciado possam variar, as regras básicas do começo suave permanecem constantes:

1. Descreva a si mesmo e os *seus* sentimentos.
2. Descreva o problema sem criticar ou acusar seu par por isso. Você está falando sobre a *situação*, não sobre ele.
3. Expresse sua necessidade *positiva* – identifique o que seu par pode fazer para ajudar a melhorar essa situação. Você não está se fixando no negativo ou enumerando as formas como ele falhou; está lhe dizendo especificamente como ele pode brilhar para você.

Estas são as três peças de um começo suave de sucesso. Por fim, o que deve ser lembrado é: *não deixe as coisas se acumularem*. **Nada de jogar tudo na mesa!** Isso significa que você não diz ao seu parceiro para se sentar e então joga todos os problemas no colo dele. Concentre-se *nesta situação* apenas, mesmo que o problema seja um padrão que se repete. Nada de "você sempre" ou "você nunca". Essa linguagem também soa como crítica. Isso nunca o levará a lugar algum no conflito.

Agora lembre-se do papel do ouvinte:

Para ser um ótimo ouvinte:

Adie a apresentação da sua perspectiva e apenas ouça.

Se não entender alguma coisa, faça perguntas, mas apenas aquelas que ajudam a aumentar a sua compreensão.

Resuma os sentimentos do seu outro, o problema e suas necessidades de modo a satisfazê-lo.

Ofereça algumas palavras genuínas de validação.

O resultado: os casais que usam começos suaves têm muito mais chance de sucesso em seu relacionamento. E lembre-se de que "sucesso" neste contexto significa não só permanecerem juntos como também experimentar altos níveis de felicidade e satisfação. Dissemos que podíamos predizer, com 90% de precisão, quais casais se divorciariam depois de observarmos uma interação curta – mas note que essa taxa também prevê quem serão os mestres do relacionamento. O começo suave é um indicador poderoso de que um casal será bem-sucedido a longo prazo.

Uma qualidade universal dos mestres do amor: eles começam com gentileza, mesmo que estejam incomodados.

Resolução de problemas para começos suaves

Um começo suave será diferente entre os diferentes estilos de conflito?

Com certeza, mas os princípios básicos permanecem os mesmos. A fórmula não muda – ainda será: *Sinto x com a situação y, e z é o que preciso* –, mas a intensidade do discurso será diferente, dependendo do estilo de conflito com o qual cada um se sente confortável. Uma pessoa volátil terá mais intensidade e mais paixão. Casais evitativos irão minimizar e falar com mais hesitação. E os validadores podem mudar mais rapidamente para o modo de resolução de problemas (às vezes, não é a melhor ideia – falaremos mais sobre isso no próximo capítulo). Portanto:

- **Voláteis**

  Em vez de: "Mas que droga! Você ainda não pagou isso? Não posso acreditar que me casei com a pessoa mais irresponsável do planeta!"

  Começo suave do volátil: Temos contas atrasadas novamente. Preciso desesperadamente que você pague as faturas dentro do prazo, como combinamos! O que podemos fazer?"

- **Evitativos**

  Em vez de: "Hum, aí estão as faturas de novo." Ou não dizem absolutamente nada, mas se sentem estressados e preocupados.

  Começo suave do evitativo: "Estou um pouco nervoso porque as faturas ainda estão aqui. Eu ficaria feliz em pagá-las, se você quiser... ou talvez você possa?"

- **Validadores**

  Em vez de: "Estou vendo que você não pagou as faturas de novo. Você se dá conta de que está destruindo nosso crédito, não é?"

  Começo suave do validador: "Estou frustrado porque as faturas não foram pagas no prazo de novo – isso pode afetar nosso crédito. Da última vez que falamos sobre isso, combinamos que você cuidaria dessas contas e que eu marcaria as consultas médicas, lembra? Quem sabe eu coloco as crianças na cama hoje à noite para que você possa cuidar disso, está bem?"

No caso de uma **divergência no estilo de conflito**, há uma chance maior de sinais perdidos. Uma pessoa evitativa pode perceber o começo volátil como ríspido, mesmo que ele seja suave, devido à intensidade da emoção que está sendo expressa, ainda que as regras do começo suave estejam sendo seguidas. Por isso, o segredo aqui, independentemente do estilo de conflito que cada um de vocês prefere, é examinar atentamente se vocês se sentem defensivos ou atacados e notar: realmente existe desprezo, culpa ou crítica aqui? Você ou seu par podem ter tendência a usar uma linguagem mais emocional, mas, se forem cuidadosos para evitar críticas e culpa, seu começo suave ainda pode funcionar.

Uma última observação: aqueles que estão acostumados a se aproximar de seus pares com um começo difícil às vezes justificarão essa abordagem alegando que estão "apenas sendo honestos" ou "autênticos". Nossa resposta é que não estamos dizendo que você não deve ser honesto. Estamos pedindo que você seja *ainda mais honesto* focando nos *seus* sentimentos, em vez de descrever o que seu par está fazendo de errado. Não apoie sua posição com uma lista de reclamações. Não procure um motivo para que o outro esteja inerentemente errado. E não se concentre em todas as falhas de caráter que ele tem.

E se você estiver pensando "Mas como meu parceiro vai melhorar se eu não lhe disser o que está errado?".

A resposta? Não cabe a você melhorá-lo. Isso é unicamente um trabalho dele. O seu trabalho é ser a melhor versão de si mesmo que *você* pode ser. E, se você for mais gentil, mesmo durante os conflitos, seu par provavelmente também vai cooperar mais. Esta é uma situação em que todos saem ganhando.

Torne mais suave!

Agora é a sua vez de ver se consegue elaborar uma versão mais suave de um começo difícil. Vamos apresentar algumas vinhetas para que você pratique começos suaves. São muitas as respostas certas para elas! Já vimos pessoas encontrarem todos os tipos de alternativas gentis – e tenha em mente que uma pitada de humor pode contribuir muito, contanto que seja genuíno e não sarcástico. Em um de nossos *workshops*, perguntamos aos casais reunidos como eles modificariam esse começo difícil de um cônjuge que quer ter relações sexuais, mas está se sentindo rejeitado pela sua parceira. Ele diz: "Você nunca mais quis me tocar. Acho que você é tão fria quanto a sua mãe".

Um dos participantes do *workshop* ergueu a mão e deu esta sugestão: "Estou muito excitado agora. Acho que vou subir para o quarto e fazer sexo. Você quer vir junto?".

Ok, agora é a sua vez. Sua tarefa é suavizar os começos difíceis a seguir. Descreveremos uma situação e depois lhe daremos a versão do "diabinho assoprando no ouvido" de como você poderia levantar essa questão com seu parceiro, especialmente se você segue a primeira coisa impulsiva que lhe vem à mente. Mas, desta vez, você terá uma chance de fazer uma pausa, refletir e revisar seus pensamentos para um começo mais suave. Como você os reformularia?

Cena: Seu parceiro estaciona na entrada da garagem. Imediatamente você nota um amassado novo no para-choque dianteiro e um grande arranhão na porta. Sua pressão arterial dispara – duas semanas atrás, vocês foram parados por excesso velocidade em uma área escolar, e a multa foi muito alta.

Começo difícil: "Mas que droga é essa? *De novo*? Você tem ideia do quanto a sua direção imprudente vai nos custar?"

Reflexão: Qual é a resposta provável que você receberá diante disso?

Seu começo suave:

____

____

____

Cena: Seu parceiro está ajudando as crianças com o dever de casa enquanto você prepara o jantar. A distância, você pode ouvi-los trabalhando em uma tarefa de matemática – as coisas não estão correndo muito bem. Sua filha está em lágrimas, e seu parceiro está frustrado e ameaça que, se ela não se concentrar, a sessão de ajuda com o dever vai terminar, e se ela for reprovada, vocês não vão se importar.

Começo difícil: "Meu Deus, você está se parecendo com seu pai, horrível. Quer estragar tudo com ela, como seus pais fizeram com você?"

Reflexão: Qual é a resposta provável que você receberá diante disso?

Seu começo suave:

____

____

____

Cena: Seu par tem um dia terrível no escritório e chega em casa muito mal-humorado. A partir daí, ele fica zangado com você a cada dois minutos por causa de coisas triviais, como deixar a porta da geladeira aberta por muito tempo.

Começo difícil: "Por que você está sendo tão mau comigo? Você está um monstro esta noite!"

Reflexão: Qual é a resposta provável que você receberá diante disso?

Seu começo suave:

____

____

____

Se possível, faça esta atividade com seu par e discutam suas respostas – os palpites de ambos sobre as respectivas reações aos começos difíceis para cada exemplo e suas alternativas para começos suaves. Se tiver dificuldade de pensar em formas efetivas de expressar os sentimentos e necessidades, use as duas colunas a seguir como inspiração e escolha ou modifique alguma coisa a partir da coluna *sentimentos* e alguma coisa da coluna *necessidades* para se adequar a cada situação – ou use o formato e a lista para introduzir uma questão real que gostaria de discutir com seu par. Uma versão mais extensa dessas listas está disponível em nosso aplicativo gratuito Gottman Card Decks (em inglês).

EU ME SINTO...	EU PRECISO...
• Abandonado	• ...saber o que você está pensando
• Com medo	• ...ter uma conversa com você
• Apreensivo	• ...que você pergunte sobre o meu dia
• Zangado	• ...que nossos encontros sejam carinhosos e afetivos
• Envergonhado	• ...que você largue o celular quando preciso conversar
• Diminuído	• ...que você me diga que estou bonita(o)
• Traído	• ...saber que você sente orgulho de mim
• Competitivo	• ...de algum tempo em silêncio quando chego em casa
• Em conflito	• ...que você me escute quando estou incomodado(a)
• Confuso	• ...que você me escute quando estou triste e não me culpe
• Subjugado	• ...ter um encontro semanal
• Derrotado	• ...que você faça mais do trabalho doméstico
• Desesperado	• ...que você fale comigo com calma quando está incomodado(a)
• Revoltado	• ...que você diga que reconhece meu trabalho árduo
• Distante de você	• ...saber que você me acha sensual
• Desconfiado	• ...que você me toque com afeição mais frequentemente
• Constrangido	• ...que você responda minhas mensagens
• Enfurecido	• ...falar mais sobre nossos filhos
• Frenético	• ...que você escute e não tente dar conselhos
• Frustrado	• ...ouvir mais elogios de você
• Furioso	• ...que você fique do meu lado quando sua família me critica
• Magoado	• ...ouvir você dizer "Eu te amo"
• Não sei bem como me sinto	
• Indignado	
• Chocado	
• Estressado	
• Surpreso	
• Tenso	
• Incomodado	
• Preocupado	
• Não aceito	

DISCUSSÃO Nº 2
A INUNDAÇÃO

Erro: Atacar, defender, desistir

Imagine este cenário comum: uma conversa entre vocês começa a ficar espinhosa. Talvez seja porque alguém está com saldo negativo na conta corrente. Talvez seja sobre o que fazer para o jantar. Talvez seja sobre mudar-se para o subúrbio de Timbuktu. Seja qual for o tema – e talvez mesmo que a conversa tenha tido um começo suave –, o assunto está ficando polêmico. Agora você se sente atacado, incompreendido, enganado, zangado, preso ou todos os anteriores.

Você sente uma onda de calor; as palmas das mãos ficam suadas.

Seu coração começa a bater mais rápido e mais alto em seus ouvidos.

Seu peito fica apertado.

Seu cérebro parece confuso e frenético; você já não consegue nem mesmo se concentrar no que está sendo dito. Em vez disso, pensa: *Não consigo lidar com isso. Como eu saio daqui? Estou farto dessa conversa.*

Talvez você ataque e diga algo ríspido – combata fogo com fogo.

Talvez você aprofunde a sua posição, concentrando-se em bloquear os golpes que vêm do outro lado. Você mal tem um segundo para pensar e descobrir o que quer dizer, muito menos qual a melhor maneira de dizê-lo. Você está encolhido e na defensiva.

Ou quem sabe você se fecha completamente. De que adianta dizer alguma coisa? Isso só vai piorar as coisas. Você fica em silêncio, recolhido ou se afasta, se recusa a responder a qualquer coisa e age como se a outra pessoa nem mesmo estivesse ali – você precisa que essa interação termine! Você está *obstruindo*: tornando-se um muro de pedra para se proteger do ataque. Esta parece ser a única opção.

Em todas as respostas apresentadas, existe apenas uma constante universal: *inundação*.

O que é inundação?

A inundação é o momento em que ficamos sobrecarregados no conflito, sequestrados pelo nosso sistema nervoso em resposta à negatividade do nosso par. Os efeitos fisiológicos são imediatos. Nossa frequência cardíaca dispara de um estado normal em repouso de cerca de 76 bpm (mulheres) ou 82 bpm (homens) até mais de 100 batimentos por minuto, chegando até mesmo a 195. Nossa glândula adrenal, alertada para se preparar para uma situação de sobrevivência, libera hormônios do estresse na corrente sanguínea. Como animais que estão sendo caçados, entramos no modo de luta, fuga ou congelamento; agora somos controlados mais pela aceleração cardíaca e a descarga de cortisol e adrenalina na corrente sanguínea do que pelos processos mentais racionais ou empáticos. O corpo está em uma resposta de medo total: ele está rapidamente preparando nosso sistema para correr mais rápido que um tigre, *não* para ter uma conversa tranquila com quem está diante de nós.

Quando vemos um padrão de inundação em um casal no Laboratório do Amor, sabemos que, sem intervenção, ele está condenado à separação,[1] porque nesse momento somos incapazes de discutir do jeito certo. Isso simplesmente não é possível. À medida que somos inundados, rapidamente começamos a perder a capacidade de processar a informação. É mais difícil prestar atenção. Não conseguimos ouvir ou entender o que a outra pessoa está dizendo. Respondemos por reflexo e usamos os três primeiros Cavaleiros (isto é, provavelmente seremos críticos, desdenhosos ou defensivos), o que frequentemente resulta no quarto Cavaleiro (obstrução) por parte do outro lado.

O começo suave, como trabalhamos no capítulo anterior, é importante. Mas, à medida que um conflito se desenrola, somos apresentados a pontos de decisão praticamente o tempo todo: seja para ouvir ou falar, seja para descrevermos a nós mesmos ou nosso par, que tom empregar e muito mais. Um começo difícil no início de uma conversa certamente terá efeitos negativos em cadeia – mas crítica e desprezo podem surgir a qualquer momento durante uma conversa sobre o conflito. E, quando eles surgem, temos tendência a recuar para duas posições clássicas:

1. Adotamos uma dinâmica de ataque e defesa: nosso par se transforma em um inimigo.
2. Nos fechamos e nos afastamos: nosso par se torna um estranho.

A partir dessas posições polarizadas, já não conseguimos interagir. Não há escuta, nem aprendizagem, nenhuma capacidade de explorar a causa subjacente do conflito – nada. Mesmo quando um dos lados faz uma abertura ou uma concessão – uma "tentativa de reparo" –, o outro não será capaz de ver isso ou aceitar.

O reparo, tanto durante quanto depois das discussões, é poderoso. É uma das principais coisas que separam os mestres do amor dos desastres.[2] Lembre-se: os mestres discutem tanto quanto qualquer outro casal por aí – mas eles também sabem como fazer reparos ao longo do caminho. Mas fazer um reparo em meio ao conflito significa admitir que você se desviou do caminho de uma interação saudável e compassiva, e a inundação faz com que seja muito difícil assumirmos nossos próprios erros.

Muitos casais são afetados pela inundação. Nosso estudo internacional recente encontrou que impressionantes 97% de todos os casais, independentemente da orientação sexual, mencionaram inundação como um desafio importante.[3] Lembre-se que uma resposta emocional e fisiológica durante um conflito é completamente normal – somos humanos, os problemas por que lutamos importam profundamente para nós, e essa é uma das formas naturais pelas quais nossas mentes e corpos reagem quando estamos discutindo sobre algo que é muito importante para nós. Mas, se quisermos nos manter colaborativos, positivos, afastar os Quatro Cavaleiros e discutir do jeito certo, precisamos aprender a lidar com esses momentos de conflito avassaladores para que possamos ser nossa melhor versão.

Falamos sobre como iniciar no caminho certo em um conflito. Agora vamos falar sobre como *continuar* no caminho certo.

Inimigos e estranhos

Gostaríamos aqui de lhe dar um vislumbre das discussões de dois casais diferentes. Os problemas que eles estão enfrentando são muito distintos. Um dos casais está diante de uma grave crise no relacionamento, levando-os a questionar se seu casamento sobreviverá; o segundo tem um conflito doloroso e surpreendente por causa de algo muito pequeno e rotineiro. Mas a inundação afeta ambos.

Casal nº 1: Stan e Susan

Stan e Susan parecem ter toda a sua vida em ordem. Stan é tenista profissional de alto nível, no auge da sua forma. Susan, que o apoiou quando ele era um atleta emergente que tentava ingressar no circuito do tênis, tem orgulho do quão longe chegaram. Eles se mudaram muitas vezes enquanto Stan estava provando seu valor como atleta e trabalhando para se tornar profissional, e agora finalmente se instalaram em uma casa em uma comunidade que ela adora. Eles não têm que se preocupar com dinheiro – Stan é praticamente uma figura de referência. E, depois de tentarem engravidar por muitos anos, eles fizeram fertilização *in vitro*, e ela engravidou na primeira tentativa: *gêmeos*.

Os bebês agora têm quase 2 anos e são muito agitados. A vida é uma loucura. Stan viaja muito para os jogos, pelo mundo todo, desaparecendo por semanas a cada vez; enquanto isso, Susan cuida das crianças com a ajuda da sua maravilhosa babá, que está começando a parecer mais uma cogenitora que o próprio Stan. Ela e as crianças estão sempre esperando ansiosamente que Stan venha para casa, mas, quando ele finalmente chega, as coisas ficam mais caóticas, com as crianças pedindo a atenção do pai e fazendo birra. Quando saem juntos, Susan coloca Stan a par do que está se passando na vida dos seus bebês, lamentando que ele esteja perdendo muita coisa.

Certo dia, o telefone fixo toca em casa. Quando Susan atende, a voz de uma mulher pergunta se Stan está em casa.

“Não”, diz Susan, “ele está no jogo em Tampa, mas deve estar disponível no celular. Quem está falando?”.

A mulher diz seu nome, que lhe faz lembrar alguma coisa – talvez haja alguém com esse nome no time de Stan. Ele tem uma pequena equipe rotativa de pessoas que trabalham para ele – um gerente, um assistente, uma pessoa para as mídias sociais. A mulher ao telefone diz algo vago sobre não conseguir encontrá-lo no celular, o que parece estranho.

“Você trabalha com ele?”, Susan pergunta, confusa.

A mulher desliga.

Quando Susan conta a Stan sobre o telefonema estranho, imediatamente percebe que alguma coisa se passa no rosto dele: medo, culpa. Ela o confronta. Ele nega ter feito algo de errado. Mas, quando ela pressiona, ele cede e admite: está tendo um caso. Já acontece há quase um ano. Ele a conheceu por intermédio de amigos em um jogo; ela voou para o jogo seguinte, apareceu em uma festa depois da partida, e simplesmente aconteceu. Ele não tinha intenção de fazer isso. Aquilo não significava nada, era apenas sexo.

Ela perde o ar, como se tivesse sido esmurrada. Está atônita – com ele, por ter sido capaz de algo assim; consigo mesma, por ser tão burra. Isso é absolutamente surreal: é algo que acontece com as outras pessoas, com personagens na televisão, não com ela e Stan! Stan, que a seguia de festa em festa na faculdade na tentativa de encontrá-la "ao acaso", mostrando-se surpreso quando "acidentalmente" cruzava com ela repetidas vezes na pista de dança. Stan, que segurou seus gêmeos recém-nascidos e chorou. Tudo o que ela pensava que sabia agora se revela uma mentira. Seu mundo está ruindo.

Ela tem uma pergunta: Como você pode fazer isso conosco?

Stan já está sentindo o arrependimento, a vergonha. Mas ele não gosta de se sentir assim. Ele havia racionalizado suas ações: *Ela nunca tem tempo para mim. Ultimamente, nós somos mais como pessoas que dirigem um negócio juntas do que amantes. Ela nunca vai descobrir. As pessoas fazem isso o tempo todo. Isso não tem importância. Eu mereço isso.*

Ele fica muito defensivo. Ela o ataca ainda mais, chocada por ele não admitir o quanto está errado. Ele se defende ainda mais, argumentando: ela não é carinhosa com ele. Eles nunca mais fizeram sexo. Ela se fecha o tempo todo – ela nem mesmo demonstra interesse, então por que está tão incomodada? Ela só presta atenção nas crianças – é como se ele fosse invisível.

A essa altura ele está inundado. Ela está inundada. O coração dos dois está pulsando muito forte; a adrenalina está correndo em suas veias. A resposta fisiológica de Stan aumentou e o sobrecarregou ainda mais rapidamente do que a de Susan, e ele vai demorar muito mais tempo para se recuperar.

Este é o motivo: por razões evolutivas que têm a ver com a proteção da tribo e a caça de animais perigosos para alimentação, nossos ancestrais masculinos pré-históricos ganharam uma vantagem de sobrevivência por serem capazes de reagir rapidamente e manter uma resposta ao perigo cheia de adrenalina. Os indivíduos que tinham essa resposta rápida eram mais capazes de lutar contra os inimigos e caçar para obter alimento, e, como eles eram melhores sobreviventes, seus genes tinham maior probabilidade de serem transmitidos e, por fim, herdados pelos homens de hoje. Esse tipo de resposta duradoura de luta e fuga pode ter ajudado os ancestrais distantes de Stan a sobreviver, mas isso não está lhe trazendo nenhum benefício agora.

"Nem sei por que me dou ao trabalho de voltar para casa!", ele grita. "Você nem se importa se eu estou aqui!"

"Eu gostaria de nunca ter conhecido você", soluça Susan. "Eu estaria muito mais feliz."

Nos dias, semanas e meses seguintes, Stan e Susan têm discussões como nunca tiveram antes na história do seu casamento. Eles não conseguem discutir nenhum assunto sem que fiquem extremamente inundados, dizendo a primeira, e pior, coisa que lhes vem à cabeça. Mesmo conversas que começam de forma calma – como uma sobre o modo de lidar com as crianças enquanto tentam resolver as coisas – rapidamente escalam para dois sistemas nervosos em sobrecarga extrema, com ambos gritando um com o outro e jogando objetos com raiva. Certa noite, Stan joga um copo no chão da cozinha; ele se parte com tanta força que um caco atinge a perna de Susan e a corta, causando sangramento. Aterrorizados, eles se dão conta do quanto estão fora de controle. Então decidem procurar terapia.

E acabam chegando ao nosso consultório.

Esta é a história que eles descreveram para Julie, momento a momento, para explicar o que os trouxe para uma terapia intensiva. Não foi fácil para eles contarem suas histórias. Ambos ficaram inundados muitas vezes. Susan chorava e depois ficava com raiva; Stan ficava com raiva e então se fechava. Quando Julie pediu que eles se voltassem um para o outro ali no consultório, a conversa foi assim:

Stan: É para me voltar para ela? Tudo bem, eu acho. Certo. Então... olá. Como você está hoje?

Susan: (*com um riso de incredulidade*) Bem, péssima, o que você esperava?

Stan: O que você quer dizer com "O que eu esperava"?

Susan: Quero dizer que você destruiu a minha vida! É claro que estou me sentindo péssima!

Stan: Ei, a culpa não é só minha. Foi você quem se afastou primeiro. Você deixou de se importar comigo. Você deixou de ser uma esposa de verdade para mim.

Susan: Eu sou mãe de gêmeos. Alguma vez *você* já tentou cuidar de gêmeos sozinho? Não! Você não tentou! Nem mesmo com seus próprios *filhos*! E não coloque em mim a culpa pelo seu caso. A culpa *é* sua.

Stan: Eu sei! Mas quantas vezes tenho que lhe dizer? *Sinto muito, sinto muito*. Está bem? O que é preciso fazer?

Susan: Eu sei que você sente muito, eu sei. Mas...

Stan: Você é muito autocentrada. Na verdade, não quer melhorar as coisas, só quer que eu continue me sentindo mal. Você quer me oprimir e me controlar.

Susan: Controlar *você*? Ah! Você é que precisa se controlar. Você me enoja. Vou sair daqui – não quero nem olhar para a sua cara.

Você consegue perceber o quanto ambos ficaram inundados em apenas alguns momentos? Não é de estranhar. Eles estavam lançando críticas e desprezo um sobre o outro.

Agora vamos conhecer outro casal que também passou por inundação, mas que se mostrou de forma diferente na sala.

Casal nº 2: Nora e Robbie

Nora e Robbie, um casal negro, bem-sucedido, ambos trabalhando, na casa dos 40 anos de idade, namoraram na faculdade e se casaram jovens. Seus filhos são adolescentes, mas às vezes (eles brincam) parece que precisam de ajuda com coisas básicas do dia a dia, tanto quanto na época em que eram pequenos. Especialmente pelas manhãs.

Levar os dois alimentados e com todo seu material para suas respectivas escolas dentro do horário (um deles, no ensino médio, o outro, no final do ensino fundamental) parece exigir um esforço hercúleo. "Será que vamos ter que ligar para eles na faculdade para lembrá-los de escovar os dentes?", Nora cochichou com o marido outro dia, quando um adolescente de 14 anos mal-humorado fez cara feia para eles na cozinha. (Eles compartilharam uma risada silenciosa.)

Nessa manhã em particular, Nora, que tem trabalhado muito, está doente – muito doente. Ela é consultora em uma grande empresa de tecnologia e tem um acordo importante a ser fechado em menos de uma semana. Ela se sente muito mal – dor de cabeça latejante, dores no corpo, febre. É possível que seja covid. Ela faz o teste, e o resultado é negativo, mas talvez seja muito cedo para dar positivo. Geralmente ela está de pé antes dos filhos e prepara tudo para o café da manhã: tigelas e colheres, pacotes de aveia instantânea, leite, bananas fatiadas. Mas sente como se um caminhão tivesse passado por cima dela. Robbie, em contrapartida, não está doente, mas está exausto. Ele passou o fim de semana todo montando o *deck* que está instalando no pátio de casa – está tentando concluir antes que o tempo fique chuvoso, e tem sido um trabalho extenuante. Ele está dolorido e sente que não teve um fim de semana. Mas, mesmo assim, quando Nora comenta que se sente muito mal, ele diz, gentilmente: "Por que você não dorme mais um pouco" e vai preparar o café dos filhos.

Nora cai no sono, acordando algum tempo depois, quando Robbie espia na porta do quarto.

Robbie: Ei, estou saindo. Só queria lhe dizer que já são 7h40min. As crianças vão se atrasar para a escola se vocês não saírem em cinco minutos.

Nora: Ah – eu achei que você ia levá-los.

Robbie: (*com um suspiro, claramente irritado*) Não posso, querida, vou me atrasar. A escola deles é na direção oposta. Tenho que ir.

Nora: Querido, eu estou muito doente. Você não pode resolver isso ao menos uma vez?

Robbie: *Ao menos uma vez*? Espere aí – eu acabei de levantar cedo e fiz o *seu* trabalho. Agora eu sou o cara mau? Você não parece assim tão doente. Acho que consegue dirigir por dez minutos.

Nora: Como você sabe o quanto estou doente? Eu me sinto muito mal! Acho que pode ser covid.

Robbie: Tudo bem, eu presumi que fosse apenas um resfriado. Sinto muito.

Nora: Não, é pior, e por que você não está sendo mais gentil comigo? Eu sempre sou gentil com você! Faço coisas para você o tempo todo.

Robbie: (*explodindo*) Nora, que diabos você acha que eu tenho feito nas últimas três semanas enquanto você trabalha nesse contrato? Só na semana passada saí do trabalho mais cedo três vezes. Tenho usado todas as minhas folgas aqui!

Nora: Ah, Deus o livre de ter que tirar algumas folgas em umas poucas semanas. Você sabe há quantos *anos* eu tiro folgas por você?

Robbie: O que você disse?

Nora: Você me ouviu!

Robbie: Não posso acreditar que está me dizendo isso. Depois de tudo o que eu faço por você e pelas crianças.

Nora: Ah, não me venha com essa conversa. Você sempre age como se estivesse fazendo um enorme favor simplesmente por fazer a sua parte. Como se fosse algum herói porque fez o papel de pai para seus filhos ou porque limpou um banheiro! Cresça, Robbie!

Robbie: (*sai abruptamente, batendo a porta*)

O que deu errado?

Essas conversas começaram muito bem. Vemos Stan checando com sua esposa para medir a temperatura de uma fonte constante de conflito entre os dois, e isso é bom. Vemos Nora pedindo claramente alguma coisa de que precisa – também é bom. Mas, muito rapidamente, as duas conversas mudam bruscamente de direção. Vemos um efeito dominó aqui, em que a crítica ou desprezo de um dos parceiros leva a uma atitude defensiva, inundação, tentativas de reparo perdidas e uma escalada rápida. As duas discussões acabam com acusações duras e dolorosas, significando que se transformaram em "incidentes lamentáveis", em que houve dano emocional a um dos dois ou a ambos. Esses casais terão que fazer um trabalho para processar e curar esses incidentes para que possam superar as coisas dolorosas que foram ditas (veremos mais sobre isso na Discussão nº 5).

Analise as conversas apresentadas e veja se consegue identificar alguns dos momentos em que essas discussões se intensificaram. Você notará que com os dois casais há comentários críticos ou de desprezo de ambas as partes, bem como atitudes defensivas de ambas as partes, e, quando o ritmo e a temperatura da interação atingem um pico, podemos inferir que um dos envolvidos ou ambos estão começando a experimentar os efeitos fisiológicos da inundação. Qual é o grande problema aqui? Eles não conseguem se deter na inundação de forma alguma. Em vez disso, prosseguem com a conversa.

Isto é o que é importante entender sobre inundações: você *tem* que parar e lidar com ela. Não há como ter uma conversa produtiva ou positiva sobre um conflito depois que você foi inundado. Este é um dos principais motivos por que os casais não colocam (ou, mais precisamente, não conseguem colocar) em jogo as melhores práticas de gestão de conflito – você pode ter aprendido todos os jeitos "certos" de discutir, mas, quando está inundado, não consegue ter acesso ao seu novo aprendizado. Seu sistema nervoso o está puxando de volta para uma resposta primitiva de luta ou fuga. Quando você está inundado, essas formas superiores de processamento cognitivo não estão visíveis em lugar nenhum. Todas elas saíram pela janela. Quando você fica inundado e continua discutindo, os danos e a mágoa são os únicos resultados que terá.

Por isso, quando sua discussão começa suave, mas depois sai dos trilhos, pergunte-se: *Estou inundado? Meu par está inundado?* E *pare*. A primeira atitude que devemos tomar quando uma discussão toma um rumo desagradável é interromper a ação e lidar com a inundação.

Como deter a inundação

Primeiro, aprenda a identificar os sinais de que você está sendo inundado para que possa agir precocemente. Esta é a lição *mais importante* sobre inundação: esteja muito atento aos primeiros sinais de inundação em seu corpo. Eles podem ser várias coisas. Os sinais de que seu corpo está sendo inundado serão únicos para você, mas provavelmente serão parecidos com outras vezes em que se sentiu emocionalmente sobrecarregado.

Estes são alguns sinais clássicos de inundação:

- Falta de ar
- Dentes rangendo
- Aperto ou dor na mandíbula
- Calor em alguma parte do corpo
- O rosto fica vermelho ou sente-se vermelho
- Você se sente "chutado no estômago"
- Músculos contraídos (ninguém em inundação se sente relaxado – há tensão por toda a parte)
- Olhos apertados (lembre-se do aperto de olhos de Clint Eastwood quando encara alguém)
- O batimento cardíaco acelera ou pulsa (tipicamente mais de 100 batimentos por minuto)

- Sensação de enjoo no estômago
- A mente está "girando"

Prestar atenção ao seu corpo e conhecer os sinais de inundação é muito importante, pois é intervindo imediatamente na sua resposta fisiológica que você vai *evitar* a escalada até um incidente lamentável com seu par. A inundação se mostra de diferentes maneiras em todos nós em termos de comportamento, intensidade e momento. Algumas pessoas externalizam quando inundadas (atacam, criticam, agridem), e outras internalizam (se fecham, obstruem). Algumas tendem a ter uma resposta mais intensa do sistema nervoso e demoram muito para "baixar" de volta à sua linha de base (os homens são mais suscetíveis de passar por isso); para outras, é mais sutil. Algumas pessoas são inundadas com muita facilidade, quase instantaneamente quando ocorre negatividade ou crítica – meio segundo, e pronto, estão inundadas. Stan reagia dessa maneira. Era como se seu sistema nervoso estivesse programado – qualquer coisa que percebesse como um ataque essencialmente virava uma chave em seu corpo. Por isso a identificação desses "primeiros sinais de alerta" era especialmente importante para ele.

Agora vamos imaginar por um momento que você está usando nossa IA. O algoritmo da fisiologia é extremamente sensível e será capaz de alertá-lo de inundação iminente mesmo antes que você note. Ele detecta as alterações mais sutis no tom da pele e na frequência cardíaca, alertando que você está começando a experimentar excitação fisiológica. Contar com essa habilidade era prioritário para nós quando do desenvolvimento do *software* para ajudar os terapeutas e os casais, porque essas informações, sobre como você está reagindo *fisicamente* a uma conversa com seu par, são vitais para o resultado. No entanto, por mais útil que seja um algoritmo, você não precisa que a IA lhe diga que está sendo inundado. Você pode ser sua própria IA interna altamente sensível – contanto que tenha consciência dos seus próprios "sinais" pessoais para que, no conflito, seu cérebro possa acenar uma pequena bandeira vermelha que diga: *Ei, aí vem a inundação.*

Por isso, pare um momento agora, pense na última vez em que se sentiu inundado (durante um conflito com seu par ou em qualquer situação) e identifique os seus sinais – eles estão na lista anterior? Se estiverem, circule-os ou escreva-os no quadro a seguir, que tem um espaço no alto para o nome de cada um de vocês. Se seus sintomas de inundação não apareceram na lista, descreva-os. Seu parceiro também deve circular e/ou acrescentar os dele.

QUANDO ESTOU INUNDADO, EXPERIMENTO:	**QUANDO ESTOU INUNDADO, EXPERIMENTO:**

Depois que você notou os sentimentos de inundação, o passo seguinte é: faça uma pausa!

No *exato momento* em que perceber um desses primeiros sinais de alerta físicos, pare a discussão e peça para fazer uma pausa. Estas são as orientações para essa pausa:

- **Comunique que você precisa disso.** Não saia da sala sem mais nem menos! Diga que está se sentindo inundado e que precisa de uma pausa, aonde você vai e a que horas estará de volta para continuarem a conversa. "Querida, estou me sentindo muito sobrecarregado e não quero falar nada de que possa me arrepender. Vou dar uma volta no quarteirão – estarei de volta em meia hora para que possamos continuar falando sobre isso."
- **Saia do alcance visual.** Se estiver inundado, você precisa se afastar do círculo de energia em torno da outra pessoa. Fique consigo mesmo e ninguém mais.

- **Faça algo reconfortante que afaste sua mente da discussão.** Você precisa fazer uma pausa não só da presença física da outra pessoa, mas também de *pensar* na discussão. O objetivo da pausa não é se afastar e ficar ruminando! Repassar mentalmente os detalhes da discussão só manterá seu sistema nervoso excessivamente ativado. Em vez disso, leve o cachorro para passear enquanto ouve uma música ou um *podcast*. Deite-se e leia uma revista. Vá até a cozinha e prepare um lanche. Medite – faça um exercício de respiração profunda ou um relaxamento com varredura corporal. Faça uma corrida ou outro exercício. Trabalhe em uma obra de arte ou em um projeto doméstico. Arranque as ervas daninhas do jardim. Responda *e-mails*! Qualquer coisa que ocupe sua atenção e idealmente seja tranquilizadora ou alivie o estresse. (Pela nossa experiência, recomendamos não assistir a filmes de mistério e assassinatos...)
- **E finalmente: retorne!** Inundação não é um motivo para adiar a conversa indefinidamente. Retorne na hora que você designou quando se afastou e tente outra vez. Idealmente, a pausa deve durar pelo menos 20 minutos (esse é o tempo mínimo para que os hormônios do estresse adrenalina e cortisol comecem a metabolizar para sair do corpo), mas não mais que 24 horas. E sim – vocês podem ir dormir sem resolver esse conflito. Às vezes essa é a melhor coisa a fazer. Mas não deixe passar mais que um dia. Se demorar mais que isso, começa a parecer punição. Em média, vimos que a maioria das pessoas tende a levar cerca de uma hora. Mas, se você perceber a inundação precocemente, talvez não precise demorar tanto.

Essas são as coisas básicas "a fazer" no enfrentamento da inundação – agora, alguns "não fazer" importantes:

- **Nunca...** diga: "Querido, acho que *você* está sendo inundado. *Você* deveria fazer uma pausa". (Seu parceiro pode sentir que você o está acusando e sendo condescendente e pode lembrá-lo de que você não lê mentes.) Em vez disso, diga: "Querido, acho que *nós* precisamos fazer uma pausa. Vamos retornar em uma hora e, então, retomar a conversa".

- **Não...** tente dar a última palavra antes de fazer uma pausa para acalmar os ânimos. Isso não vai ajudar o sistema nervoso de ninguém e provavelmente deixará ainda pior esse conflito que já está agravado.
- **Não...** deixe a outra pessoa esperando. Volte quando você disse que voltaria. Se o tempo que pediu acabou, e você ainda não estiver calmo, volte mesmo assim, peça mais tempo e designe um horário para se reencontrarem mais tarde. Simplesmente diga: "Preciso de um pouco mais de tempo. Podemos retomar isso depois do jantar/depois do trabalho/amanhã de manhã?". Não é justo simplesmente desaparecer – mesmo quando estamos sobrecarregados.
- **Não...** planeje argumentos e contestações. Já dissemos isso, mas vale a pena repetir – não queremos desperdiçar esse tempo remoendo como fomos tratados injustamente, difamados, enganados, acusados, etc., ou planejando o que queremos dizer quando retornarmos. O objetivo é voltar à conversa calmo, aberto, pronto para se conectar – *não* para ter seu próximo argumento ou contra-argumento na ponta da língua.

Se você se sentir hesitante em pedir uma pausa em meio ao conflito, lembre-se de que fazer essa solicitação é o oposto de ser egoísta. Quando faz uma pausa para se acalmar, o que você está fazendo é protegendo seu relacionamento da dor adicional que a escalada pode causar, como lançar insultos depreciativos ou mesmo objetos em seu parceiro. Você está dando um passo importante para evitar um incidente lamentável – um incidente que é inevitável se vocês continuarem a discussão. As palavras amargas que dizemos um ao outro quando estamos inundados implicam ter que trabalhar mais posteriormente para desfazer o dano que causamos. Quando há inundação, essa é e melhor coisa que você pode fazer: permita-se uma pausa para que sua mente e seu corpo possam se recuperar e dê ao seu par o espaço para fazer o mesmo.

Dependendo do estilo de conflito de cada um de vocês, e se eles estão ou não alinhados ou são divergentes (lembre-se, não um impasse, mas algo no que navegar intencionalmente!), há algumas nuanças a ter em conta. Como você pode imaginar, os casais voláteis são aqueles que mais experimentam inundação. Mas é interessante observar que eles podem levar muito mais tempo para serem inundados – eles estão mais acostumados a falar intensamente sobre conflitos, por isso podem não interpretar vozes alteradas ou expressividade como inundação ou ataque. Alguém que observe um casal volátil durante uma discussão pode presumir que existe inundação quando, na verdade, não há. Por isso, mais uma vez, nossa instrução para um casal em conflito é olhar e analisar: existe crítica, desprezo ou atitude defensiva? Quando vocês verificam seus corpos, estão apresentando sintomas fisiológicos de inundação, ou está tudo bem? Quando você é volátil, sua discussão pode ser vigorosa ou emocionalmente intensa sem provocar inundação automaticamente.

Para os validadores: eles já se encontram em uma zona em que negociam calmamente, por isso a inundação não costuma ser tão desafiadora para eles. Ainda assim, é importante saber como lidar com a situação quando isso acontece – incidentes lamentáveis podem ocorrer com qualquer tipo de casal. E, se os validadores estiverem em um momento no seu relacionamento em que estão enfrentando um problema particularmente doloroso ou desafiador, eles podem experimentar inundação e não estar acostumados com isso; portanto, é importante que conheçam os sinais e sintomas e como responder a eles.

Os casais evitativos são, sem surpresa, o extremo oposto no espectro – eles podem ficar inundados *muito* antes no conflito (presumindo que aconteça uma discussão sobre o conflito!) e tendem a ir de 0 a 100: as coisas ficam negativas, e pronto, eles estão em plena luta ou fuga. Esta pode ser parte da razão para que essas pessoas evitem o conflito: elas são inundadas tão rápida e intensamente que trabalham ativamente para evitar conflito a todo custo. Aprender a lidar bem com a inundação pode ajudar de forma considerável os casais evitativos quando se trata de abordar seu ponto de conflito de forma saudável e produtiva.

No entanto, independentemente do estilo de conflito, a pergunta seguinte é: como prosseguimos depois que nos acalmamos e voltamos a nos encontrar?

Resolver o momento

Durante uma discussão, vocês não têm que resolver todo o conflito. Na verdade, não devem nem tentar. Em vez disso, *resolvam o momento.*

Lembre-se: nossos conflitos, quando se trata do que eles *realmente* são, tendem a ser perpétuos. Eles são profundos, relacionados com o núcleo da nossa personalidade, nossa filosofia sobre a vida, nossos medos e traumas e muito mais. Isso significa que seu objetivo durante uma discussão não pode ser resolver o problema de uma vez por todas – pode ser que isso nunca aconteça. Em vez disso, sua tarefa é simplesmente focar em tornar *essa* interação uma interação positiva.

Precisamos reajustar o objetivo de uma discussão:

> O objetivo não é vencer.
>
> O objetivo não é persuadir seu par de alguma coisa.
>
> O objetivo não é encontrar uma solução para o problema.
>
> Neste momento, o objetivo não é nem mesmo chegar a um acordo! (Isso virá mais tarde.)
>
> O objetivo é discutir com mais positividade do que negatividade.

E sim – isso é absolutamente possível. E necessário.

Vejamos Susan e Stan. Eles conseguirão resolver os problemas relativos ao caso de Stan e os sentimentos de traição de Susan em uma única discussão? Certamente não. Para os dois, isso será um processo, especialmente porque a inundação está desempenhando um papel importante. A primeira missão desse casal é chegar ao ponto em que consigam conversar sobre o caso sem que sejam inundados. Depois disso, eles precisam ser capazes de ter uma interação sobre esse problema que seja *mais positiva que negativa*. Eles precisam voltar a se sentir *colaborativos* – como se estivessem no mesmo time, tentando descobrir uma maneira de seguir em frente juntos, em vez de polarizados em campos de batalha. Não haverá uma boa comunicação ou entendimento mais profundo entre os dois até que consigam conduzir suas conversas sobre o conflito para o lado certo da proporção mágica.

Lembre-se: no conflito, precisamos ter interações positivas suficientes que superem as negativas em uma razão de 5:1. A negatividade, infelizmente, é *muito* mais potente do que a positividade. Ela é muito mais forte. Isso significa que temos que diluí-la, certificando-nos de que, mesmo em uma discussão, as coisas positivas que dizemos e fazemos superem em número as coisas negativas que dizemos e fazemos em *no mínimo* 5:1. Estamos pedindo que você se sente ali, em meio a uma discussão acalorada, e calcule suas interações negativas e positivas para que possa pegar sua calculadora e verificar a proporção? É claro que não! O que estamos pedindo é que você siga algumas diretrizes que naturalmente levarão sua discussão para um território positivo:

1. Acalme-se quando se sentir inundado.
2. Fale sobre *você mesmo* e *suas* necessidades (assim como com o começo suave) em vez de sobre as qualidades do seu parceiro.
3. Faça, reconheça e aceite tentativas de reparo.

Quando nos esforçamos para fazer essas três coisas principais, preenchemos organicamente nossa conversa sobre o conflito com positividade suficiente para atingir essa proporção mágica.

Já trabalhamos no que fazer quando experimentamos inundação. Este é o primeiro passo para "resolver o momento". Lembre-se: ninguém está resolvendo nada quando está inundado!

Agora, quando voltamos a nos reunir – lembrando, como sempre, de usar o começo suave um com o outro –, focamos na próxima parte de "resolver o momento": expressar as necessidades.

Expressando as necessidades: apenas faça!

Dissemos isto anteriormente em "Sobre o que discutimos": um dos principais motivos para a escalada dos conflitos até a zona vermelha é que as pessoas não pedem o que precisam. Em vez disso, presumem que a outra pessoa já conhece suas necessidades e está – por alguma razão – se recusando a satisfazê-las. Elas pensam: *Meu parceiro sabe do que eu preciso (preencha com a necessidade: mais ajuda com os filhos, mais sexo, mais demonstrações de afeto, etc.) – isso é perfeitamente evidente!* Um homem com quem trabalhamos disse à sua esposa: "Você deveria conhecer a minha linguagem do amor! Você está se afastando de mim de propósito!". Ela ficou perplexa e ofendida com a acusação, não tinha ideia do que ele estava falando naquele momento e, é claro, encolheu-se defensivamente.

Não é fácil pedir o que precisamos. É uma sensação de vulnerabilidade. Sentimo-nos expostos, como uma pequena criatura frágil sem a sua concha. Se você pede alguma coisa abertamente, existe a possibilidade assustadora de que a outra pessoa o rejeite e diga *não*. Talvez até despreze a sua necessidade. Mas, quando não pedimos – na esperança de que o outro simplesmente intua o que precisamos ou presumimos que a necessidade é *tão óbvia* que é claro que ele notará e estará em sintonia –, acabamos ficando com ressentimento porque a necessidade não está sendo satisfeita, o que conduz à intensificação do conflito. Nora e Robbie, o Casal nº 2, são um exemplo clássico: ambos estavam além do limite em direções diferentes, mas não haviam comunicado seus estresses um para o outro. Sua discussão sobre a questão relativamente menor de quem iria levar as crianças para a escola eclodiu exatamente por essa razão. Cada um deles presumia que o outro percebia que ele precisava de apoio, mas que, em vez disso, estava optando por se colocar em primeiro lugar. Falar mais claramente sobre o que precisavam poderia ter desfeito esse conflito antes que ele se tornasse cataclísmico e "inundado".

O que é ótimo nesse problema é que ele é muito fácil de tratar! Quando os casais estão passando por esse problema com intensificação do conflito, podemos fornecer ferramentas para que expressem as necessidades, e isso arrefece suas discussões de forma *muito* eficaz. Os casais que estavam na "zona vermelha" (mais negatividade que positividade) rapidamente entrarão na "zona verde", na qual atingirão essa proporção com muito menos esforço. É maravilhoso ver isso. Com o casal que mencionamos anteriormente – em que o marido presumia que sua esposa estava se afastando dele de propósito –, logo ficou claro que, na verdade, ele não havia pedido o que precisava ou expressado seus sentimentos, ao passo que sua esposa o tinha feito.

"Existe um duplo padrão no nosso casamento", ele dizia repetidamente em uma sessão de terapia. "Estou *sempre* lhe dando o que você precisa."

"Mas eu não sei do que você precisa", sua esposa replicou.

"É claro que sabe!", ele explodiu, frustrado.

Ele era músico e já tinha escrito sua cota de canções de amor. Ela presumia que, se ele sentisse alguma coisa, lhe contaria. Enquanto isso, para ele, parecia que estava sempre fazendo coisas por ela – que nunca eram correspondidas; o relacionamento parecia desequilibrado e injusto, e ele se ressentia disso. Esse casal tinha uma história interessante – eles se conheciam desde crianças. Foram amigos por muitos anos, mas seu romance só começou quando tinham por volta de 20 anos, e agora estão casados há apenas alguns anos. Esse homem (vamos chamá-lo de "o músico") achava que sua esposa o conhecia tão bem – eles se conheciam basicamente desde *sempre* – que sabia suas emoções e necessidades, momento a momento, sem que ele precisasse realmente expressá-las.

É maravilhoso ter uma longa história com alguém e se sentir conhecido por essa pessoa. Mas ainda assim temos que *expressar nossas necessidades e sentimentos*. Nossos pares não são leitores da mente, independentemente de nos conhecerem bem e profundamente. O músico não estava acostumado a expressar suas necessidades ou sentimentos para ninguém e, depois que se convenceu de que tinha que expressá-los mais claramente, ainda assim tinha dificuldade de colocá-los em palavras. Por isso lhe entregamos nosso baralho de cartas "Expressando as necessidades" e pedimos que lesse as cartas (cada uma tinha uma necessidade impressa) até descobrir algo que ecoasse com a sua necessidade. Ele imediatamente tirou uma carta, depois outra e finalmente outra... três necessidades, e leu cada uma em voz alta:

> Preciso do seu cumprimento caloroso no fim do dia.
>
> Preciso de mais contato físico (não erótico – apenas afetivo).
>
> Preciso de mais noites românticas longe dos filhos.

Sua esposa ficou encantada ao ouvir isso. Sua resposta foi: "Isso é maravilhoso. Eu também quero".

Prosseguindo, ele continuou a usar o baralho de cartas para auxiliá-lo a expressar necessidades e sentimentos, e isso ajudou muito os dois, tanto dentro quanto fora do conflito – sua esposa sentia que estava realmente começando a entender o mundo interno do marido, e suas discussões não se intensificaram mais como antes. Para ele, era difícil sintetizar mentalmente seus sentimentos e necessidades em uma descrição que pudesse comunicar para sua parceira. Mas, felizmente, para ele era muito mais fácil virar uma carta do baralho e notar quando sentia algum reconhecimento.

Muitas vezes, as coisas de que precisamos para nos sentirmos mais próximos e mais apoiados em nosso relacionamento são pequenas e específicas, e outras vezes elas são maiores, mais profundas ou mais abertas à interpretação e à criatividade em termos de como satisfazê-las. Estes são alguns exemplos do baralho "Expressando as necessidades":

> Preciso sair para jantar e ir ao cinema.
>
> Preciso que tenhamos uma aventura juntos.
>
> Preciso de algum tempo sozinho, comigo mesmo.
>
> Preciso que você demonstre interesse sobre como foi o meu dia.
>
> Preciso falar sobre como eu mudei.
>
> Preciso de aconchego antes de irmos dormir.
>
> Quando me sinto triste, preciso que você escute e tenha empatia – sem tentar resolver meus problemas.
>
> Preciso ouvir que você ainda é meu melhor amigo.

Para expressarmos nossas necessidades e sentimentos, obviamente precisamos ser capazes de identificá-los, e o baralho de cartas "Expressando as necessidades" é concebido para fazer exatamente isso – se vocês precisarem de ajuda para colocar as necessidades em palavras, experimentem! E, se você achar que também tem dificuldade de identificar suas próprias emoções (muito comum!), experimente o exercício a seguir que Julie desenvolveu com base na técnica de "focalização" de Eugene Gendlin.[4]

O exercício da verdade

Pense em alguma coisa que você ama incondicionalmente. Ou algo pelo que é grato, também sem condicionantes. Pode ser alguma coisa em sua vida: um lugar, uma pessoa, um animal de estimação, uma hora particular do dia ou a rotina que você tem – qualquer coisa. (O músico, por exemplo, escolheu uma passagem na montanha onde ia para meditar.) Depois, por um minuto – o que parecerá um tempo extremamente longo –, conte a si mesmo a mentira de que você *detesta* essa coisa, repetindo várias vezes para si mesmo uma frase como "Detesto as montanhas...".

Passado um minuto, pare e inverta, dizendo a si mesmo a verdade. Diga repetidamente a verdade para si mesmo, como: "Adoro as montanhas...".

Agora pergunte-se: O que você sentiu de diferente em seu corpo do primeiro para o segundo minuto? E o que mudou em seu corpo quando você deixou de contar uma mentira e falou a verdade para si mesmo?

Sobre o primeiro minuto, as pessoas tendem relatar coisas como: "Meus ombros ficaram tensos", "Minha garganta estava apertada", "Me senti ansioso", "Senti um buraco no estômago", etc. Depois que voltaram a dizer a verdade, geralmente respondiam: "Consegui respirar", "Me senti mais leve", "Liberei a tensão nas minhas costas".

O objetivo do exercício é observar o *feedback* proprioceptivo do seu corpo. *Propriocepção* refere-se à consciência do que está acontecendo fisicamente em seu corpo. O "centro de controle" para a propriocepção está no topo e na parte frontal do seu cérebro, logo atrás da testa. A parte do nosso cérebro que recebe informações dos nossos sentidos e do sistema nervoso encontra-se atrás desse centro. Ele, por sua vez, é chamado de homúnculo, contém um "mapa" do que está acontecendo fisicamente e, de forma específica, onde isso está acontecendo no corpo. O homúnculo nos ajuda também a rastrear nossas emoções pela forma como nosso corpo as manifesta. Cada indivíduo tem maneiras únicas de experimentar fisicamente suas emoções. Por exemplo, se você estiver zangado, poderá sentir um calor no peito, e os músculos dos seus punhos e braços podem ficar rígidos. No entanto, se outra pessoa estiver zangada, talvez ela sinta sua raiva como uma contração no maxilar.

Mesmo que *você* não consiga nomear prontamente suas emoções, seu homúnculo e outros centros proprioceptivos sabem como você se sente. Neste exercício, quando você contou uma mentira para si mesmo sobre a coisa que amava, ativou uma combinação particular de emoções que seu corpo então vivenciou de forma única. Essas respostas corporais provavelmente foram um pouco desconfortáveis para você e sinalizaram: *Isso não está certo* ou *Essa não é a minha verdade*. Então, quando você inverteu a mentira e disse a verdade, essas partes do seu corpo muito provavelmente relaxaram e mudaram, agora lhe enviando sinais de que algo parece estar certo.

A questão é: você tem esse *feedback* proprioceptivo à sua disposição e pode recorrer a ele quando precisa verificar como realmente está se sentindo. Quando faz este exercício, você fica mais apto a entender se uma palavra que escolheu para descrever suas emoções é verdadeira para você. Muitas vezes, iniciamos com um sentimento *ruim* muito vago. Mas temos que ser mais específicos quando falamos com nossos parceiros sobre o que estamos sentindo e vivenciando. Estamos tristes? Frustrados? Solitários? Preocupados? Isso é importante. Quando você expressa com precisão como se sente, pode perceber mais especificamente do que precisa.

Os homens, em particular, podem ter dificuldade de identificar as próprias emoções – nosso músico, por mais claro e poético que possa ser sobre a vida e o amor, encontrou um terreno muito mais obscuro quando focou internamente em si mesmo. No entanto, este exercício pode ajudar qualquer um, independentemente do gênero, a descobrir o que quer dizer antes de fazê-lo em voz alta.

Já abordamos o enfrentamento da inundação e a expressão das nossas necessidades – duas formas poderosas de discutir do jeito certo. Agora uma tática final para "resolver o momento" e manter seu conflito na "zona verde": *reparo*.

Pequenos reparos evitam danos maiores

No conflito, uma *tentativa de reparo* é qualquer comentário ou ação que se contrapõe à negatividade em uma discussão e evita que uma conversa escale. Imagine que sua discussão é um trem viajando sobre os trilhos. Se esse trem começar a deslizar para fora dos trilhos, passando por um penhasco e descendo a encosta de uma montanha, seus reparos podem evitar um acidente grave e elevam a conversa, trazendo-a de volta aos trilhos.

Um reparo pode ser qualquer coisa que mude o rumo da conversa para o positivo. O reparo mais básico é um pedido de desculpas direto: "Sinto muito" ou "Lamento ter dito isso – deixe-me tentar de novo". Também pode assumir a forma de empatia ou validação: "Entendo como você se sente" ou "Isso faz sentido quando você coloca a questão dessa forma". Pode ser a expressão de uma admiração. "Sabe o que eu realmente gosto em você? O quanto se preocupa com nossos filhos. Estamos discordando sobre a escola que vamos escolher, mas adoro o quanto é importante para você que eles tenham uma boa educação."

Também pode ser algo meio bobo, como fazer uma cara exagerada de "Opa!" depois de você ter dito alguma coisa e imediatamente ter percebido que era algo muito estúpido; se o seu par puder encarar isso pelo que é (fundamentalmente, um pedido de desculpas bem-humorado) e rir com você, todo o teor da discussão pode ser reiniciado. Um reparo pode até mesmo ser um gesto vago, como acenar com a cabeça de forma encorajadora ou tocar a mão da outra pessoa – a forma específica que o reparo acaba assumindo não é importante. Ele transmite uma mensagem, que vai desde *Eu amo você* até *Opa, fiz besteira*.

No Laboratório do Amor, depois de estudar mais de 3 mil casais, vimos algo interessante sobre reparo: o que determinou o sucesso ou o fracasso de uma tentativa de reparo *não* foi como ele foi feito. Em outras palavras, não podíamos predizer se uma tentativa de reparo funcionaria com base na forma como era formulada – algumas das desculpas mais elegantemente formuladas falhavam, ao passo que muitas tentativas de reparo desajeitadas e pouco hábeis funcionavam maravilhosamente. Por quê? O importante não era a forma que assumia o reparo, mas como a outra pessoa o recebia e respondia a ele.[5]

Amizade e conexão correspondem a um reparo bem-sucedido.[6] Quão forte é a conexão entre vocês quando entram nessa discussão? Quanto tempo de qualidade vocês têm conseguido passar um com o outro ultimamente? O quanto vocês têm respondido às tentativas de conexão do outro? Você tem conseguido deixar de lado as distrações e responder às tentativas de conexão do seu par, ou a vida tem-se colocado no caminho?

Um dos motivos mais tristes pelos quais vemos casais se separar é quando eles quase nunca conseguem estar alinhados nos reparos – quando uma pessoa faz uma tentativa, a outra está fechada para isso ou ignora completamente, e vice-versa. Imagine um daqueles quartos duplos de hotel, com uma porta ligando os dois – cada quarto tem sua própria porta que abre e fecha. Se você abrisse sua porta para o quarto vizinho, e não houvesse ninguém ali, só veria uma porta fechada e trancada. Muitas vezes, nossas discussões podem seguir esse rumo – um abre a porta para o outro, vê uma porta fechada e fecha a sua novamente; o outro, por sua vez, faz a mesma coisa. Ambos estão tentando se abrir, mas não encontram ninguém ali. Vamos rever a discussão de Stan e Susan e depois a de Nora e Robbie. Em cada discussão houve uma tentativa de reparo, quando um tentou erguer uma bandeira branca – você consegue identificar? (Na primeira discussão: "Eu sei que você sente muito, eu sei"; na segunda: "Eu presumi que fosse apenas um resfriado. Sinto muito".) Infelizmente, o outro estava tão inundado que não havia espaço mental para notar ou aceitar esse reparo.

Reparo é sobre ir ao encontro do outro no momento: as duas portas abertas ao mesmo tempo. E, para que isso aconteça, os dois precisam do tipo de conhecimento mútuo que só se obtém com a rotina diária de *voltar-se para o outro*. Resumindo: se vocês têm sofrido uma escalada no conflito – se cada discussão se transforma em "ataque e defesa", e as tentativas de reparo não estão dando certo –, olhem para o fluxo dos seus dias *fora* do conflito. Vocês podem encontrar mais tempo para simplesmente sentar um com o outro e colocar a conversa em dia? Você pode se comprometer a ficar atento às tentavas de conexão do seu parceiro e voltar-se para elas – *mesmo as que assumem uma forma negativa*? Às vezes, as tentativas de conexão tomam um rumo indesejado, especialmente quando estamos nos sentindo desconectados ou negligenciados. Por exemplo, você desliga o telefone depois de combinar um encontro com um velho amigo que não vê há muito tempo; seu par diz, com amargura: "Acho que você não tem interesse em sair para tomar um drinque *comigo*".

Talvez você sinta naturalmente uma onda de frustração e defensividade e retruque: "Quando foi a última vez que você *me convidou* para sair?".

Ou, nesse momento, poderia perceber que, na sua essência, esse comentário – por mais que esteja envolto em mágoa e crítica – na verdade é uma tentativa de conexão.

"Eu quero sair com você, sim – acho que perdemos o hábito de convidar um ao outro para sair. Sinto falta disso. Quando podemos ir?"

Isso seria *voltar-se para* a tentativa, mesmo que tenha sido formulada de maneira negativa. E pode fazer uma diferença enorme no modo como suas discussões vão ocorrer.

A conclusão é que todos os casais discutem. Todos dizem coisas muito ríspidas algumas vezes. O que diferencia os casais bem-sucedidos é que eles *fazem reparos durante o conflito*. E eles conseguem fazer isso porque entram nesse conflito com uma compreensão mútua boa e sólida. Eles se informam sobre o dia um do outro quando chegam em casa do trabalho. Eles entram em conexão sobre assuntos grandes e pequenos. Eles sabem o que será bem recebido pela outra pessoa – o que lhe parecerá engraçado e carinhoso, o que funcionará como um pedido de desculpas (com humor ou de outra forma), o que o outro precisa que seja dito para se sentir ouvido e validado. Eles são especialistas um no outro.

Um casal – ambos advogados – tinha uma frase que costumavam dizer durante uma discussão, quando as coisas começavam a escalar porque um deles estava sendo teimoso e argumentando sobre os detalhes de uma divergência *ad nauseam* – algo que eles eram propensos a fazer. Eles sabiam, mas ainda eram arrastados para isso antes que pudessem se dar conta. Assim, quando um deles percebia que estavam entrando naquele mesmo padrão de novo, rapidamente saíam da situação zombando de si mesmos: "Que conste no processo", era anunciado como se eles estivessem no tribunal, "que esta semana fui eu quem limpou o triturador de lixo em quatro ocasiões de cinco!". Isso era engraçado e tinha essa forma sutil em que ambos podiam apontar o problema ou desequilibrar o que estava sendo discutido, mas também dizer: "Tudo bem, estou sendo um pouco ridículo quanto a isso – peço desculpas por ficar na defensiva; podemos prosseguir". Isso se tornou um tipo de abreviação do reparo para eles. A certa altura, eles nem mesmo precisavam terminar a frase. E também podiam gritar teatralmente "QUE CONSTE NO PROCESSO!" e ambos riam, e a dinâmica de ataque/defesa que estava se desenvolvendo era drenada. Eles também podiam voltar a abordar a questão do conflito sentindo que estavam do mesmo lado novamente, como colegas de equipe tentando resolver o problema *juntos*.

Um recomeço, com reparo

Então, e os nossos dois casais do início deste capítulo?

Ambos foram muito afetados pela inundação; nenhum deles era capaz de expressar claramente suas necessidades para o outro; ambos falharam nas tentativas de reparo um do outro. Praticar a solução no momento – ou seja, priorizar uma interação positiva e colaborativa em vez de consertar todo o conflito – era fundamental para esses casais. Quando eles aprenderam a se acalmar, a respirar fundo, a usar uma linguagem mais positiva (como aprendemos na primeira discussão, com o começo suave) e *fazer e aceitar reparos*, as coisas começaram a melhorar. Ficamos felizes em dizer que Nora e Robbie estão se saindo muito bem – quando deixaram de ser dominados pela "inundação", tudo o mais pareceu bem mais fácil. Quanto a Stan e Susan, eles têm um caminho mais longo a ser percorrido, mas estão em uma trajetória muito melhor. Um caso extraconjugal pode ser um trauma para a pessoa traída e até causar sintomas de transtorno de estresse pós-traumático (TEPT). Pode não se tratar literalmente de uma ameaça à vida, mas parece uma ameaça mortal à vida que você tinha. Stan teria que reconstruir essa vida de novo – e construir confiança – desde o início, recomeçando tudo. E isso significava falar *muito* sobre as coisas.

Por isso, com Stan, trabalhamos primeiro a capacidade de ter a conversa sem ser automaticamente inundado. Isso significava fazer pausas – *muitas* – e depois voltar e começar tudo de novo. Pedimos que Susan trabalhasse na descrição dos seus sentimentos e vivências sem fazer ataques ao caráter de Stan ou usar linguagem crítica e depreciativa ao expressar sua raiva, que, naturalmente, lhe era permitido sentir. A diferença: "Você arruinou a minha vida! Você é uma pessoa horrível!" *versus* "Sinto tanta mágoa e raiva que não sei se consigo superar isso. Temo que não consigamos superar".

Com ambos, trabalhamos no reparo. Eles estavam realmente sofrendo com as falhas nas tentativas de reparo. Um dos dois conseguia derrubar a parede por um momento e se aproximar, mas o outro não estava disponível para recebê-lo. Suas discussões eram como um balão de negatividade enchendo cada vez mais, sem que o ar fosse liberado. Entretanto, à medida que foram melhorando sua capacidade de lidar com a inundação, eles também puderam ver e aceitar os reparos. Isso não resolveu magicamente o problema do caso amoroso, que eles continuarão a processar juntos na terapia, mas suas conversas sobre o conflito são muito diferentes sem a "inundação".

Stan: Ei, como você está se sentindo hoje?

Susan: Bem, muito mal. O que você esperava?

Stan: O que está fazendo você se sentir mal?

Susan: O que você acha? Você! Toda essa situação!

Stan (*ponto de escolha: ele valida em vez de se defender*): Sim, eu sei. Você ainda está muito aborrecida comigo. Eu entendo.

Susan (*suaviza, mais calma*): Bem... Fico feliz que você entenda. Tenho tido pesadelos todas as noites.

Stan (*ficando um pouco defensivo*): Espere, então é culpa minha que você sonhe o que sonha?

Susan (*ponto de escolha: ela poderia dizer: "Certamente que é! É tudo culpa sua!", mas ela não está inundada, por isso toma um caminho diferente*): Só quis dizer que não paro de pensar nisso, mesmo quando estou dormindo. Sei que já falamos muito sobre isso, mas ainda não me sinto melhor. Fico aborrecida o dia todo e depois fico aborrecida a noite toda.

Stan: Isso parece horrível. (*Validando*) O que você sonhou? (*Curiosidade, procurando entender melhor.*)

Susan: É tudo misturado e difícil de lembrar. Mas nós estávamos juntos na cama, e então eu me virei, e você tinha desaparecido. E não sei como, mas eu sabia que você tinha ido embora para sempre. Que você nunca mais voltaria. Quando me acordei, achei que aquilo era real, que nossa vida juntos tinha acabado. Não consigo nem dizer como me senti mal – achei que ia ter um ataque de pânico. Não conseguia respirar.

Stan: Querida, eu estou aqui. Sei que fiz besteira. Mas fique sabendo que nunca mais vou fazer isso de novo. Sei que vou precisar lhe dizer isso mil vezes mais até que você acredite em mim, mas estou aqui porque é isso que eu quero. Você. Nós.

Susan: Você sabe que é muito difícil para mim acreditar nisso.

Stan: Eu sei, acho que vai levar algum tempo. (*Ele estende sua mão, e, depois de um momento de hesitação, ela a segura.*)

Nesse dia, este foi o fim da conversa. Stan e Susan resolveram alguma coisa sobre a traição? Eles chegaram a uma resolução ou "reparo"? Não. Mas tiveram uma interação muito sólida e positiva. Eles conversaram sobre esse conflito imenso e avassalador com mais aspectos positivos que negativos. E isso já é uma grande vitória.

Sua missão

Podemos discordar e ainda assim estar do lado um do outro. Não precisamos nos tornar inimigos, mesmo que comecemos em "lados opostos" de uma questão. No conflito, sua missão é permitir-se ser vulnerável – transformar *ataque e defesa* em autorrevelação e abertura. É isso que significa "resolver o momento" – reformular o objetivo nesse estágio do conflito para que seu objetivo primário seja descobrir mais sobre o que a outra pessoa está pensando, sentindo e precisando, e você mesmo expressar isso *antes* de tentar progredir para a persuasão e o compromisso. E você se certifica de que está do lado certo dessa proporção mágica ao preencher sua discussão com momentos de positividade.

Você faz isso da seguinte forma:

- Usando o começo suave e *continuando* a usar essas diretrizes durante toda a conversa. Introduza os tópicos gentilmente. Faça perguntas. Evite linguagem crítica.
- Acalme-se quando ficar inundado, *antes* que as coisas saiam dos trilhos. Faça pausas e comunique-as claramente.
- Fazendo, reconhecendo e aceitando tentativas de reparo. O *reparo* é a arma secreta dos mestres do amor – use-o!

Esta é a linguagem da discussão do jeito certo. É a linguagem do reparo e da colaboração, e qualquer um pode aprendê-la. Na página 180, você encontrará nossa *Checklist* de Reparos. Se uma discussão começar a ficar acalorada, e você precisar de um lembrete rápido de como desacelerar a ação, peça que seu parceiro reformule suas palavras para que você possa ser menos defensivo ou coloque seus próprios sentimentos e necessidades em palavras diferentes. Consulte nossa *Checklist* de Reparos e utilize-a como uma folha de consulta no meio da discussão. Você verá que organizamos as sugestões em seis categorias para que possa navegar com facilidade em busca do que precisa. Estas são as categorias e o tipo de reparo que elas propiciam:

- **"Eu sinto"**: Quando você precisa de ajuda para expressar suas emoções no momento
- **"Lamento"**: Quando você precisa de ajuda para formular um pedido de desculpas
- **"Chegue ao sim"**: Quando você quer validar seu parceiro ou encontrá-lo no meio do caminho
- **"Preciso me acalmar"**: Quando você começa a se sentir inundado e/ou precisa de um momento de reparo
- **"Interromper a ação"**: Quando você está inundado e precisa de uma pausa
- **"Eu aprecio"**: Quando você quer fazer um reparo e acrescentar positividade

Se parecer estranho pegar um livro no meio de uma discussão, então aqui vai um pequeno segredo: fazemos isso o tempo todo nas sessões de terapia! Recentemente, tivemos um casal que estava discordando sobre uma diferença nos estilos parentais, e isso começou a escalar. Interrompemos: "Parem", dissemos. "Como vocês estão se sentindo?" A resposta deles: "Não muito bem!". Perguntamos: "Esta conversa está funcionando para vocês?". Recebemos dos dois um retumbante "Não!".

Pegamos nosso manual e o abrimos na *Checklist* de Reparos.

"Quando vocês sentirem que uma conversa está desviando do caminho e não parece boa, deem uma olhada nesta lista e encontrem uma frase que se encaixe no que estão precisando no momento", dissemos. "Vocês podem parafraseá-la ou apenas lê-la diretamente."

Os dois deram uma olhada na lista. Para o primeiro deles, indicamos: "Você acabou de dizer à sua esposa 'Você nunca impõe limites às crianças, e elas precisam muito disso'". Depois nos dirigimos à esposa e dissemos: "Aí você ficou muito na defensiva. Agora examine a primeira seção: 'Eu sinto'. Desça até o número 9. Em vez de ficar na defensiva, que tal fazer um reparo e dizer que você *se sente* na defensiva?".

E ela fez isso. "Sinto-me defensiva", ela disse, lendo literalmente o que estava na *Checklist* de Reparos. "Você pode reformular isso?"

"Sim, peço desculpas por ter dito 'Você nunca'", disse o primeiro. "Isso não é verdade." Ela examinou a lista, viu o número 1 abaixo de "Eu aprecio" e achou que era adequado para o momento. "Sei que não é sua culpa", ela leu e, então, continuou por conta própria: "Você fica mais tempo sozinho com eles, e cuidar deles o dia todo não é fácil. Só acho que precisamos ser mais consistentes. Quando você diz que eles podem assistir TV antes do jantar e depois eu digo que não porque decidimos que este é um momento sem telas, eu acabo sendo a malvada outra vez. Não quero ser a mãe má o tempo todo".

Não há absolutamente nada de errado em lançar mão da *Checklist* de Reparos no meio de uma discussão e ler diretamente o que está escrito nela. Os enunciados são formas comprovadas de acalmar um conflito em escalada, obtidos de anos de observação de milhares de casais – utilize-os! Esse casal, em particular, teve tanto sucesso no uso da *Checklist* de Reparos que, quando voltaram para casa, arrancaram-na do manual e colaram na porta da geladeira. Sempre que uma discussão começava a ficar acalorada, eles se colocavam na frente da geladeira para continuar falando. Assim podiam consultar a lista enquanto trabalhavam no problema. Isso foi tão útil que passou a ser um hábito.

Certo dia, seu filho menor, um menino de 3 anos, estava se vestindo para a pré-escola e fazendo birra com alguma coisa (provavelmente envolvendo a sensação das meias dentro dos seus sapatos – uma queixa típica nessa idade). Ele estava jogando longe os sapatos, frustrado, e sua mãe levantou a voz dizendo: "Estamos atrasados! Temos que entrar no carro!". Ele percebeu pela voz que ela estava zangada. Então se levantou, pegou a mão dela e a puxou até a cozinha, posicionando-se na frente da geladeira.

"*Aqui* é onde temos que conversar", ele disse. Ele sabia que a geladeira acalmava as coisas.

Discutam entre vocês as perguntas a seguir:

- Na sua família, enquanto crescia, você testemunhou seus pais ou cuidadores sendo inundados? O que acontecia então? Como eles lidavam com isso?
- Pense em um filme ou programa de TV em que as pessoas ficavam inundadas muitas vezes – como isso acontecia na tela? Como se compara (semelhante ou diferente) com sua própria experiência durante o conflito?
- O que acontece em seu corpo quando você fica inundado? Seja o mais específico possível sobre onde sente isso fisicamente e como é para você.
- Quais são seus "gatilhos" para ser inundado? E que momentos durante o conflito tendem a ativar essa reação em seu corpo? É quando as coisas estão acontecendo muito rápido? Quando você se sente preso? Quando você "joga tudo no ventilador"?
- No conflito, você se sente inundado frequentemente ou raramente? Rapidamente ou demora algum tempo? O que você acha que seu estilo de conflito (e o do seu parceiro) tem a ver com isso?

- Quando você está começando a se sentir inundado, há algo que a outra pessoa possa fazer para ajudar a acalmar as coisas? Quais são os reparos mais efetivos que seu par já fez no passado? Por exemplo, algumas pessoas são acalmadas pela conexão física; outras não querem ser tocadas porque isso as deixa mais agitadas. Elas podem responder melhor se forem tranquilizadas, por exemplo.
- Por fim, muitas vezes, quando você está muito inundado, é difícil comunicar-se com calma e clareza e pedir ajuda. Se você e seu par acham que isso seria útil, encontre um sinal de mão simples, mas claro, que você possa usar se estiver se sentindo muito sobrecarregado e precisar fazer uma pausa na conversa. (Não escolha o sinal óbvio que só requer um dedo...) Escolha algo de que vocês dois se lembrem e que possa sinalizar rapidamente: *Preciso parar, mas continuarei quando estiver mais calmo.* Seu sinal pode ser as duas mãos sobre o coração, ou as mãos em posição de oração, ou qualquer coisa que queira. Se escolher um sinal, respeite-o – quando seu parceiro sinalizar a necessidade de uma pausa, escolha um, mesmo que pessoalmente não precise dele. Se você tiver mais coisas a dizer, isso pode ser dito mais tarde; é muito mais difícil desdizer as coisas que não queríamos ter dito.

CHECKLIST DE REPAROS DE GOTTMAN

EU SINTO

- Estou ficando assustado.
- Por favor, diga isso de forma mais gentil.
- Eu fiz algo de errado?
- Isso fere meus sentimentos.
- Isso me pareceu um insulto.
- Estou me sentindo triste.
- Sinto-me acusado. Você pode reformular isso?
- Estou me sentindo desvalorizado.
- Sinto-me defensivo. Você pode reformular isso?
- Por favor, não me dê sermões.
- Não sinto que você está me entendendo agora.
- Parece que tudo é minha culpa.
- Sinto-me criticado. Você pode reformular isso?
- Estou ficando preocupado.
- Por favor, não se retire.

PRECISO ME ACALMAR

- Você pode deixar as coisas mais seguras para mim?
- Preciso que as coisas fiquem mais calmas agora.
- Preciso do seu apoio agora.
- Apenas me escute agora e tente entender.
- Diga que você me ama.
- Você pode me dar um beijo?
- Posso retirar o que disse?
- Por favor, seja mais gentil comigo.
- Por favor, me ajude a me acalmar.
- Por favor, fique quieto e me escute.
- Isso é importante para mim. Por favor, me escute.
- Preciso concluir o que estava dizendo.
- Estou começando a me sentir inundado.
- Podemos fazer uma pausa?
- Podemos falar um pouco sobre outra coisa?

LAMENTO

- Minhas reações foram muito exageradas. Desculpe.
- Eu realmente estraguei tudo.
- Deixe-me tentar de novo.
- Quero ser mais gentil com você agora, mas não sei como.
- Diga o que está me ouvindo dizer.
- Posso ver a minha parte em tudo isso.
- O que posso fazer para melhorar as coisas?
- Vamos tentar isso de novo.
- O que você está dizendo é...
- Deixe-me começar de novo de um jeito mais suave.
- Sinto muito. Por favor, me perdoe.

INTERROMPER A AÇÃO!

- Pode ser que eu esteja errado aqui.
- Por favor, vamos parar um pouco.
- Vamos fazer uma pausa.
- Me dê um momento. Já volto.
- Estou me sentindo inundado.
- Por favor, pare.
- Vamos concordar em discordar aqui.
- Vamos começar tudo de novo.
- Aguente firme. Não se afaste.
- Quero mudar de assunto.
- Estamos nos desviando do caminho.

CHEGO AO SIM

- Você está começando a me convencer.
- Concordo em parte com o que você está dizendo.
- Vamos chegar a um acordo aqui.
- Vamos encontrar nosso ponto em comum.
- Nunca havia pensado nas coisas desse modo.
- Este problema não é muito grave, em termos mais amplos.
- Acho que seu ponto de vista faz sentido.
- Vamos combinar de incluir nossos dois pontos de vista em uma solução.
- Quais são suas preocupações?

EU APRECIO

- Sei que não é sua culpa.
- A minha parte neste problema é...
- Entendo seu ponto de vista.
- Obrigado por...
- Esse é um bom argumento.
- Nós dois estamos dizendo...
- Entendo.
- Eu amo você.
- Sou grato por...
- Uma coisa que admiro em você é...
- Entendo o que você está querendo dizer.
- Este não é um problema seu; é nosso problema.

DISCUSSÃO Nº 3
A SUPERFÍCIE

Erro: Arranhar a superfície

Manuel e Shanae têm o mesmo conflito há anos. Um casal inter-racial (ele negro, ela das ilhas do Pacífico) na casa dos 30 anos, estavam casados há quase uma década. Quando chegaram até nós para uma terapia de casais intensiva, não tiveram problemas para descrever suas posições e como ocorriam suas discussões – àquela altura, já tinham feito isso centenas de vezes. Não havia discordância entre eles sobre o motivo das suas discussões: segundo eles, estavam discutindo sobre presentes e dinheiro. Ambos estavam claramente de acordo com isso. O problema era que nunca pareciam conseguir resolver. As soluções que encontravam nunca se mantinham. Eles persistentemente se encontravam, mais uma vez, de volta à *mesma* discussão, como uma espécie de *Twilight Zone*.

Era assim que as coisas aconteciam: Shanae desejava profundamente que Manuel fosse mais espontâneo e queria que ele a surpreendesse de vez em quando com um símbolo do seu afeto – isso é o que faziam as pessoas nos relacionamentos! Mas ela tinha dificuldades para lhe dizer isso. Em vez de falar diretamente, ela tentava surpreender Manuel com um presente para mostrar o tipo de dinâmica que esperava que ele tivesse, mas ele ficava incomodado: "O que você está pensando, gastando dinheiro nessa bobagem? Não podemos pagar por isso!".

De sua parte, Manuel ficava frustrado, pois eles estavam com o orçamento apertado. Dinheiro sempre foi uma fonte de estresse para os dois – de fato, alguns anos antes, eles foram forçados a declarar falência. Eles haviam feito um plano para serem mais responsáveis financeiramente e evitar que a mesma coisa voltasse a acontecer, e esses presentes extras e desnecessários os afastavam do caminho responsável no qual tinham trabalhado tão arduamente para ingressar.

Eles fizeram várias combinações para resolver esse conflito. Por exemplo, só dariam presentes em datas importantes. Ou se limitariam a um valor máximo. Essas combinações não deram certo por um motivo ou outro. No Dia dos Namorados, Manuel presenteou Shanae com uma grande caixa lindamente embalada. Entusiasmada, ela rasgou o papel de presente e encontrou... um liquidificador novo.

Ele percebeu sua decepção, mas ela não disse nada. Agradeceu sem entusiasmo e voltou a esvaziar sua lancheira do trabalho e a limpar os potes. Manuel ficou chateado. Ele tinha cumprido as regras combinadas – hoje era uma data especial, ele havia cumprido à risca o limite de preço (era um liquidificador chique e que ela estava querendo comprar) e ele não tinha se esquecido. Tinha feito tudo certo, e ainda assim ela não estava satisfeita. *O que mais era preciso?*, ele se perguntou. Ele teria que esvaziar sua conta bancária para deixá-la feliz? Construir para ela o Taj Mahal? Ele a seguiu enquanto ela se movimentava pela cozinha.

"Qual é o problema?", ele perguntou, elevando a voz. "Shanae? Hein? O que há de errado? Você diz constantemente que quer presentes, e eu lhe dei um presente. Gastei muito dinheiro nisso, sabe."

"Eu sei", ela disse, já à beira das lágrimas. "É bonito." É claro que *era* bonito, mas não era um *presente*. Era apenas algo de que eles precisavam. Mas, se ela criticasse, sabia que ele explodiria.

"Bonito? Então qual é o problema com ele, hein? O que *exatamente* eu deveria ter comprado em vez disso? Sempre há tantas regras secretas com você. Eu nunca acerto."

"Não grite comigo!"

"Não estou gritando!"

Ele estava gritando. Shanae deu uma volta e saiu de perto, trancou-se no banheiro e chorou.

Então, primeiramente: Shanae e Manuel são ótimos exemplos de pessoas com estilos de conflito muito diferentes. Ele era volátil, enquanto ela era evitativa. Ela evitava levantar o problema abertamente, tentando, em vez disso, demonstrar o comportamento que desejava; quando eles finalmente abordavam a questão, ele explodia. Quando nos encontramos com eles, Shanae disse que seu marido claramente não se preocupava com ela tanto quanto se preocupava com dinheiro. Por sua vez, Manuel nos contou que sua esposa não se preocupava com o futuro deles ou com o imenso estresse financeiro que ele estava vivenciando. E eles não tinham mais esperança de conseguir resolver esse conflito, que parecia estar sempre causando discussões cada vez mais desagradáveis. Depois da última, Shanae foi para a cama chorando. Manuel, incapaz de acalmar a inundação psicológica intensa que sentia durante suas discussões, ficou acordado boa parte da noite, perambulando pela casa. Eles vieram nos ver como um último recurso. Ambos queriam saber: "Como vamos superar isso?".

Quando os casais ficam presos em um conflito cíclico, em geral é um sinal de que, em vez de seguir em frente, eles na verdade precisam fazer uma pausa, desacelerar e se aprofundar.

Quando discutimos, geralmente tentamos consertar um problema antes de entendê-lo. Ficamos presos em uma argumentação superficial, em vez de aprofundar mais, indo até a origem do conflito.

Tentamos uma solução antes de compreender a posição do nosso par e o que está por trás dela. Nem sempre é fácil ver a causa real do conflito – como vemos aqui com Manuel e Shanae, podemos quase literalmente passar *anos* tendo a mesma discussão e ainda assim não saber o que verdadeiramente a está alimentando.

Manuel e Shanae não precisavam encontrar uma solução para o problema dos presentes. Eles já tinham tentado isso! O que eles precisavam era parar bem ali, naquele ponto sensível de atrito entre eles, e *mergulhar fundo*.

Sinais de que vocês precisam se aprofundar

Observando os casais no Laboratório do Amor, inicialmente presumimos que haveria certas "áreas de conteúdo" em que os casais tendiam a ficar bloqueados. Bem, não havia. As pessoas podiam ficar bloqueadas em relação a qualquer coisa.

Como analisamos anteriormente em "Sobre o que discutimos", rapidamente percebemos que os casais podem entrar em impasses cíclicos sobre todos os assuntos possíveis, incluindo os temas aparentemente mais triviais: quem vai ficar com o controle remoto? A que temperatura regulamos o termostato no inverno? As crianças podem comer sanduíche de pasta de amendoim e geleia no jantar se não quiserem o que preparamos? Não havia categorias! E isso porque qualquer ponto de conflito entre duas pessoas – não importa se grande ou pequeno – pode ter todos os tipos de coisas abaixo da superfície. Nossos conflitos, de certa maneira, se parecem um pouco com *icebergs*: muitas vezes só estamos vendo a sua ponta. Ainda não temos ideia de até onde vai esse obstáculo nem sua dimensão – até mergulharmos em suas profundezas.

Também sabemos que a maior parte dos nossos conflitos é perpétua – que temos que gerenciá-los durante toda a nossa vida e que possivelmente nunca serão "resolvidos" de uma vez por todas.

Então, qual é a diferença entre gerenciar um conflito perpétuo e um impasse?

A resposta é que é *muito* diferente. É possível que vocês retornem a determinado assunto repetidas vezes durante toda a sua vida juntos – isso não significa que estejam em um impasse. Significa que entre vocês há uma diferença de personalidade ou de estilo de vida. Vocês simplesmente precisam aprender a dialogar um com o outro com calma e de forma construtiva quando suas diferenças aparecerem. As estratégias que vocês aprenderam até agora certamente serão úteis aqui.

Impasse é diferente. Impasse parece ruim – muito ruim. Vocês se encontram em um impasse se:

- Seus conflitos sobre esse assunto fazem você se sentir rejeitado pelo seu par.
- Vocês falam e falam sobre o assunto e não fazem nenhum progresso. Não há qualquer movimento em direção a uma solução ou compromisso.
- Cada vez que discutem essa questão, vocês se sentem pior. Seus conflitos contínuos sobre esse problema estão causando mágoa e danos emocionais a um dos dois ou a ambos.

Quando chegaram até nós, Manuel e Shanae estavam em um impasse sobre trocar ou não presentes. Eles apresentavam todos os sinais clássicos descritos anteriormente: sentiam-se muito mal depois das suas discussões; suas tentativas de compromisso ou resolução de problemas haviam fracassado; estavam ficando cada vez mais frustrados um com o outro e mais predispostos a esperar pelo pior. A essa altura, ambos estavam vivenciando uma **prevalência de sentimentos negativos**, que também chamamos de perspectiva negativa. Basicamente, isso significa que temos tido tantos conflitos recorrentes que somos incapazes de ver as palavras e ações do nosso par de outra forma que não seja negativa, mesmo que essa não seja a sua intenção. Paramos de conceder ao outro o benefício da dúvida – em vez disso, presumimos o pior. Se fazemos uma pergunta, e nosso par não responde, em vez de pensarmos *Ah, ele não me ouviu*, pensamos *Está me ignorando de novo, como sempre*. Mesmo situações neutras serão percebidas como negativas. Quando estamos presos em um impasse, é difícil nos mantermos afastados da perspectiva negativa.

O impasse é um sinal importante de que você precisa ir mais fundo: é como a luz piscante de um alarme indicando que está na hora de descobrir o que realmente está alimentando esse conflito. No entanto, ainda que vocês não estejam bloqueados por alguma coisa, há outros sinais de que precisam colocar um freio nesse conflito e descobrir sobre o que realmente estão discutindo antes que tentem prosseguir.

Sinais de que vocês precisam desacelerar o conflito:

- Vocês estão tropeçando em algo aparentemente trivial – você pensa: *Por que estamos discutindo sobre essa coisa sem importância?*
- Vocês na verdade já chegaram a um acordo – mas ele acaba sendo minado por um dos dois, ou por ambos. Vocês não conseguem mantê-lo.
- O mesmo assunto continua surgindo em outras discussões ou conversas como um convidado indesejado.
- Ou é o contrário: vocês evitam um certo assunto como uma praga – ele está se tornando um tipo de elefante na sala que vocês dois tentam contornar.
- Seu parceiro tem uma reação surpreendente e desproporcional a uma discussão que "surge do nada" e o apanha desprevenido.

Este último pode ser um grande indicador. Você acha que está tendo uma conversa de rotina, e seu parceiro tem uma grande reação emocional que parece surgir do nada. Se você receber uma resposta que não faz sentido para você – digamos, ele se sente inundado ou zangado com alguma coisa que achou que seria uma conversa comum e banal sobre a agenda ou os planos para o fim de semana –, é um sinal claro de que algo está acontecendo. Você acabou de colidir com um *iceberg* – algo à espreita abaixo da superfície que você não viu. Então o que fazer? Você reduz a força do motor e vai mais devagar.

Diga: "Vamos voltar um pouco. Parece que esse problema é mais profundo do que eu pensava".

Quando nos casamos, tivemos um incidente como esse. John estava chegando em casa do trabalho, e Julie já estava em casa, começando a preparar o jantar na cozinha. Quando John entrou, viu a correspondência sobre a mesa do *hall* de entrada, e isso o lembrou de que tínhamos chamado um encanador algumas semanas atrás, e ele não conseguia lembrar se tínhamos pagado a conta. Ele entrou na cozinha e perguntou: "Ei, você pagou o encanador?".

Julie largou a faca que estava usando para cortar a cebola e se virou. "Não sei!", retorquiu. "*Você* pagou o encanador?"

Pisando forte, ela foi para o quarto e bateu a porta. Difícil.

John ficou ali parado, com a correspondência na mão, pensando: *Eu me casei com uma lunática?* Ele entrou no quarto e a confrontou: "Que raios está acontecendo com você? Eu só queria saber se você pagou o encanador!".

"Ah, claro!!", ela disse. "Eu sou apenas a secretária por aqui. Você nem mesmo me cumprimenta primeiro! Simplesmente vai direto para a lista do que *eu* supostamente devo fazer. Bem, eu *não* paguei! Portanto, sou má!"

John ficou perplexo e na defensiva, e a conversa não correu particularmente bem no começo. Mas acabamos nos acalmando. John se sentou na cama e desta vez perguntou mais gentilmente: "De onde vem isso?".

Julie pensou a respeito por um momento e finalmente conseguiu explicar. "Quando eu era criança", ela disse, "chegava em casa, e minha mãe sempre tinha alguma crítica para mim, como 'É isso que você vestiu para ir à escola? Você fica gorda com essa roupa'. Quando você chegou agora há pouco, parecia exatamente com ela."

O pedido de Julie, no fim, foi muito simples: "Quando nos encontrarmos no final do dia, eu realmente preciso que você venha me beijar, dizer oi e perguntar como foi o meu dia. *Depois* você pode me perguntar se eu paguei o encanador". Chegamos a isso porque reservamos um tempo para ir mais fundo, fazer perguntas, descobrir por que algo que parecia pequeno causou uma reação tão intensa. Reações como essa são uma bandeira vermelha fincada no chão, dizendo "Cave aqui" e pedindo seu cuidado e atenção.

Se você vislumbrar sinais de que precisa se aprofundar em uma questão, temos um modelo para isso. Chama-se **sonhos dentro do conflito**.

Destravando sua discussão: sonhos dentro do conflito

A história por trás desta intervenção é pessoal. Este método não se originou no Laboratório do Amor (apesar de o termos testado exaustivamente ali). Ele provém da nossa própria vida e relacionamento.

Bem no começo do nosso casamento, antes de termos criado nossa teoria e nossas intervenções, estávamos tentando resolver um impasse e não chegávamos a lugar algum. O problema, em síntese: morávamos em Seattle, uma cidade movimentada. John adorava. Julie não. John tinha crescido na cidade de Nova York, e, para ele, o fluxo de pessoas, o trânsito apressado, o barulho e agitação de uma cidade eram familiares e reconfortantes – a experiência sensorial de *lar*. Para Julie, que tinha crescido em Portland, em uma casa à beira de uma das maiores florestas urbanas do país, a natureza selvagem era seu lar. Ela buscava a tranquilidade e o silêncio das árvores. Com frequência, saía de casa sorrateiramente para dormir na floresta, retornando antes do amanhecer do dia seguinte. Seus pais nunca ficaram sabendo. A natureza profunda e pura era o que a mantinha sã.

Certo fim de semana, alugamos uma pequena cabana em Orcas Island, no noroeste do estado de Washington, a uma longa viagem de carro e de *ferry*, distante da cidade. Julie imediatamente se apaixonou por Orcas. Ela sempre imaginou que algum dia teria uma cabana na floresta, em algum lugar, e, depois que voltamos à ilha várias vezes, ela percebeu que aquele era o lugar mágico para ela. Então, certo dia, ela trouxe o assunto para John.

"Eu quero muito comprar uma cabana em Orcas", ela disse.

"O quê?", John respondeu, espantado. "Nem pensar."

E, sem mais nem menos, começamos a discutir. A discussão escalou; ambos nos retiramos, zangados e insatisfeitos. E continuamos discutindo sobre isso, repetidamente, por *seis anos*. Julie não conseguia abrir mão – aquela visão preciosa da cabana na floresta. E John não conseguia chegar a um sim – a ideia toda de *comprar* um lugar ali parecia extravagante e desnecessária. Ele manteve a sua posição. Estávamos em um impasse.

Isso se tornou um grande problema no relacionamento, um obstáculo que aumentava a cada dia, e não conseguíamos deixar de tropeçar nele constantemente. O ressentimento sobre a questão estava se infiltrando em outras conversas e em nossas interações no dia a dia; a negatividade estava assumindo o controle. Então fomos a um terapeuta de casais. (Sim, terapeutas de casais também precisam de terapeutas de casais!) A terapeuta – recomendada por um amigo – gostava muito de John. Ela o achava brilhante, comunicativo e encantador. Ela estava do lado dele, e isso apareceu na terapia. Julie ficou em segundo plano. Certo dia, quando nos sentamos em seu consultório argumentando, tentando mais uma vez encontrar uma maneira de sair do nosso impasse, ela disse: "Sabe, John, você tem todo o direito de apenas dizer não, e ela tem que aceitar. Vocês podem criar limites – bons relacionamentos têm tudo a ver com limites. Apenas diga não!".

Depois disso, andamos até o carro em silêncio. John obviamente estava revendo a sessão em sua mente – ele estava refletindo profundamente. Em casa, ele largou as chaves do carro e se dirigiu a Julie. "Eu sou assim? Como essa terapeuta? Toda essa coisa de 'apenas diga não'?".

"Sim, realmente", disse Julie. "Você é."

"Bem", disse John, "esse não é o tipo de marido que eu quero ser".

Decidimos demitir a terapeuta.

Então nos sentamos ali mesmo – em nossa sala de estar, em vez de no consultório de outra pessoa – e tivemos, por nossa conta, o que logo se tornaria o modelo para o exercício "sonhos dentro do conflito". Paramos de discutir sobre comprar ou não a cabana. Paramos de tentar persuadir um ao outro de qualquer coisa. Começamos a fazer perguntas e apenas ouvir um ao outro.

Começamos a conversar sobre o passado e sobre o futuro. Julie contou para John como era ruim estar em casa quando era jovem – como sua casa era cheia de críticas, desprezo e, algumas vezes, abuso físico. Ela nunca sabia o que iria ouvir na fala afiada de sua mãe; nunca sentiu que podia relaxar e baixar a guarda. Então ela escapava pela porta dos fundos, no meio da noite, quando as coisas estavam tensas e pesadas em casa, e fugia para a reserva natural selvagem no coração de Portland. Ela descreveu como muitas vezes ficava fora a noite inteira, dormindo debaixo de um dos sinuosos cedros vermelhos. Na natureza, ela se sentia segura. Era onde podia ir para apreciar a beleza revitalizante das árvores e se recarregar espiritualmente.

"A cidade me esgota", ela disse. "A floresta me reanima."

Agora era a vez de John.

Ele contou uma história sobre seus pais, um jovem casal que vivia em Viena no começo da II Guerra Mundial. Certa noite, eles descobriram que dentro de 24 horas a Gestapo estaria chegando ao seu quarteirão para reunir as pessoas e enviá-las para campos de concentração. Eles fugiram, deixando a cidade que era seu lar e cruzando a fronteira até a Suíça sem nada além das roupas que estavam vestindo e alguns pacotes de sal e açúcar escondidos nos bolsos. Deixaram tudo para trás – trabalho, família, estudos, amigos, seu apartamento e tudo que havia dentro dele, seus livros e fotografias valiosas, mobília e heranças de família. Da Suíça, fugiram para a República Dominicana, onde John nasceu em 1942; por fim, chegaram a Nova York como refugiados do Holocausto.

Eles ensinaram a John o que haviam aprendido: você não acumula coisas ou propriedades. Você nunca sabe quando os nazistas, sob outro nome, virão atrás de você, e terá que deixar tudo para trás. Seus recursos devem ser investidos dentro de si, em algo que possa levar consigo, como educação e habilidades. Nós já tínhamos uma casa – não precisávamos de duas –, e esse pensamento fazia John se sentir sobrecarregado e com medo, quando pensava em seus pais e na história deles.

Depois que compartilhamos essas histórias, nós dois baixamos a guarda. No outro lado dessa conversa, tudo parecia diferente. A compaixão enchia o ar. Não havia como não fazermos tudo o que pudéssemos para honrar os sonhos um do outro.

Muito rapidamente depois disso, chegamos a um acordo: compraríamos um pequeno imóvel em Orcas. E, depois de alguns anos, se John achasse que tinha sido um mau investimento, reavaliaríamos e veríamos se seria o caso de vendê-lo.

Por sua vez, Julie manteria uma cozinha *kosher* tradicionalmente judaica – algo que John desejava há muito tempo.

Descobrimos um pequeno local rústico no lado norte da ilha, em uma falésia denominada Racoon Point, de onde era possível enxergar o Canadá através do estreito. John adorou o local – embora sua tendência fosse passar seu tempo dentro da cabana, aconchegado no sofá, lendo, enquanto Julie calçava suas botas e fazia trilhas – e, depois de um ano, estava animado por terem feito aquela aquisição.

O processo foi tão exitoso que pensamos: "Precisamos levar isso para o Laboratório".

Levando os sonhos para o Laboratório

Voltamos às filmagens e aos dados do Laboratório e analisamos mais de perto as conversas com impasses. Descobrimos que, para os casais em impasse ou casais em estresse, sempre havia um sonho subjacente à discussão que não tinha sido revelado ou claramente expressado. Por sua vez, em casais que estavam administrando seus conflitos com sucesso, esses sonhos eram discutidos aberta e diretamente.

Quando começamos a mapear todas as coisas que os mestres do amor faziam *certo*, encontramos temas gerais consistentes: eles dedicavam um tempo para a construção e a expansão dos seus "mapas do amor" um do outro, o que significa fazer perguntas exploratórias, ter curiosidade sobre o outro e compreender seu mundo interno. Eles compartilhavam afeto e admiração genuínos e os expressavam diariamente. Na maior parte do tempo, eles se voltavam para os pedidos de conexão um do outro. Eles mantinham uma perspectiva positiva em relação ao outro – tinham maior probabilidade de notar as coisas boas, o que a outra pessoa estava fazendo *certo*, do que as negativas, ou o que estava fazendo errado ou não fazendo. E, quando chegavam a um conflito, quase imediatamente se aprofundavam até o que era essencial para eles filosófica, histórica e emocionalmente: suas crenças, seus valores, suas lembranças e seus sonhos.

Nossa abordagem naquele dia, quando tivemos um avanço na nossa discussão bloqueada, não foi única. E isso era uma ótima notícia, porque significava que esta era uma estratégia reproduzível à qual outros casais poderiam ter acesso. Tínhamos resolvido nosso maior conflito exatamente da maneira que os mestres haviam feito no Laboratório, e isso nos deu confiança para desenvolver esta intervenção: uma série de perguntas elaboradas para ajudar os casais a chegarem à base dos seus conflitos em vez de patinarem na superfície.

Começamos testando-a em nossos *workshops* com casais. Procuramos definir o cenário claramente. As regras: haveria um falante e um ouvinte. A tarefa do falante era ser aberto e honesto, falar do fundo do coração e usar as intervenções que abordamos neste livro até agora: o começo suave para apresentar sua posição sobre o problema, descrevendo apenas as próprias necessidades em vez das falhas do outro. A tarefa do ouvinte, enquanto isso, era tornar tudo seguro para que seu par se abrisse e compartilhasse o sonho subjacente à sua posição sobre a questão. Sua missão era conceder o benefício da dúvida e ouvir pacientemente o ponto de vista do falante. Sem julgamento. Sem atitude defensiva.

Então o ouvinte lia em voz alta uma série de perguntas e simplesmente ouvia as respostas sem apresentar seu ponto de vista. Depois que o falante respondesse a todas as perguntas, uma por uma, os dois invertiam os papéis – aquele que começou como ouvinte agora seria o falante, e vice-versa. Inicialmente, a lista de perguntas para o ouvinte formular era mais longa, mas depois de testarmos e refinarmos o exercício, a reduzimos a seis.

Perguntas mágicas do apanhador de sonhos

1. Qual é sua opinião sobre essa questão? Você tem alguns valores ou crenças relacionados com sua posição sobre ela?
2. Sua posição está, de alguma maneira, ligada a sua história ou infância?
3. Por que sua posição sobre essa questão é tão importante para você?
4. Quais são seus sentimentos sobre essa questão?
5. Qual é seu sonho aqui? Se pudesse mexer uma varinha mágica e ter exatamente o que deseja, como isso seria?
6. Para você, há algum propósito ou objetivo subjacente? Qual?

Este exercício funciona porque ele *abre espaço e tempo*. Ele expande a conversa para que ela possa respirar. E requer papéis claros para cada um: um falante e um ouvinte. Ele proporciona ao casal um espaço tranquilo e protegido para que ambos descubram qual é seu sonho ou medo mais profundo e o expressem.

Não é possível resolver tudo até que você entenda a abordagem da outra pessoa para essa questão em um nível mais profundo. Quando ouviu a posição inicial usando um começo mais suave, ainda assim você ouviu apenas uma ou duas declarações. Você mal arranhou a superfície; há muito mais coisas que precisa compreender.

Isso significa que é essencial ocupar os papéis do *falante* e do *ouvinte*. Certifique-se de que cada um de vocês assuma um papel plenamente. Assumir plenamente significa que o falante primeiro faz a abertura suave e depois responde às perguntas sobre os "sonhos dentro do conflito" feitas pelo ouvinte. Não interrompam um ao outro. Não pulem nenhuma pergunta! O ouvinte deve percorrer toda a lista e formular ao falante cada pergunta, uma por uma. Não prossiga até que elas sejam respondidas da forma mais completa possível.

Seu objetivo é descobrir tudo o que puder sobre seu par e sobre essa questão: por que ela é tão importante para ele, de onde vem esse seu posicionamento, como sua história pessoal interage com sua posição sobre isso. Nem sempre você pode extrapolar a partir das experiências de alguém a forma que suas crenças e valores vão assumir – por exemplo, nas gerações mais velhas, as pessoas costumavam ser punidas fisicamente por seus pais quando crianças. Algumas dessas pessoas ficaram bem com essa experiência, não entendem que isso as prejudicou, mas sim que lhes ensinou uma lição valiosa, e tudo bem. Outras pensarão: *Aquilo foi abusivo. Não aprendi nada, só a sentir medo; nunca levantarei a mão para meus filhos.* O histórico é muito importante, mas vemos que exatamente o mesmo histórico pode criar sistemas de crenças divergentes. Temos que nos aprofundar nesse assunto para compreender as posições um do outro sobre um ponto de conflito.

Mesmo pessoas que têm tudo em comum (classe social, raça, cidade natal, estrutura familiar, religião) podem ter dois pontos de vista totalmente diferentes sobre alguma coisa, pois a constituição física, emocional, espiritual e intelectual de cada pessoa vai interagir diferentemente com esse ambiente compartilhado e produzir algo único. Manuel e Shanae, por exemplo, tinham muito em comum em suas infâncias. Ambos tiveram dificuldades, com pais ausentes, cuidadores inconsistentes e uma história de privação e escassez. No entanto, a partir dessas experiências de vida semelhantes, eles formaram sistemas de crenças bem diferentes.

Manuel e Shanae: não era o dinheiro

Com Manuel e Shanae, sabíamos que o primeiro passo para vencer o impasse era deixar de lado esse conflito constante sobre dinheiro. Em vez disso, falamos sobre o passado de cada um. Perguntamos: qual era a cultura em torno do ato de presentear na sua família durante seu crescimento? Que significado vocês atribuem a isso por causa dessa cultura?

Suas respostas foram incrivelmente esclarecedoras. Quando Shanae estava crescendo, seus pais não estavam por perto. Seu pai estava na cadeia, e sua mãe era dependente de drogas – ela amava Shanae, mas era incapaz de ser uma genitora confiável ou de sustentar sua filha. Durante boa parte da sua infância, Shanae morou com sua tia e seu tio. No Natal, eles tinham o hábito de dar muitos presentes aos seus filhos. Para ela, eles davam um par de meias novas. E só. Apenas meias. Ela via o que simbolizavam os presentes: quem era mais importante. Presentes equivaliam a amor – e ela não estava recebendo nenhum.

Enquanto isso, Manuel não ganhava presentes. Seus pais eram ausentes, abusivos e acabaram se divorciando. Ele essencialmente se criou sozinho. A única pessoa que alguma vez lhe deu presentes e fez com que "se sentisse rico", como ele descreveu, foi uma amiga da família, sua madrinha, com quem sempre passava suas férias e os verões. Esta parecia ser a única relação em sua vida com que podia contar. Mas então, quando ele era adolescente e começou a vender drogas para se sustentar, ela lhe disse que não podia tolerar seu estilo de vida e abruptamente deixou de vê-lo – para sempre. Como resultado, ele nunca mais confiou completamente em ninguém. Quando alguém lhe dava um presente, sua resposta automática era: *Por que você está me dando isso? Provavelmente para me manipular.*

Perguntamos a Manuel se era possível que ele não conseguisse aceitar presentes de Shanae porque isso significava abrir-se para aceitar o amor dela e toda a vulnerabilidade que isso envolvia – e ele admitiu que sim, isso estava correto. Em contrapartida, ela estava faminta de demonstrações de amor da parte dele. Esse casal travava essa luta – literalmente há anos – com as lentes do *dinheiro*. Mas isso não tinha nada a ver com dinheiro. Na verdade, era sobre o significado oculto, subjacente, de amor: como damos, como recebemos, como nos abrimos para ele.

Quando eles responderam às perguntas do apanhador de sonhos, o teor da sua conversa foi muito diferente. Com esse formato – revezando-se, falando sobre si mesmos e sobre suas infâncias, levando seu tempo para responder a cada pergunta –, eles foram receptivos e capazes de ouvir um ao outro. Manuel, que tendia a ser mais volátil, estava muito mais calmo e menos intenso ao passar pela entrevista de seis perguntas, o que, por sua vez, permitiu que Shanae, que era mais evitativa, se sentisse segura para também se abrir e compartilhar suas respostas.

Quando Manuel perguntou a Shanae "Quais são seus sentimentos sobre essa questão?", e Shanae disse "Eu me sinto como uma criança pequena de novo, esperando e esperando para ser importante para alguém", vimos que a expressão no rosto dele mudou, pois começou a entender. Quando foi a vez dele, e ela chegou à quinta pergunta, "Se pudesse mexer uma varinha mágica e ter exatamente o que deseja, como isso seria?", ele disse: "Seria como se tudo ficasse mais fácil entre nós. Você sabe que eu te amo, aconteça o que acontecer".

Manuel e Shanae não deixaram de ter conflito sobre esse tema. Entretanto, na vez seguinte em que surgiu conflito em torno dessa questão, a conversa foi muito diferente.

Shanae: (*examinando as sacolas de compras que Manuel acabou de trazer para casa, com um suspiro de desapontamento e um revirar de olhos*) Ah, uma caixa de pregos da loja de ferragens. Exatamente aquilo com que uma garota sonha.

Manuel: Eu disse que ia lá. O que você esperava que eu trouxesse para casa? Um anel de diamante?

Shanae: Só pensei que talvez você me trouxesse alguma coisa hoje. Tenho sentido falta de uma demonstração de afeição da sua parte. Ultimamente, você quase nem presta atenção em mim.

Manuel: Shanae, estou tentado terminar esses consertos para que possamos sublocar este lugar e procurar um apartamento maior. Já falamos sobre isso. Achei que era isso que você queria!

Shanae: E quero. Mas só quero que, de vez em quando, você me mostre que se importa. Isso é o que fazem as pessoas em um relacionamento, Manuel. É normal querer isso.

Manuel: (*suspira frustrado*) Só não entendo por que pequenos presentes são tão importantes para você. Você sabe que eu te amo. Por que isso não é suficiente?

Shanae: Bem... Eu acho que, se você ama uma pessoa, quer mostrar que a ama. Não é suficiente apenas dizer. Qualquer um pode simplesmente dizer. Se você presenteia uma pessoa, significa que está pensando nela. Isso exige esforço, exige tempo, requer que você pense na pessoa que ama.

Manuel: Sim, mas eu não tenho tempo!

Shanae: Eu sei, eu sei.

Manuel: Olhe, sei que isso foi um problema para você durante seu crescimento. E estou tentando. Mas não quero que percamos este apartamento porque não podemos pagar o aluguel.

Shanae: Essa é a única razão?

Manuel: Bem... Acho que ainda tenho a mesma velha reação quando você fala sobre querer que eu lhe dê alguma coisa – como se você estivesse tentando tirar alguma coisa de mim. Meu pai me ensinou, nunca confie em ninguém porque essa pessoa vai enganá-lo. E, de fato, as pessoas sempre fazem isso. As pessoas só lhe dão alguma coisa quando querem algo em troca. Recordo que os garotos costumavam me dar coisas, como doces ou um cigarro, e aí me diziam que era a minha vez de tentar comprar cerveja, por isso teria que ser eu a arriscar o pescoço. Estou acostumado a ser usado. Fiquei mais esperto quando tinha 14 ou 15 anos. Parei de deixar que as pessoas me usassem e me manipulassem.

Shanae: Mas não quero manipular você! Não é isso que estou dizendo.

Manuel: Quer dizer, agora eu sei, mas isso ainda me provoca esse sentimento.

Shanae: (*abraçando-o carinhosamente*) Posso ao menos manipulá-lo para me trazer uma daquelas barras de chocolate que eu gosto da próxima vez que você passar pela cidade?

Manuel: (*rindo*) Tudo bem, tudo bem, provavelmente podemos comprar uma barra de chocolate sem perder o apartamento.

Essa diferença nos valores relacionados a dinheiro e a presentear permanecerá como um problema perpétuo para esse casal e surgirá de diferentes maneiras durante sua vida. No futuro, a tendência habitual de Manuel de encarar a oferta de presentes como manipuladora às vezes entrará em choque com a crença profundamente arraigada de Shanae de que presentes se equiparam a amor. No entanto, a conversa sobre os "sonhos dentro do conflito" mudou completamente o enquadramento desses conflitos. Os dois ainda discutem sobre essa questão, mas já não se encontram em um impasse prejudicial quanto a isso. Em geral eles são capazes de encontrar algum tipo de resolução ou compromisso para aquela discussão em particular. É menos provável que se sintam julgados e atacados. Agora eles estão operando a partir de uma compreensão profunda um do outro, com uma consciência das vulnerabilidades duradouras que cada um carrega. Por isso, apesar do fato de que essa questão nunca será exatamente "resolvida", ela deixou de ser uma fonte de dor e mal-entendido.

Os piores conflitos são as maiores oportunidades para intimidade

Isso, de certa forma, é contraintuitivo: quando há um tema que o casal não consegue abordar sem que haja uma discussão horrível, estressante e muito intensa, cujos efeitos se prolongam por dias (ou mais), a resposta natural parece ser evitar esse tema. Há certa lógica em pensar: *Tudo bem, este é um conflito perpétuo, e dói muito abordá-lo, por isso simplesmente não vamos tocar nisso.* Em impasses, também, os casais podem começar a se sentir sem esperança: *Já discutimos esse assusto à exaustão; não há mais nada a fazer.* Ou: *Me casei com a pessoa errada – ela quer que eu seja uma pessoa que não sou. Não vou conseguir manter esse relacionamento a não ser que eu mude toda a minha personalidade.*

O que descobrimos ao trabalhar com casais nos *workshops*, quando conduzimos as pessoas, passo a passo, ao longo da intervenção dos "sonhos dentro do conflito", é que 87% das vezes as seis perguntas levaram a avanços importantes em um impasse.[1] Muitas vezes, não somos verdadeiramente compatíveis – não temos a pretensão de dizer que todos os relacionamentos podem e devem ser salvos. Os dados não corroboram isso, muito menos nosso trabalho clínico com casais. Às vezes, duas personalidades são muito incompatíveis. Às vezes, os sonhos são muito opostos. Mas em quase 90% das vezes este não é o caso. As pessoas só precisam conhecer melhor os sonhos subjacentes uma da outra e, então, podem avançar além do impasse e ter conflitos mais produtivos.

Uma das grandes surpresas para nós como pesquisadores ao longo dos anos foi ver o quão profundamente existenciais eram os conflitos das pessoas. Questões banais da vida cotidiana em que os casais rapidamente se enredavam revelavam forte associação com questões maiores. Trouxemos para o laboratório todos os tipos de pessoas – casais de todos os grupos demográficos. E o que vimos foi que, independentemente da sua procedência ou do seu nível educacional, cada pessoa é um filósofo. Todos lutam com os mesmos questionamentos: *Por que estou aqui? Qual é meu propósito? Qual é meu objetivo de estar aqui, de estar vivo neste mundo? Como quero viver esta vida que eu tenho?*

Os seres humanos são criadores de significado. Somos contadores de histórias, e temos sido assim há milênios. Contamos a nós mesmos histórias de origem para explicar o mundo. Contamos a nós mesmos a história de nossas vidas individuais, moldando nossas autobiografias. E, quando contamos a história de nossas vidas, buscamos significado, uma moral. Por essa razão, questões triviais – que se reduzem a recolher ou não as roupas do seu marido jogadas no chão – podem ser vistas como simbólicas ou conectadas com alguma crença subjacente ou propósito que orienta nossa vida. É por isso que dizemos que nossos maiores conflitos podem ser a maior oportunidade para intimidade: porque eles podem servir como um holofote, colocando algo que é profundamente importante sobre quem somos, algo que ajudará o casal a se conhecer, em um círculo brilhante que pode ser visto e compreendido.

Todavia, às vezes os sonhos são tão subterrâneos, estão tão encobertos, que mesmo nós não temos consciência deles. E, ainda assim, as emoções relacionadas a eles virão à superfície durante nossas discussões. A conversa sobre os "sonhos dentro do conflito" pode ser útil, mas talvez seja necessário um pouco mais de tempo para chegar ao fundo da questão.

Abrindo espaço para que o sonho venha à superfície

Nem sempre estamos conscientes de nossos sonhos e necessidades. Isso é muito comum – especialmente na cultura ocidental. Trabalhamos muito, passamos tanto tempo tentando sobreviver e crescer. Muitas vezes não passamos tempo suficiente refletindo sobre quem somos ou *por que* somos do jeito que somos. Isso significa que haverá momentos em meio a um conflito em que não seremos capazes de responder a uma pergunta porque nunca havíamos pensado nisso dessa forma. Talvez você ou seu par precisem de tempo para refletir.

É aí que um terapeuta é muito útil – se você já o vê há algum tempo, ele pode ter um bom conhecimento das suas preocupações, pensamentos cotidianos, antecedentes, etc., e muitas vezes pode intuir o que será importante para você e qual história pessoal pode estar associada à sua posição sobre um assunto. Ele pode fazer perguntas, apontar conexões potenciais, lhe dar algumas dicas sobre o que pode estar se passando. Mas as pessoas também podem descobrir essas coisas por si mesmas se reservarem um tempo para refletir e buscar na memória; se pararem para pensar: *Já estive em uma situação como esta antes? Já senti isso antes?* Um casal em conflito, decidindo sobre usar ou não suas economias para comprar uma casa antes que as taxas de juro subam, ou discutindo interminavelmente sobre o preço dos imóveis na sua cidade, na verdade precisa se fazer duas perguntas inteiramente diferentes. O Parceiro 1 precisaria explorar: *Por que manter minha vida estável e segura é tão importante para mim?* O Parceiro 2 precisaria explorar: *Por que é tão importante para mim não plantar raízes e estar livre para viajar?*

Se você estiver no meio de uma discussão, talvez não tenha as respostas a perguntas como essas. Esse casal precisava ter muitas conversas – e pausas entre elas a fim de refletir sobre tudo – para falar sobre suas histórias pessoais relacionadas a *lugar* e *casa*, e se eles tiveram uma sensação de permanência ou segurança durante seu crescimento e de como isso levou à sua posição atual sobre como viver e o que priorizar. Por isso, se estiver no meio de uma discussão e se pegar pensando: *Ah, uau, não faço ideia de onde vem isso,* então a primeira coisa a fazer é criar algum espaço para que possa refletir.

Diga: "Eu gostaria de poder responder, mas acho que preciso de um tempo".

Então dedique um tempo para pensar a respeito!

Se você estiver com dificuldade para se aprofundar, estas são algumas coisas que podem desencadear conexões e revelações:

- Rever fotografias antigas, anuários escolares ou agendas
- Refletir sobre a natureza das suas parcerias românticas no passado ou sobre um casamento anterior
- Refletir sobre seu relacionamento com seus pais, cuidadores ou irmãos
- Refletir sobre seus relacionamentos anteriores com pares ou suas primeiras experiências escolares
- Procurar padrões multigeracionais dentro da sua família (por exemplo, se você está em um conflito relacionado a dinheiro, é útil perguntar: "Qual é o legado da minha família em torno de dinheiro?")

Por fim, voltem a se reunir e compartilhem o que pensaram. Você não tem que ter todas as respostas ainda. Você não é um quebra-cabeças que deve ser "completado". Compartilhe seu processo de reflexão. Descreva tudo o que surgiu a partir disso e que acha interessante ou relevante. Por exemplo, ao pensar sobre um legado familiar relacionado com dinheiro: "Eu cresci no Alasca, em uma família de pescadores, e o dinheiro sempre teve seus 'altos e baixos'. Não tínhamos nada, comíamos com a ajuda do governo no jantar, e então o caranguejo aparecia, e ficávamos ricos. Corríamos e comprávamos tudo o que estávamos precisando – mobília, mantimentos, sapatos para o inverno. E depois o dinheiro sumia de novo, e tínhamos que nos aguentar e esperar.

Acho que ainda tenho esse impulso de *gastar* sempre que temos algum extra, porque, caso contrário, tudo vai desaparecer outra vez".

O que é maravilhoso na prática da conversa sobre os "sonhos dentro do conflito" é que ela se torna uma habilidade que pode ser desenvolvida. Quanto mais o casal fala sobre seus respectivos objetivos, tanto grandes quanto pequenos, e sobre suas visões do tipo de vida que cada um deseja, menor o número de conflitos prejudiciais alimentados por sonhos não reconhecidos ou reprimidos. Algo que antes poderia ter virado um grande conflito se transforma em um momento de conexão e colaboração em que vocês dois se unem para enfrentar um desafio.

Aproximar-se dos seus sonhos o ajudará no conflito

Um casal de um de nossos estudos longitudinais no Laboratório do Amor nos mostrou o quanto isso poderia ser profundo e eficaz. Vamos chamá-los de George e Marianne. Eles estavam casados há poucos anos quando participaram do estudo; era o segundo casamento de ambos, para o qual cada um trouxe dois filhos; eles estavam criando quatro adolescentes ao mesmo tempo. Iniciamos, como sempre fazemos com nossos casais participantes, com a entrevista de história oral, que realizamos na casa deles.

A entrevista de história oral é uma ferramenta de avaliação que aperfeiçoamos com o tempo, em um esforço de obter uma noção mais ampla da história do relacionamento de um casal *antes* de chegarem ao Laboratório para serem observados no conflito. John e seu colega de pesquisa na época, Lowell Krokoff, se inspiraram no trabalho de Studs Terkel, o radialista e escritor vencedor do prêmio Pulitzer que realizou um trabalho inovador entrevistando americanos comuns sobre suas experiências durante a Grande Depressão, compilando algumas das histórias orais mais cativantes e profundas dessa época.

Quando começamos com a entrevista de história oral, ela era dispersa e abrangente, cobrindo todas as perguntas possíveis sobre o relacionamento, e podia durar horas, até um dia inteiro. Com o tempo, a reduzimos às perguntas mais essenciais, que iam direto aos pontos mais importantes da história do relacionamento de um casal: como eles se conheceram? Como tinha sido seu namoro? Como seu relacionamento se desenvolveu com o tempo? Quais foram os grandes altos e baixos da sua união até agora?

Uma das grandes revelações da entrevista de história oral foi que *a forma como um casal contava a história do seu relacionamento predizia seu futuro.*[2] Ao longo do tempo, pelos acompanhamentos a cada poucos anos, vimos que a satisfação conjugal estava fortemente associada ao modo como esse casal descreveu sua história – eles falaram com carinho do seu encontro, lembraram dos detalhes? Eles lembraram e falaram com carinho das razões para terem se apaixonado? Eles falaram sobre suas vidas juntos com um sentimento de "nós" (usando *nós* em vez de *eu*)? Como eles descreveram os momentos difíceis e os conflitos no passado? Havia um sentimento de que eles podiam e iriam se unir para vencer os desafios?

Quando pedimos que George e Marianne descrevessem uma situação desafiadora, imediatamente eles tinham uma história para nos contar. Aconteceu logo depois de terem se casado e combinado suas famílias. George era um vendedor bem-sucedido, e, para acomodar sua família agora bem maior, tinham acabado de comprar uma casa maior, o que representava um desafio financeiro. Certo dia, logo depois de se casarem, George foi trabalhar, e seu chefe o chamou para uma reunião. "Vou reorganizar as coisas e quero que você vá para a estrada", disse seu chefe. "Vou lhe dar um novo território que é ótimo. Isso pode significar um aumento enorme no seu salário se você aproveitar ao máximo. Parabéns!"

Sentado ali no escritório do seu chefe, George não sentia que estava sendo felicitado. Ele não se sentia nada bem. Ele soube imediatamente: isso não é o que eu quero. Ele disse ao chefe que iria recusar a promoção. Seu chefe ficou chocado e disse que aquela era sua nova função, por isso era pegar ou largar.

"Muito bem, vou largar", disse George. "Eu me demito."

Ele foi direto para casa, entrou e disse para sua esposa: "Deixei meu emprego".

A reação dela? Entrou em pânico.

"Você fez *o quê?*", ela gritou. Eles estavam casados há menos de um mês. Eles tinham os filhos na escola, a faculdade para pagar, uma hipoteca maior. "Por que você fez isso? Por que não quis falar comigo primeiro? George, não acredito em você!"

"Sim, eu fiz", ele respondeu, "Eu tinha que fazer isso. Simplesmente percebi: estou num momento da minha vida em que não é isso que quero. Já fiz o trabalho de viajante. Já cometi o erro de colocar a minha carreira acima do meu casamento, e não funcionou muito bem. Agora estou casado com alguém que amo e de quem não quero me afastar. Não quero me afastar de você e não quero me afastar dos nossos filhos".

Marianne ainda estava se recuperando da notícia... mas entendeu.

"Bom, tudo bem", ela disse. "Temos que contar para as crianças."

Quando se sentaram com os filhos e lhes contaram a notícia, o filho mais velho de George interrompeu com uma sugestão. "Pai, por que você não para de falar e parte para a ação? Você sempre quer fazer essas coisas de *motocross*. Adora isso. Por que não abre a sua própria pista de corrida?"

George pensou no assunto e disse que tentaria, se todos eles participassem. As crianças concordaram. E ele decidiu. Pediu um empréstimo para sua empresa e abriu uma loja e uma pista de *motocross*. Eles vendiam bicicletas, ofereciam aulas, faziam consertos. O negócio deu certo – foi um sucesso. Quando esse casal chegou ao Laboratório alguns anos depois, George ainda estava gerenciando o negócio; os adolescentes – agora universitários – ainda trabalhavam na loja, às vezes.

E George e Marianne eram um casal unido, muito sólido. Eles tinham um senso de humor compartilhado que apareceu imediatamente na entrevista de história oral: quando perguntamos como se conheceram e o que os atraiu no outro, George disse: "Ah, bem, eu me senti atraído imediatamente... pela sua bunda". E Marianne caiu na risada. Ele continuou: "Depois, é claro, quando a conheci... eu soube imediatamente que iria me casar com ela".

Quando pedimos que eles nos contassem uma situação em que superaram um conflito, eles contaram essa história. No entanto, o engraçado sobre sua história é que *não houve* uma grande discussão ali. Eles poderiam ter tido – aquele momento em que George chegou em casa e anunciou que havia decidido unilateralmente deixar seu emprego sem consultar sua esposa poderia, na realidade, ter tomado outro rumo. Mas, naquele momento de crise, eles foram *direto* para seus sonhos. George sabia o que queria e o que não queria e expressou isso.

Durante a entrevista, Marianne se dirigiu a ele e disse: "Ainda não consigo acreditar que você fez aquilo tão de repente. Você não ficou apavorado?".

"É claro que fiquei apavorado", ele respondeu. "Mas eu sabia que tudo ficaria bem. Posso fazer qualquer coisa com você."

Quais são os sonhos dentro do seu conflito?

Com seu parceiro, faça o exercício a seguir para ir além da superfície de um de seus conflitos. Há uma riqueza de conhecimento que podemos compreender um sobre o outro, o que pode verdadeiramente ser uma mudança no relacionamento – e uma mudança na vida – se tivermos acesso a isso.

Escolham um problema com impasse ou perpétuo para discutir. Se precisarem de ajuda para um *brainstorm* do que escolher, podem verificar a lista a seguir e ver se algum item toca vocês dois. Embora os casais possam estar bloqueados em alguma coisa, e os problemas perpétuos possam assumir várias formas, estas são áreas-problema comuns sobre as quais muitos casais podem se encontrar em conflito. Escolham uma, ou, se preferirem, cada um pode escolher um tema e passar por esse processo duas vezes.

Problemas perpétuos podem se originar de diferenças em...

- ☐ Limpeza e organização da casa
- ☐ Criação dos filhos, incluindo a divisão de tarefas nos cuidados, disciplina, rigor *versus* delicadeza, etc.
- ☐ Frequência sexual ideal
- ☐ Estilo preferido para fazer amor (por exemplo, uma pessoa vê o sexo como um caminho para a intimidade, enquanto a outra precisa de intimidade como uma precondição para o sexo)
- ☐ Lidar com a família estendida (você quer mais independência da família ou mais proximidade?)
- ☐ Gestão das finanças (um de vocês é mais conservador e se preocupa se o outro não economiza; o outro é mais do tipo que gasta livremente e que valoriza viver o momento)
- ☐ Como dividir o trabalho doméstico (por exemplo, uma divisão de trabalho igual *versus* um arranjo mais tradicional)
- ☐ Socialização e relacionamento com amigos e a comunidade (extroversão *versus* introversão)
- ☐ Fidelidade no relacionamento (o que significa ser leal um ao outro?)
- ☐ Necessidade de emoção e aventura
- ☐ Ambição e a importância do trabalho (uma pessoa é mais orientada para o trabalho e o sucesso nessa área do que a outra)
- ☐ Religião
- ☐ Desejo de independência (um de vocês pode querer mais)
- ☐ Valores básicos (há diferenças importantes quanto ao que vocês mais valorizam e priorizam na vida?)

O que não está na lista? Há diferenças de personalidade, formas de viver, valores ou crenças sobre como as coisas devem ser que apareceram em seus conflitos? Acrescente-as aqui:

____

____

____

A seguir, discuta esse problema usando as seguintes orientações:

> **Sua missão:** Trabalhar em um problema com impasse ou perpétuo, ajudando seu par a compreender sonhos, história, crenças ou valores subjacentes à sua posição sobre essa questão.
>
> **Tarefa do falante:** Sua tarefa é falar honestamente acerca de seus sentimentos sobre sua posição a respeito dessa questão. Explore o que essa posição significa para você e qual pode ser o sonho por trás dela. Conte a história da origem desse sonho ou dessa crença: de onde vem e o que simboliza. Você precisa ser claro e honesto. O que você *realmente* quer quanto a essa questão? Por que isso é importante para você? Tente fazer seu par compreender.

- Não argumente a favor, nem tente persuadir seu par do seu ponto de vista; apenas explique como você vê as coisas. Conte todos os seus pensamentos e sentimentos sobre sua posição nessa questão.

- Você poderá consultar a lista apresentada a seguir como um exemplo de sonhos que as pessoas às vezes têm (ou perderam) que poderiam estar subjacentes à posição que você assumiu sobre essa questão.

Tarefa do ouvinte: Sua tarefa é fazer seu par se sentir *seguro* o suficiente para lhe contar o que está por trás da sua posição sobre a questão: sua crença, sonho ou história. Para isso, você *ouvirá* como um amigo ouviria. *Faça as perguntas* listadas a seguir como exemplo de perguntas para o "apanhador de sonhos" (este é você!), que podem deixar seu par à vontade e conhecer seu ponto de vista. Tente *suspender o julgamento* – sua tarefa não é avaliar ou analisar a história do seu par, apenas ouvi-la.

- Não tente chegar a uma solução. É muito cedo para isso. Vocês precisam primeiro acabar com a oposição dos sonhos e se tornar amigos um do outro em vez de adversários. Tente entender o significado do sonho do seu par. Seja interessado!
- Entenda que o objetivo não é resolver esses problemas. O objetivo é passar do impasse para o diálogo e compreender mais profundamente a posição do outro.
- Não argumente sobre seu ponto de vista! Apenas escute e faça perguntas.

EXEMPLOS DE PERGUNTAS **Para o apanhador de sonhos (ouvinte)**	EXEMPLOS DE SONHOS **Para o falante dos sonhos**
• O que você pensa sobre esse assunto? • Há alguma história por trás disso para você? • Isso está relacionado com sua história de alguma maneira? • Conte-me por que isso é tão importante para você. • Isso está relacionado com alguma crença ou valor para você? • Seu passado ou história de infância tem relação com sua posição sobre essa questão? • Por que isso é tão importante para você? • Quais são seus sentimentos sobre esse assunto? • Qual seria seu sonho referente a essa questão? • Existe algum propósito nisso ou objetivo mais profundo para você?	• Uma sensação de liberdade • A experiência de paz • Unidade com a natureza • Explorar quem eu sou • Aventura • Uma jornada espiritual • Justiça • Honra • Unidade com meu passado • Conhecer minha família • Tornar-me tudo o que posso ser • Ter uma sensação de poder • Lidar com meu envelhecimento • Explorar meu lado criativo • Tornar-me mais forte • Superar as mágoas do passado • Tornar-me mais competente • Pedir perdão a Deus • Explorar uma antiga parte de mim que perdi • Superar um obstáculo pessoal • Ter uma sensação de ordem • Ser capaz de ser produtivo • Um lugar e um tempo para simplesmente "ser" • Ser capaz de relaxar verdadeiramente

(*Continua*)

EXEMPLOS DE PERGUNTAS **Para o apanhador de sonhos (ouvinte)**	EXEMPLOS DE SONHOS **Para o falante dos sonhos**
	• Refletir sobre a minha vida • Colocar minhas prioridades em ordem • Concluir algo importante • Explorar meu lado físico • Ser capaz de competir e vencer • Viajar • Tranquilidade • Redimir-me • Construir algo importante • Encerrar um capítulo da minha vida • Despedir-me de alguma coisa • Amar

O resultado: Você não quer um relacionamento em que você vence e é influente na relação, mas acaba destruindo o sonho do seu par. Você quer um relacionamento em que ambos apoiam os sonhos um do outro. Se seus sonhos estiverem ligados, muito melhor.

Resolução de problemas da conversa sobre os sonhos

Uma observação sobre estilos de conflito e como lidar com sucesso com essa conversa, dependendo do seu estilo de conflito e do estilo de conflito do seu par:

- **Dicas para os evitadores de conflito:** Você pode relutar em ter essa conversa. Será de grande ajuda se você sentir que o ouvinte não vai reagir negativamente às suas respostas, mas que, em vez disso, ele vai absorver as informações e aprender com elas. Você pode ajudar um indivíduo que evita conflitos a se abrir se realmente levar a sério as instruções para o ouvinte: ouça como um amigo. Suspenda o julgamento. Não interrompa. Como ocorre para todos os estilos de conflito, mas especialmente para os evitadores, *segurança* durante essa discussão é fundamental.
- **Dicas para os validadores:** Os validadores frequentemente têm mais facilidade – eles só precisam lembrar de dar espaço para o outro responder e não se apressar em passar para a persuasão. Lembre-se do objetivo: aprender um sobre o outro para que possam se aproximar mais. Ainda *não* estamos avançando para as soluções – é muito cedo para isso. Lembre-se de permanecer aqui, na fase de exploração, até que as perguntas tenham sido respondidas cuidadosamente por ambos. Se lhe vierem à cabeça ideias para soluções ou compromisso, afaste-as por enquanto.
- **Dicas para os voláteis:** Pode ser que você tenha dificuldade em não interromper seu par ou em apresentar seu ponto de vista enquanto faz as perguntas do apanhador de sonhos. Talvez você tenha emoções negativas desencadeadas pelas respostas dele e tenha vontade de interromper – o debate entre as partes pode ser uma forma familiar de explorar as emoções, mas, para este exercício, você precisa saber *esperar* e *ouvir*. Isso é difícil! Mas sua tarefa é resistir a intervir, discutir ou persuadir. Você deve esperar até que vocês dois tenham tido a chance de responder a essas perguntas em profundidade e sem interrupção.

O fato de isso ser essencialmente uma entrevista – em que você percorre a lista e faz ao seu par toda uma sequência de perguntas e não apresenta a sua opinião – pode parecer estranho a princípio. Mas essa é a maior dádiva desse exercício. Quando estamos em meio a um conflito, há *muita* coisa a ser discutida entre as partes. Existe debate. Existe refutação. Esse formato, pelo contrário, cria uma tonelada de tempo e espaço. As pessoas podem falar sem ter que lidar com a resposta do parceiro. Sem ter que *discutir*.

Uma ótima tática, se você estiver com dificuldade para se manter afastado da dissuasão e apenas ouvir, é **fazer anotações**. Sério! Pegue papel e caneta e anote as respostas do seu par. Essa é uma maneira simples de manter seu cérebro focado apenas no que ele está dizendo e não fazer o que o cérebro humano tende a fazer, que é formular sua própria resposta.

Dica final: não apresse o processo

Provavelmente você notou que nas instruções para esse exercício ainda não chegamos a soluções ou compromissos. Chegaremos lá! Na verdade, isso é o que vem a seguir. Mas, o que vimos é que compreender a questão em um nível mais profundo torna o compromisso *muito* mais fácil e mais bem-sucedido. Nosso lema: *a compreensão deve preceder a resolução.*

Depois que os sonhos estão revelados, é claro que ainda há trabalho a fazer para acomodá-los. Mas, e se revelarmos nossos sonhos e parecer que eles estão em oposição?

Às vezes, sonhos em oposição podem ser um grande obstáculo, como o exemplo anterior, em que um dos parceiros quer filhos, e o outro não. Porém, mais frequentemente, há espaço para ambos. Vocês não têm que ter o mesmo "grande sonho na vida" para ter um relacionamento maravilhoso, gratificante e bem-sucedido. Quando nos conhecemos, o sonho de Julie era levar um grupo de mulheres até o Monte Everest, passar do acampamento base e subir pelo menos cinco quilômetros e viver uma vida de aventuras com muita exploração ao ar livre. Já o sonho de John era criar equações lineares não diferenciais das relações humanas, idealmente sentado em uma poltrona confortável, junto a uma lareira e uma pilha gigante de livros ao seu lado – *não* dormir sobre rochas no topo do mundo, onde quase não há oxigênio. No entanto, 35 anos depois, aqui estamos nós – e ambos consideramos que nossos sonhos foram realizados. Encontrar uma maneira de abrir espaço para os sonhos dos dois é o próximo passo. Mas, por enquanto, mantenham-se aqui, na fase de exploração, e descubram tudo o que puderem sobre os sonhos um do outro. Quanto mais vocês souberem, melhor se desenvolverá a próxima etapa.

DISCUSSÃO Nº 4
O IMPASSE

Erro: Competir para ganhar

Na teoria dos jogos, um "resultado de soma zero" é aquele em que a vitória de uma pessoa representa uma perda igual para a outra. O pôquer é um bom exemplo disso; o número de fichas que você perde é o número que eu ganharei. Algumas situações são verdadeiramente "soma zero". Não há outra maneira de jogar o jogo. Mas as pesquisas descobriram que muitas pessoas tendem a interpretar situações complexas como "soma zero", mesmo quando não são.[1] Elas podem estar predispostas – por alguma razão – a perceber qualquer cenário, mesmo relacionamentos com um parceiro íntimo, como um jogo de ganhar ou perder. Em situações de conflito, todos nós somos especialmente vulneráveis a esse padrão de pensamento.

> Você quer que seu par lave a louça depois do jantar; ele quer responder alguns *e-mails* urgentes do trabalho. Inicia-se uma discussão sobre quem faz o que em casa e como o trabalho de alguém (o dele) sempre parece ter

prioridade sobre as tarefas domésticas; você salienta que lavou a louça todas as outras noites na semana. Seu parceiro concorda em fazer a limpeza, mas está claramente estressado. Você ganha; ele perde.

Seu parceiro quer que as crianças possam ir para o acampamento de verão porque ele foi quando era criança – você quer guardar dinheiro para reformas urgentes em casa, e o acampamento de verão é um luxo, não uma necessidade. Vocês discutem, o conflito escala, vocês dois gritam e interrompem; você fica sobrecarregada e inundada e acaba desistindo. Muito bem, elas podem ir. Coloque no cartão de crédito. Ele ganha, você perde.

Você quer conversar sobre mudar-se para mais perto da sua família, que vive do outro lado do país; seu parceiro acha que não há chance de isso acontecer, pois lá há menos oportunidades de carreira, e o mercado imobiliário não está bom – não é um bom momento para vender e mudar de local. Você argumenta sobre as vantagens financeiras de estar perto de avós que podem ajudar com as crianças, mas seu parceiro diz que isso está "fora de questão" e encerra a conversa. Ele ganha, você perde.

O placar final? Você está perdendo por um, no vermelho.

Com frequência, tentamos "ganhar" porque acreditamos de todo o coração que o nosso jeito é o jeito certo ou o único jeito. Isso parece tão óbvio para nós – é claro que você deve lavar a louça, já que eu dou conta do recado todas as noites! É claro que devemos esticar um pouco o orçamento para que as crianças possam ir para o acampamento – a experiência não tem preço, e, se ao menos eu pudesse explicar um pouco mais, você entenderia. É claro que não podemos nos mudar agora, do jeito que está esse mercado imobiliário. Você está maluco?

Em nossa mente, estamos sendo lógicos, neutros e corretos – nosso par só precisa ser convencido a ver a luz. Por que faríamos concessões se a posição da outra pessoa é tão claramente incorreta ou impossível?

Se pelo menos você visse as coisas do meu jeito...

Vince e Jenny, um casal em torno dos 60 anos de idade, vivem em Bellingham, Washington, uma cidade universitária pacata ao norte de Seattle, em Puget Sound. Eles moram na mesma casa, em uma colina no centro da cidade desde sempre – Vince era pescador profissional e viajava com frequência até a costa do Alasca em busca de caranguejo e linguado; Jenny era professora, mas parou de trabalhar para criar seus filhos. Agora as crianças estavam crescidas e vivendo suas próprias vidas, Vince estava prestes a se aposentar, e ambos estavam sonhando com o que fariam nesse novo capítulo de suas vidas.

O problema era que eles tinham sonhos *muito* diferentes.

Vince sempre quis viajar. Ele adorava a vida com sua família em Bellingham, mas agora queria ver o mundo. Por anos, ele sonhou em se aposentar, vender a casa e comprar um veleiro – não aqueles arrastões desajeitados em que passou a sua vida, puxando gaiolas cheias de caranguejo para o convés do barco na chuva congelante. O que ele queria era um barco grande e bonito, de 30 pés, como um Catalina ou um Islander, com quartos de dormir abaixo do convés, onde ele e Jenny pudessem morar e navegar pelo mundo.

Jenny, por sua vez, também tinha um sonho para sua aposentadoria. Ela sonhava em vender a casa e se mudar de volta para a fazenda de sua família, para a linda casa da virada do século onde havia passado os verões na sua infância e que sempre considerou como "lar". A fazenda era da sua família há muitas gerações e, embora algumas vezes tenha sido um local de trabalho e outras vezes apenas uma moradia, sempre foi habitada e amada por alguém na sua família, desde seus tataravós até seus pais, e agora – esperava – ela e Vince. E onde era essa fazenda?

Em Iowa.

Imagine o problema.

Conhecemos Vince e Jenny quando eles viajaram para Seattle para um *workshop* de fim de semana. Nessa época, eles vinham discutindo isso há mais de um ano, sem perspectiva de acordo. Como eles poderiam chegar a um acordo? Seus sonhos eram diametralmente opostos, e nenhum dos dois queria abrir mão da sua visão de futuro. Esses sonhos pareciam fazer parte deles àquela altura, toda uma vida que haviam planejado, pela qual tinham se apaixonado e da qual não podiam abrir mão. Não era possível um "meio-termo": não havia oceano em Iowa; não havia fazenda ancestral no meio do Pacífico. A essa altura, ambos haviam desistido quase completamente dos seus sonhos. O ressentimento e a amargura entre eles eram profundos.

E, no entanto, eles pareciam não desistir do seu casamento. Eles tiveram muitos anos bons de convivência no passado. Foram bons companheiros um para o outro, gentis e apoiadores. Haviam trabalhado duro e se dedicaram a criar seus filhos bem. Mas ambos estavam um pouco abalados: todo esse tempo, eles achavam que estavam trabalhando em direção a uma visão semelhante e acabaram descobrindo que não era assim. Agora, pela primeira vez em seu longo relacionamento, eles estavam discutindo o tempo todo, e essas discussões eram tingidas de ressentimento e desprezo de uma forma que nunca havia sido antes. Eles acabaram com todo o estoque de boa vontade e amizade que tinham construído – estavam pendurados por um fio. A amargura permeava cada interação.

No *workshop*, quando pedimos que os casais pensassem em um conflito sobre o qual tinham problemas para chegar a um acordo, Vince e Jenny não tiveram dificuldade para escolher seu tópico. E não perderam tempo em ir direto ao ponto – descobrimos que, quando os casais discordam diametralmente em alguma coisa, eles podem facilmente entrar em um conflito acalorado, não importando se estão sozinhos em casa, em um laboratório com eletrodos ligados aos seus corpos e câmeras voltadas para si ou em uma sala de conferências com outras 1.200 pessoas.

Jenny: Precisamos abordar isso de forma lógica.

Vince: (*bufando sarcasticamente*) Ah, com lógica, certo, uma das suas maiores habilidades.

Jenny: (*ignorando o sarcasmo por enquanto*) Sim. Você só precisa pensar sobre isso de forma prática. Você está falando aqui sobre sair em uma grande aventura. Você nunca fez esse tipo de navegação. Pescar caranguejo com toda uma tripulação não é a mesma coisa! Você não conhece os princípios básicos da navegação em mar aberto. É um sonho impossível, Vince. E você está mantendo nossas vidas reféns disso.

Vince: Um sonho impossível! Vivi em barcos nos últimos *30 anos*. Você acha que eu não sei como me virar em um barco? Que eu tirei essa ideia da cartola, por capricho?

Jenny: Não, mas...

Vince: Há anos eu venho falando sobre fazer isso, há anos. "Parece bom", você sempre disse. Isso era mentira?

Jenny: Vince, era como se alguém dissesse: "Não seria divertido viver na Lua?". É uma ideia maluca! Nunca achei que você realmente quisesse zerar toda a nossa vida e fazer isso!

Vince: Mas não tem problema zerarmos toda a nossa vida e nos mudarmos para *Iowa*? É você quem não está pensando com clareza. Você tem uma ideia romântica sobre a vida numa fazenda – o que vamos fazer, plantar batatas? Essa coisa toda é estúpida.

Jenny: Ah, eu sou estúpida. Estúpida.

Vince: Você está distorcendo as minhas palavras.

Jenny: Não entendo. Não sei por que você está sendo tão egoísta. Este deveria ser o nosso momento, para nos estabelecermos, conversar um com o outro, ter alguma tranquilidade...

Vince: A última coisa que eu quero agora é tranquilidade. Isso soa como estar morto.

Jenny: (*balançando a cabeça*) Meu Deus, que dramático!

Vince: Seja razoável, que diabos eu faria em uma fazenda? Vou ser um fazendeiro? Ficar sentado em uma cadeira de balanço? O que eu vou fazer o dia todo? Trabalhei em um barco de pesca por 45 anos e agora quero fazer algo divertido!

Jenny: (*de forma amarga*) Bem, vá em frente, então, faça, se isso é que é importante para você. Vá navegar. Navegue para longe de mim.

Diferentemente do casal do último capítulo, não há mistério aqui sobre o que está alimentando o conflito – os sonhos estão todos sobre a mesa! Mas esses sonhos são tão opostos que eles não conseguem chegar a um acordo que não pareça uma enorme perda para um ou para o outro. Esta parece ser uma situação nítida de soma zero: se ela realiza seu sonho, ele tem que abrir mão do seu, e vice-versa.

O resultado é que ambos se mantiveram firmes em suas posições, não querendo – não podendo, na verdade – ceder terreno. Chegar a um acordo significaria perder tudo em benefício do outro: *soma zero*. Nenhum dos dois pode ceder.

O grande problema com uma dinâmica de ganhar ou perder

Em 2010, John e seu frequente colaborador de pesquisa Robert Levenson estavam terminando um estudo longitudinal de 20 anos sobre casais, realizado no laboratório de Levenson, na Universidade da Califórnia, Berkeley.[2] O estudo tinha um formato semelhante aos outros que conduzimos: os casais iam ao laboratório, e era solicitado que levantassem um ponto de conflito constante entre os dois e o discutissem. Gravamos suas interações por 15 minutos. Depois pedimos que se sentassem e *eles mesmos* assistissem à gravação. Enquanto assistiam, eles ficavam sentados diante de um painel de controle com um seletor para classificar a interação, momento a momento, como positiva ou negativa. A maior parte dos casais ficou alinhada – quando um dos cônjuges achava que a interação estava indo bem, o outro também achava. Mas houve outra categoria de casais com tendência oposta: quando um deles classificava a interação como mais intensa, a classificação do outro caía. Ao fim do experimento, seus gráficos se pareciam com o gráfico a seguir.

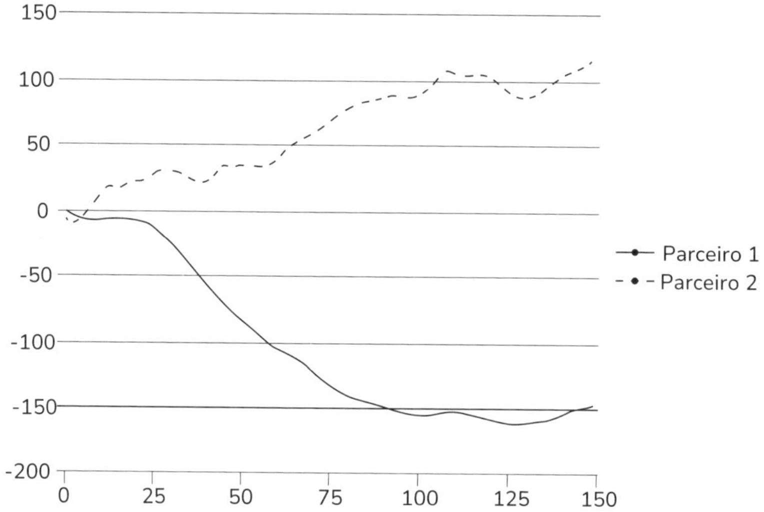

Como é possível ver a partir dos seletores de classificação desse casal, qualquer ganho positivo de um deles era matematicamente anulado por uma queda negativa correspondente para o outro. Começamos a chamar esses casais de nossos "casais de soma zero": em suas interações, sempre havia um ganhador e um perdedor. O ganho de uma pessoa era sempre a perda da outra pessoa. É claro que essa mentalidade funciona muito bem no pôquer, em que o objetivo é ganhar as fichas. Mas o que sabemos sobre relacionamentos é que, se uma pessoa "ganha" e a outra "perde", o que acontece no final é que *ambos* perdem.

Estávamos interessados em ver o que aconteceria aos casais de soma zero ao longo do tempo. Mas tivemos um problema: quando convidamos os casais para voltarem ao Laboratório para os acompanhamentos, muitos daqueles de soma zero não compareceram. Bem, imaginamos que talvez a experiência tivesse sido tão estressante e desagradável para eles que acabaram optando por sair do estudo. Mas, quando fizemos contato, descobrimos que não haviam desistido.

Eles haviam morrido.

Especificamente, os homens: 58% dos maridos nos casais de soma zero tinham falecido no espaço de 20 anos do estudo, comparados com apenas 20% nos casais mais colaborativos.

Obviamente, isso chamou nossa atenção! Começamos outro estudo para ver por que isso acontecia. O que descobrimos: nos casais em que havia confiança e cooperação, o sangue dos dois cônjuges fluía mais devagar.[3] Suas frequências cardíacas permaneciam mais baixas e mais constantes – não somente durante conflitos, mas *o tempo todo*. Isso é muito bom para a saúde como um todo. Nos casais de soma zero, os cônjuges experimentavam um grande pico na frequência cardíaca e nos níveis do hormônio do estresse. Esse tipo de resposta fisiológica tem seu preço com o tempo. Nossa conclusão? Uma abordagem de soma zero para as discussões sobre o conflito estava não só afetando seu relacionamento como também afetando a sua saúde. (Por que só os homens? As mulheres, acreditamos, estavam mais protegidas dos efeitos do estresse intenso do conflito de soma zero porque seu corpo também produz *oxitocina* durante momentos de proximidade e união, o que pode neutralizar a resposta ao estresse.)

A conclusão a ser tirada é que uma dinâmica de soma zero em um conflito nunca serve. Infelizmente, isso é extremamente comum: entre os 40 mil casais em terapia que avaliamos, 84% dos casais heterossexuais lutavam com uma incapacidade crônica de chegar a um acordo, com os casais de *gays* e lésbicas logo atrás, 81% e 78%, respectivamente.[4] O pensamento de soma zero é uma armadilha em que qualquer casal pode cair na montanha-russa de uma discussão de um conflito.

O que queremos, em última análise, é substituir esse gráfico de linha – em que qualquer ganho de um dos parceiros é espelhado pela perda do outro – por um modelo matemático diferente do conflito: um modelo que mostre *ganho cooperativo*. Nessa versão do gráfico, os altos e baixos do conflito são uma experiência compartilhada. Não vemos o seletor de classificação de um dos parceiros cair quando o da outra pessoa sobe. Vemos mais uma correlação nas duas linhas: os "ganhos" são compartilhados e colaborativos. Esses casais têm uma experiência melhor do conflito – menos excitação fisiológica e mais positividade –, e, a longo prazo, isso é protetivo não só para o relacionamento, mas também para sua saúde física.

Então, como chegamos lá? Como chegamos a um lugar de ganho cooperativo no conflito em vez de a uma dinâmica tóxica de soma zero?

Os dados do Laboratório mostram que os casais mais bem-sucedidos e os que se saem melhor no conflito são aqueles que conseguem *aceitar a influência* um do outro.[5] Um resultado contraintuitivo do Laboratório do Amor: se você quiser "ganhar" no conflito com seu par, precisa ceder algum terreno.

"Ceder para ganhar"

Existe uma filosofia central no *aikido*, uma arte marcial japonesa frequentemente referida como "a arte da paz," chamada "ceder para vencer", em que usamos a energia e os movimentos do colega de treino em vez de lutar contra ele. Se você estivesse praticando *aikido* e avançasse na direção do seu adversário, não encontraria bloqueio físico ou resistência; em vez disso, ele fluiria *com* sua energia, juntando-se ao seu movimento para a frente e guiando-o na direção que ele escolhesse seguir. Ele cedeu a você e, ao fazer isso, agora está guiando a ação.

Essa é precisamente a energia que queremos trazer para nossas discussões.

Queremos permitir que nosso par nos influencie – tanto dentro quanto fora do conflito. Queremos nos mover *com* ele, não contra ele. O *aikido* ensina que não podemos vencer se tentarmos pressionar o outro – só gastaremos energia. O objetivo não é dominá-lo, mas atingir um equilíbrio. O mesmo vale para os relacionamentos românticos. Isso parece paradoxal, mas quanto mais você se permite ser influenciado pelo outro, mais capacidade *você* terá de influenciá-lo. No *aikido*, é claro, estamos falando sobre influência física – movendo-se juntos, mantendo-se centrados. Quando falamos sobre aceitar influência em uma parceria romântica, estamos falando sobre um *aikido* emocional: movimentar-se juntos, manter-se centrados, não tentar pressionar um ao outro. Para ser claro, "aceitar influência" não significa simplesmente aceitar tudo o que seu par quiser, mas estar aberto às ideias dele e estar disposto a mudar sua perspectiva quando souber mais sobre como ele se sente e por quê.

No Laboratório do Amor, nossos estudos descobriram que, nos casamentos heterossexuais, os homens que permitiam que suas parceiras os influenciassem tinham casamentos mais felizes ao longo do tempo e probabilidade significativamente menor de se divorciar do que aqueles que resistiam à influência de suas esposas.[6] Na verdade, os homens que se recusavam a dividir o poder e a tomada de decisão com suas esposas tinham probabilidade de 81% de se separar. Isso é muito alto!

O foco aqui é nos homens por uma razão: devido à maneira como somos socializados e às mensagens que recebemos sobre masculinidade e feminilidade desde o momento em que nascemos, os homens tendem a ter mais dificuldade de aceitar influência do que as mulheres. Mesmo hoje, os homens que estão conscientes dessa dinâmica cultural de gênero e trabalham para tornar seu relacionamento igualitário são vulneráveis a esse condicionamento social profundamente arraigado de que ser influenciado e ceder terreno, especialmente para uma mulher, significa ser "fraco". Mesmo que não acreditemos nisso em um nível consciente, essa mensagem cultural está codificada em algum lugar, como um programa de computador furtivo funcionando em segundo plano.

Gênero, sexualidade e aceitação da influência

Em casais de *gays* e lésbicas, vemos que a aceitação da influência ocorre com mais facilidade. John e seu colaborador Robert Levenson conduziram um estudo observacional de 21 casais do mesmo sexo, por mais de uma década, que ficou conhecido como "o estudo de 12 anos".[7] Eles observaram que os casais de *gays* e lésbicas, para começar, pareciam ter mais capacidade de rir de si mesmos – no conflito, tendiam a não levar as coisas para o lado pessoal como os casais heterossexuais. Também tendiam a ser mais positivos e otimistas durante as discussões; tinham maior probabilidade de usar humor e afeição, mesmo em meio ao conflito. E isso era acompanhado por níveis mais baixos de excitação fisiológica – menos inundação. Mas talvez o mais significativo para a discussão deste capítulo seja o fato de estarem mais abertos à influência um do outro. Eles eram muito menos defensivos do que os casais heterossexuais e tinham maior probabilidade de considerar a possibilidade de que o outro estivesse certo.

Qual a razão disso? Bem, pensamos muito sobre isso. De acordo com a mais recente pesquisa do Instituto Gallup, apenas 7,1%[8] da população dos Estados Unidos se identifica como *gay*, lésbica ou transgênero, e muitos que se identificam como LGBTQ crescem sentindo-se isolados ou sozinhos. Teorizamos que, talvez, quando essas pessoas encontram o amor, estão predispostas a ser mais receptivas. Outra possibilidade é que podem ter vivenciado mais dificuldade e rejeição da sua família de origem – estatisticamente, muito mais do que pessoas cisgênero ou heterossexuais. Por causa disso, é possível que tenham mais empatia pela dor do seu par e um desejo de aliviá-la ao aceitarem sua influência.

Sejam quais forem as razões, o que os dados mostraram é que os casais do mesmo sexo do estudo de 12 anos, que terminou em 2003, eram muito mais sensíveis a *não dominarem um ao outro*. Vimos isso com parceiras do sexo feminino, em particular: a maioria das mulheres experimentou misoginia e objetificação nessa cultura, expressas na dominação, na supressão e na opressão masculina. As mulheres em relacionamentos com outras mulheres não querem manifestar essa mesma dinâmica com sua parceira, e se esforçam nesse sentido. Trabalhando na clínica, observamos que os casais de lésbicas podem acabar falando em círculos, pois estão se esforçando muito para não dominar uma à outra; nenhuma das duas quer tomar uma decisão e ser a mais influente. (Julie tinha um casal que brincava: "Estudo de 12 anos, hein? Vamos precisar de 12 anos para descobrir onde vamos jantar esta noite!").

Alguns homens em uniões heterossexuais argumentam: "Nós dividimos 50/50 os cuidados das crianças e o trabalho doméstico – aceitar influência não é um problema para mim". Ao que dizemos: as raízes da misoginia são profundas. Elas remontam aos primeiros registros da história. Alguns historiadores apontam para antigas culturas que eram mais igualitárias ou em que as mulheres exerciam mais poder; entretanto, essas culturas eram muito poucas e dispersas, e, mesmo onde o poder feminino existia, a misoginia coexistia.[9] Historicamente, as mulheres foram escravizadas durante as guerras, foram vítimas de violência sexual, foram vendidas como bens móveis e como joguetes políticos.

Foram valoradas como objetos ou propriedade, avaliadas em função da sua fertilidade e capacidade de produzir herdeiros. Suas vozes foram universalmente silenciadas. Foi só em meados da década de 1970 que uma mulher conseguiu obter um cartão de crédito sem a permissão do seu marido; na atualidade, as mulheres continuam batendo suas cabeças no teto de vidro, ganhando 81 centavos para cada dólar que um homem ganha. E cerca de uma em cada três ou quatro mulheres são vítimas de estupro – achamos que pode ser mais, porque muitas não relatam. O mundo é simplesmente um lugar mais perigoso para as mulheres do que para os homens – para uma mulher, a probabilidade de ser agredida ao longo da vida é de 40%. Para os homens, é de 9%.

As mulheres têm uma relação especial com a emoção do *medo* – por milênios, os homens foram protetores e agressores, enquanto as mulheres mantiveram vigilância por conta própria. Vemos isso acontecer com as parentes primatas, que cuidam dos seus bebês e se alimentam reunidas em um círculo para que possam estar atentas a qualquer perigo que se aproxime. Por milhares de anos, a consciência aumentada da ameaça e do perigo foi essencial para a sobrevivência feminina, e esse legado persiste. As mulheres, por exemplo, precisam se sentir seguras para entender uma situação como erótica. "As mulheres precisam de uma razão para o sexo", disse Billy Crystal, certa vez. "Os homens só precisam de um lugar." Isso é uma brincadeira, mas tem muito a ver com medo: para as mulheres, segurança física e segurança emocional estão fortemente interligadas.

Tudo isso para dizer: *influência*, e quem a tem em um relacionamento não vive em um vácuo. Há pressões evolucionárias, históricas e culturais que aparecem em nossos conflitos, especialmente quando se trata da nossa capacidade de exercer e aceitar influência. As meninas e mulheres – e tem sido assim há milhares de anos – percebem, em algum nível, que são valorizadas somente com base nas medidas de seus corpos e na forma como se adaptam aos padrões do momento. Essa crença está profundamente arraigada nas mulheres – elas a sentem, a conhecem, mesmo que não saibam exatamente de onde vem. Ela permeia nossa cultura, e é por isso que pedimos que os homens reflitam sobre sua capacidade de ser influenciados por suas parceiras. É por isso que nos *workshops* John faz uma palestra sobre aceitar influência e o quanto isso é fundamental. Toda essa bagagem humana ainda é o cenário de fundo dos nossos relacionamentos.

No trabalho clínico com casais heterossexuais, Julie com frequência enfrenta um desafio com homens acostumados a ter poder – ou o homem o teve durante toda a vida ou foi obstinado, lutou muito para obter certo nível de influência e poder, e não quer perdê-lo.

Por trás de tudo isso, frequentemente há muita insegurança com sua própria masculinidade. Por isso, uma coisa que fazemos é explorar *o que masculinidade significa para ele*. Isso significa fazer uma distinção entre ser um *dominador* e ser um *protetor*.

Muitos homens em nossa cultura combinaram as duas coisas. Mas o que realmente significa ser um "protetor"? Uma das principais tarefas de um protetor, com uma mulher que ele ama, é proteger a humanidade dela. Como isso ocorre? Como se protege a humanidade de uma mulher nesta cultura? Bem, não sabemos o que está no centro da humanidade de uma mulher até perguntarmos a ela: *Que sonhos você tem? Quem você quer ser? Como eu protejo seu caminho para a satisfação do seu sonho? Que obstáculos você enfrenta, e como posso ajudar a tirá-los do seu caminho?*

Em muitas entrevistas na TV e no rádio, percebemos um entrevistador claramente voltado para a autoridade de John, enquanto desdenhava a *expertise* similar de Julie. Em um programa, o entrevistador nos fez uma pergunta sobre nosso trabalho clínico, e Julie respondeu. Sem qualquer contestação a Julie, como se ela não tivesse dito nada, o entrevistador se dirigiu a John e perguntou: "Dr. Gottman, o que o senhor acha?". (Obs.: nós dois somos doutores, mas John foi o único tratado como tal.)

John respondeu: "Acho que Julie já respondeu a sua pergunta".

Naquele dia, John provou ser o protetor amoroso de Julie. Ele estava protegendo seu direito de ser respeitada como autoridade também.

Na verdade, fazer isso – ser o protetor que uma mulher precisa – pode contrariar as ideias profundamente arraigadas sobre masculinidade. Por exemplo, ela quer voltar a estudar para obter seu diploma. Como seu protetor, você assume mais o cuidado das crianças para que ela possa fazer isso. Você vai assumir o papel de cuidador, sintonizando com as necessidades dos filhos, dando conta da logística de pentear os cabelos e preparar o almoço. Perguntamos aos casais que têm dificuldades com os papéis: Essa é uma tarefa masculina ou é uma tarefa feminina? A resposta clássica é "feminina", porque, tradicionalmente, esse tipo de cuidados é codificado como tal. Dizemos que é igualmente "masculino", porque ele a está protegendo como um ser humano em seu direito de se gratificar. Há muito poder nisso.

Quando nossa filha tinha 8 anos, John mais uma vez demonstrou ser o protetor de Julie. Como ele fez isso? Aprendendo a fazer tranças em cabelo encaracolado.

Desde que nos casamos, Julie sonhava levar um grupo de mulheres além do campo de base do Monte Everest. John, o caseiro consumado, temia pela segurança de Julie, mas percebeu o quanto esse sonho era importante para ela. Ele apoiou sua empreitada. Isso também significava cuidar da filha do casal – por quatro semanas! Pela primeira vez, John aprendeu a trançar o cabelo longo e encaracolado (e rebelde) de Moriah. Aquela foi uma tarefa difícil, mas ele mostrou ser muito bom nela e penteou pacientemente o cabelo da filha, fazendo trança nela todas as manhãs, por 28 dias.

Outro exemplo que é muito próximo de nós: essa mesma filha agora é crescida, casada e recentemente teve um bebê, nosso primeiro neto. Ela está amamentando o bebê, o que, como qualquer pessoa que amamentou sabe, é muito trabalho. Como precisa de muito repouso para produzir a quantidade de leite de que o bebê necessita, seu marido tem assumido o turno da noite com a criança. É ele quem levanta muitas vezes por noite, aquece um pouco de leite materno fresco da geladeira e alimenta seu filho na cadeira de balanço para que a esposa possa dormir. Ele fez isso todas as noites desde as primeiras semanas do bebê, que foram muito difíceis para ela – ela não estava descansando o suficiente, e sua produção de leite estava caindo. Por isso, quando ela disse ao marido "Preciso que as coisas sejam diferentes", o que ele fez? Ele aceitou a influência dela; ele mudou sua expectativa sobre qual seria seu papel como pai; ele a protegeu emocional e fisicamente, guardando seu descanso noturno.

Falamos sobre isso – com a permissão da nossa filha e genro – porque é difícil resistir às pressões culturais e sistêmicas. As expectativas profundamente codificadas em torno dos papéis de gênero são uma forma de pressão que pode, especialmente para homens nesta sociedade, tornar difícil aceitar influência quando deveríamos. Mas qualquer um de nós pode ter dificuldade de aceitar influência. E, ironicamente, a recusa em aceitar influência é a principal forma de *renunciarmos* à nossa própria influência.

Não seja a rocha!

Este é o resultado para todas as pessoas e todos os casais: quando você não pode ser tocado ou influenciado, acaba *perdendo todo o poder* no relacionamento. Se você é alguém que sempre diz "não" para qualquer coisa que seu par quer ou propõe, você cria um obstáculo. Você é um beco sem saída para a outra pessoa. Não há informações novas aqui; não há vias de ligação e nenhum caminho colaborativo à frente. Então ela encontra uma forma de contorná-lo. Se você está caminhando em uma trilha, e há uma grande rocha no meio do caminho, o que faz? Tenta argumentar com ela, convencê-la a sair do caminho? É claro que não – você simplesmente encontra uma maneira de contorná-la. Quando não quer aceitar a influência porque não quer abrir mão do poder ou controle em uma situação, você se torna essa rocha que seu par irá contornar. Agora você está impotente. *Você* não tem influência.

A única maneira de se tornar poderoso em um relacionamento é ser capaz de aceitar influência. Somente quando existe um verdadeiro "dar e receber" é que uma pessoa tem real poder. Isso significa que você trata a outra pessoa – suas emoções, necessidades e seus sonhos – com respeito. Você está disposto a ver as coisas pelo ponto de vista dela. Está disposto a ser flexível em certas áreas para acomodar as necessidades e os sonhos do seu par. Isso, então, tem enormes implicações para que *ele* esteja disponível para ouvir seu ponto de vista e se adapte para acomodar as *suas* necessidades e os seus sonhos.

Com que facilidade você é capaz de aceitar influência do seu par?

Como cada um de vocês responderia as seguintes perguntas: geralmente verdade ou geralmente falso?

- Estou interessado em saber a opinião do meu parceiro sobre uma questão.
- Ouço seu ponto de vista com curiosidade e faço perguntas.
- Acho que ele tem muito bom senso.
- Aprendo alguma coisa com meu parceiro, mesmo quando discordamos.
- Estou disposto a tentar as coisas à maneira dele.
- Quero que meu par se sinta influente e respeitado neste relacionamento.

O jogo de sobrevivência na Ilha de Gottman

Quer explorar um pouco mais a dinâmica da influência? Tente a seguinte atividade com seu par. Pode ser divertido e também pode esclarecer algumas questões comuns em torno da influência, ajudando a conhecer as condições que nos tornam rígidos e inflexíveis.

Chamamos isso de "o jogo de sobrevivência na Ilha de Gottman". As regras são simples: vocês naufragaram, estão em uma ilha e precisam chegar a um acordo sobre quais são os itens essenciais para sobrevivência. Forneceremos uma lista de opções; a partir dessa lista, ambos devem concordar quanto aos 10 itens essenciais.

Se começarem esta atividade e um dos dois perceber que rapidamente está criticando o outro ou escorregando para uma atitude dominadora (algo do tipo "Deixe-me responder essa", "Deixe-me descobrir", "Você não sabe do que está falando"), então reflita: Você tende a fazer isso também durante conflitos reais? Em caso afirmativo, use este exercício como "prática de influência". Este é um cenário imaginário com baixo risco, o que o torna uma ótima oportunidade para experimentar um modo diferente de estar aberto e disposto a seguir a energia da outra pessoa. Dê a ela mais espaço para tomar decisões. Busque sua contribuição. Diga: "O que você acha?". Se você discordar de uma das suas escolhas, siga em frente mesmo assim! Veja o que acontece. Veja se isso muda a forma como *ela* reage às suas sugestões. Veja se consegue usar este exercício para explorar a dinâmica de aceitação da influência e do estilo do *aikido* de se movimentarem juntos.

Imagine, então, que seu navio de cruzeiro acabou de afundar no Caribe, e vocês acordam e descobrem que estão sozinhos em uma ilha deserta. Este é o cenário:

- Vocês dois são os únicos sobreviventes.
- Um de vocês está machucado.
- Vocês não têm ideia de onde estão.
- Vocês acham que há alguma chance de que as pessoas saibam do problema com o navio, mas não têm certeza.
- Uma tempestade parece estar a caminho.
- Vocês decidem que precisam se preparar para sobreviver nessa ilha por algum tempo e também para garantir que serão encontrados por um grupo de resgate.

- Há uma série de coisas do navio na praia que podem ajudá-los, mas vocês só podem carregar 10 itens.

Sua missão tem três etapas:

PRIMEIRA ETAPA

Cada um de vocês circula aqueles que considera como os 10 itens mais importantes, a partir do inventário do navio, a seguir. Depois vocês colocam esses itens em ordem, com base na sua importância: marquem o item mais importante como "1", o seguinte mais importante como "2", e assim por diante. Não há respostas certas ou erradas!

Inventário do navio:

___ Duas mudas de roupa

___ Receptor de rádio AM/FM

___ 10 galões de água

___ Vasilhas e panelas

___ Fósforos

___ Pá

___ Mochila

___ Papel higiênico

___ Duas barracas

___ Dois sacos de dormir

___ Faca

___ Pequeno bote salva-vidas com vela

___ Protetor solar

___ Fogão de cozinha e lanterna

___ Corda longa

___ Dois *walkie-talkies*

___ Comida desidratada para uma semana

___ Uma muda de roupa

___ Uma garrafa de uísque

___ Luzes

___ Bússola

___ Mapas aéreos regionais

___ Arma com seis balas

___ 50 embalagens de preservativos

___ *Kit* de primeiros-socorros com penicilina

___ Tanques de oxigênio

SEGUNDA ETAPA

Compartilhe sua lista com seu par. Juntos, cheguem a um consenso sobre a lista de 10 itens. Discutam e trabalhem juntos como equipe para resolver o problema. Vocês dois precisam ser influentes ao discutir o problema e ao tomar as decisões finais!

Nossa lista de consenso é:

1. ______________________________
2. ______________________________
3. ______________________________
4. ______________________________
5. ______________________________
6. ______________________________
7. ______________________________
8. ______________________________
9. ______________________________
10. ______________________________

TERCEIRA ETAPA

Depois que tiverem terminado, avaliem como correu o jogo e, juntos, respondam às perguntas a seguir:

1. Na sua opinião, o quanto você foi eficiente ao influenciar seu cônjuge?
2. O quanto seu cônjuge foi eficiente ao influenciá-lo?
3. Algum de vocês tentou dominar o outro, ou vocês foram competitivos um com o outro?
4. Você ficou amuado ou se retirou?
5. Seu par ficou amuado ou se retirou?
6. Vocês se divertiram?
7. Vocês trabalharam bem como um time?
8. Você sentiu irritação ou raiva?
9. O quanto seu par ficou irritado ou teve raiva?
10. Vocês dois se sentiram incluídos?

Se você teve dificuldade de aceitar influência durante este jogo e de se divertir com ele, converse com seu parceiro sobre como uma dificuldade em partilhar o poder em seus conflitos e em sua vida juntos. O simples fato de reconhecer que isso é desafiador para um de vocês ou para ambos, e assumir a responsabilidade por isso, é um grande passo adiante.

Seguindo em frente: se perceber que está se sentindo na defensiva, rígido ou que não está disposto a compartilhar a tomada de decisão, pergunte-se: O que eu perderia se lhe permitisse mais influência aqui? O que eu poderia ganhar?

Ganho colaborativo: rumo a um verdadeiro compromisso

Enquanto escrevíamos este livro, fizemos uma viagem há muito aguardada para o norte da Noruega e depois subimos até o Círculo Polar Ártico. Era um frio impressionante e um deslumbre de tirar o fôlego. John preferiu ficar na cabine aconchegante do navio, desfrutando a vista das rochas e do gelo rígido da escotilha, enquanto praticava canções irlandesas em sua flauta; Julie, como sempre, estava inquieta para sair para a linda paisagem natural. Ela andava de caiaque ou caminhava nas rochas geladas todos os dias. Mas sentia falta de John. Então, certo dia, John reuniu todo o seu amor por Julie, mais algumas camadas de roupas quentes, e ambos participamos de uma caminhada.

Enquanto nos preparávamos para começar nossa caminhada em terra, vimos no mar um pequeno grupo em caiaques. O grupo estava em duplas, e os caiaques remavam acoplados, o que significava que uma pessoa sentava à frente da outra e ficava encarregada da propulsão; a outra pessoa se sentava atrás, tendo mais controle sobre a direção. Já andamos muito de caiaque em climas mais quentes e sabemos que andar em dupla requer muita colaboração e boa vontade (assim como uma boa discussão!). Notamos um casal no caiaque mais próximo à praia. Eles estavam discutindo ferozmente.

"Você precisa remar mais rápido!", dizia a mulher, que estava na frente. "Não pode simplesmente se sentar aí atrás como um idiota enquanto eu faço todo o trabalho."

"Eu estou remando", o marido retrucou. "Estou tentando desviar dessas placas de gelo. Isso não é fácil. Venha tentar."

"Estou ocupada remando por nós dois."

"Você não está me dando nenhum crédito! Apenas reme e se acalme."

Eles desapareceram ao contornar um afloramento rochoso, discutindo o tempo todo; sua conversa era marcada por críticas e insultos. Não podemos dizer que ficamos surpresos com o que vimos quando chegamos a um canto rochoso da costa: eles estavam encalhados, com o caiaque duplo encravado em uma plataforma de rochas e gelo.

"Não consigo avançar. Empurre com seu remo."

"Isso não vai funcionar! Vamos ficar ainda mais presos."

"Vai dar, isso vai nos soltar das rochas – apenas tente. Foi você quem nos deixou presos aqui. Apenas me escute, pelo menos uma vez."

"Quem nos conduziu direto para este maldito *iceberg*? Não fui eu! Agora se agarre à pedra e puxe, temos que ir por ali."

"Você quer quebrar o caiaque? Essa é uma péssima ideia."

No fim, o líder do passeio de caiaque teve que reunir o grupo de barcos, todos tiveram que manobrar até onde eles estavam presos, para ajudar a tirar esse casal do gelo. Funcionou muito bem – enfim. Ninguém ficou ferido. Mas o casal em questão estava envergonhado, furioso e mal se falava quando todos os caminhantes e remadores voltaram ao barco e a seus quartos quentes. Vale ressaltar que provavelmente qualquer uma das suas ideias durante a discussão teria funcionado – se eles tivessem empurrado juntos com os dois remos, teriam deslizado em uma direção; se tivessem se ajudado a se agarrar à borda e puxassem na outra direção, também teria funcionado. Não havia um jeito certo de se desprenderem. Eles poderiam ter feito isso do jeito dela ou do jeito dele – eles só precisavam estar mais abertos à influência um do outro.

Ter influência vem de *ser* influenciado – assim como o ganho cooperativo. Não existe mais a armadilha da soma zero, em que os dois precisam tanto vencer que acabam ficando presos nas rochas. Se vocês se desprendem, todos ganham.

Agora vamos voltar ao nosso casal do começo do capítulo, Vince e Jenny. Quando os deixamos, eles estavam emperrados em uma batalha sobre a aposentadoria. Seus sonhos estavam em polos opostos, e os dois sentiam que, se cedessem um pouco, estariam abrindo mão de algo fundamental para quem eles eram e para o que queriam da vida. Eles não conseguiam chegar a um acordo – tinham muito a perder. E por isso estavam emperrados – tão emperrados quanto o casal no caiaque duplo. Eles precisavam de um empurrão para se afastarem da sua rocha. E então lhes demos um, na forma de uma intervenção que chamamos de "o método da rosquinha".

O método da rosquinha visa a ajudar os casais em conflito a chegar a um verdadeiro acordo: um acordo que pareça bom para ambos. Ele oferece uma nova maneira de abordar os "fatos" de uma discussão. Permite que o casal chegue à essência do seu sonho, sua necessidade ou seu objetivo e elimine as distrações que se colocam no caminho. Permite que ambos tenham influência, sem exigir que abram mão de algo inegociável. E, mais do que isso, deixa clara a quantidade generosa de espaço que podemos ter para acomodar os sonhos de ambos.

A intervenção: o método da rosquinha

Durante as três primeiras discussões, dissemos para você adiar a persuasão. Bem – agora não mais! Finalmente estamos aqui. Chegamos à fase da persuasão.

Nomeamos este método como método da rosquinha porque ele literalmente se parece com uma rosquinha. Dê uma olhada na imagem a seguir:

OVAIS DE COMPROMISSO

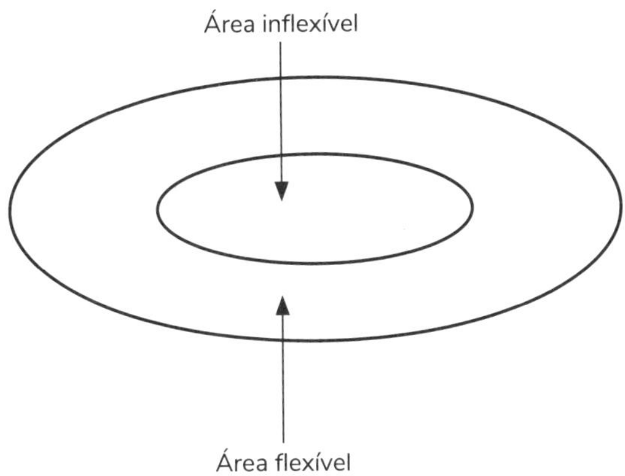

Minha área inflexível ou necessidade principal no que diz respeito a essa questão é:

Minhas áreas mais flexíveis no que diz respeito a essa questão são:

Pedimos que os casais façam esse desenho simples em uma folha de caderno. Depois, pedimos que identifiquem os aspectos inegociáveis desse sonho ou objetivo, anotando-os dentro do círculo interno. A parte interna da rosquinha é sua área de inflexibilidade, o *núcleo* do seu sonho ou necessidade em termos da sua própria identidade, quem você quer ser, como você quer viver sua vida. É a coisa sem a qual você não pode viver para ser feliz e completo e ter um relacionamento bem-sucedido. É a sua necessidade absoluta.

Em seguida, pense em outras áreas de flexibilidade relacionadas com essa questão. Geralmente essas áreas são detalhes fundamentais de *como* você satisfaz esse sonho. Identificar o que é flexível para você pode ser difícil no começo – muitos de nós somos tão apegados ao nosso sonho que nos sentimos inflexíveis em relação a tudo –, mas, para acabar com o engarrafamento mental aqui, pedimos que as pessoas façam a si mesmas perguntas semelhantes às que um jornalista faria para obter os fatos de uma história. Perguntas como:

- Quando?
- Onde?
- Quanto?
- Com que frequência?
- Como isso vai começar?
- Quanto tempo vai durar?
- O que tem no meio?
- O que tem no final?

Quando Vince e Jenny iniciaram este exercício, eles estavam em um impasse há muito tempo. Jenny sentia raiva por todas as vezes que, ao longo de décadas do seu casamento, suas escolhas tinham sido deixadas em segundo plano. O tempo todo ela colocava seu marido e filhos em primeiro lugar. E agora, aos 65 anos, ela finalmente decidiu: Chega. Desta vez, quero viver do jeito que *eu* quero. Vince ficou chocado: ele foi pego de surpresa pela atitude da esposa – isso era novo, e ele não gostava. Seu instinto foi se entrincheirar – tentou recuperar o território que tinha medo de perder. Historicamente, ele havia assumido responsabilidade pelas finanças e as tomadas de decisão. Carregava esse fardo, e, para ele, parecia que ela estava feliz em deixar que agisse assim. Ela nunca havia expressado gratidão por ele ter feito isso, todos esses anos, pela sua família.

Mas Jenny estava pensando sobre como *ele* nunca tinha expressado gratidão pelo trabalho que ela fazia. Ele ficava fora por semanas a fio, no mar de Bering, e ela ficava completamente sozinha, cuidando da casa. Ela deixou de lado alguns dos seus objetivos profissionais para colocar a família em primeiro lugar. Carregou o fardo de planejar, antecipar e cuidar das necessidades de todos durante décadas.

Ela não havia expressado sua gratidão; nem ele. Ambos se sentiam subestimados em termos do que haviam dado à família. Ambos sentiam que já tinham se esforçado demais. E esta era uma grande parte do motivo pelo qual eles não conseguiram chegar a um acordo: o sentimento de *já abri mão de tanta coisa*.

Eles vieram ao nosso *workshop* acreditando que era tudo ou nada: os sonhos dele ou os dela. No entanto, depois que começamos a avançar no modelo do conflito, as coisas realmente passaram a suavizar. No exercício "sonhos dentro do conflito", eles se revezaram, pela primeira vez, entrevistando um ao outro sobre seus sonhos. Então ouviram o outro falar sobre o que essa vida no futuro realmente significava: para ele, aventura... *com ela*. Para ela, viver em um lugar significativo, com uma conexão profunda com o passado e com sua família... *com ele*. Nenhum dos dois queria seu sonho se isso significasse realizá-lo sem o outro. Desse ponto de vista, quando eles se sentaram com suas "rosquinhas" em branco, foram capazes de encontrar muito mais flexibilidade dentro dos seus sonhos do que tinham conseguido ver anteriormente.

Seus diagramas ficaram assim depois que concluíram o exercício:

Círculo interno de Jenny (inflexibilidade): "Cumprir o legado da minha família, vivendo na fazenda."

Círculo interno de Vince (inflexibilidade): "Experimentar a liberdade e a aventura de navegar ao redor do mundo."

E então, isto foi interessante: ambos identificaram muitas das mesmas áreas potenciais de flexibilidade, resumidas aqui:

- Vender ou não a casa
- O sonho de quem vem primeiro
- Onde vamos
- Quando a realização dos sonhos começa/quando termina
- Quanto tempo dura
- Se fazemos isso em tempo parcial ou tempo integral
- Quanto dinheiro gastaremos e economizaremos

Vince e Jenny não resolveram toda a logística em um único *workshop* de fim de semana – mas, com este exercício, perceberam que havia muito mais flexibilidade do que tinham sido capazes de ver previamente. Aquela não era realmente uma situação de soma zero, em que alguém tinha que abrir mão do seu sonho para acomodar o do outro. Havia espaço para os sonhos dos dois, caso fossem flexíveis.

Antes do encerramento do *workshop*, Vince e Jenny nos informaram que haviam decidido fazer as duas coisas. Eles iam se mudar para a fazenda por um ano e ficar baseados ali; Vince iria procurar um curso intensivo de navegação para que pudesse preencher suas lacunas de competência. Depois, eles comprariam um barco para navegar. Vince reconheceu que não queria passar os próximos, digamos, *30 anos* morando em um barco; Jenny admitiu que deixar a fazenda de Iowa por alguns meses – talvez no auge do inverno – parecia muito atrativo. Eles não tinham certeza se venderiam sua casa em Bellingham imediatamente ou se a alugariam, para onde iriam em sua primeira viagem de barco ou exatamente quanto tempo ela duraria. Talvez fizessem viagens mais curtas primeiro, e depois uma mais longa. Ainda estavam vendo os detalhes. No entanto, pela primeira vez em muito tempo, ambos estavam animados com o futuro.

A seguir, apresentamos mais dois exemplos breves de casais que usaram esse método com sucesso, para que você possa ver o funcionamento interno do processo.

Casal nº 1: público *versus* privado

A situação: Andrés, professor de uma escola particular inovadora, deseja que seu filho, que está entrando no 6º ano, frequente a escola onde ele leciona. O preço é muito alto, mas, como ele é professor lá, sua família receberia um desconto significativo. Andrés frequentou escola particular quando criança e quer que o filho tenha a mesma oportunidade de uma educação de elite. Moira, sua esposa, não está se sentindo bem com isso – ela frequentou escola pública quando criança e acha que é importante apoiar a comunidade da escola pública como um bem social. Mais do que isso, ela fica desconfortável com o alto valor da mensalidade e a bolha de riqueza e privilégio que ela representa. Eles não conseguem chegar a um acordo. Ela quer manter seu filho na escola pública local, que fica perto de casa e para onde ele pode ir a pé; ele quer que o filho receba a melhor educação possível. Além disso, ele está ansioso para ter seu filho como aluno e irem juntos para a escola todos os dias.

Eles se sentaram para fazer o método da rosquinha.

Área de inflexibilidade dele: ter meu filho como aluno, para que obtenha os benefícios dessa escola inovadora onde empreguei minha criatividade e habilidades na criação de um ótimo currículo.

Área de inflexibilidade dela: manter-se conectada e envolvida com sua comunidade local e apoiar a educação pública.

Áreas de flexibilidade: Andrés era flexível quanto à vida do seu filho fora da escola; Moira percebeu que ela ficaria bem com seu filho frequentando a escola de seu marido se eles pudessem se manter envolvidos com sua comunidade local de outras maneiras. E ambos haviam listado algo como "Levar em conta o que nosso filho quer fazer" como uma área de flexibilidade.

O acordo: conversaram com seu filho e apresentaram as opções; ele ficou indeciso, mas acabou decidindo que o que mais queria era ir para a escola com o pai. Ele combinou com sua mãe que não perderia o contato com os amigos e a comunidade do bairro, então eles o matricularam no futebol depois da escola, perto de casa. Após um ano, eles veriam como as coisas estavam correndo e se todos estavam felizes com o acordo.

Casal nº 2: Genebra *versus* Nigéria

A situação: ela morava em Genebra, ele morava na Nigéria. Ela era branca, ele era negro. Eles se conheceram por causa do trabalho: ele tinha voado até Genebra para participar de um painel; ela era a painelista ao lado dele. Eles flertaram, se deram bem e começaram a namorar. Inicialmente tudo era leve e casual – ele conseguiu fazer mais viagens a Genebra e ligava para ela quando estava na cidade –, e rapidamente se apaixonaram. Ele a pediu em casamento. Ela disse sim. E então eles tiveram a conversa sobre onde morar.

O problema surgiu imediatamente: ela esperava que ele se mudasse para Genebra. Ele presumia que ela se mudaria para Lagos. E ambos tinham fatores complicadores: filhos.

Ele tinha dois filhos pequenos em Lagos e uma família estendida que dependia dele – na cultura de onde vinha, os filhos adultos cuidavam dos pais. Ele acreditava que ela deveria se mudar para a Nigéria – ela tinha apenas um filho, e eles eram apenas dois. Mas o filho dela tinha transtorno do espectro autista e necessidades especiais, e, depois de muita pesquisa, ela não conseguiu encontrar uma escola em Lagos que pudesse dar o suporte de que ele precisava.

Ela não poderia se mudar para Lagos e ser a mãe que seu filho precisava que ela fosse; ele não poderia se mudar para Genebra e ser o filho que seus pais precisavam que ele fosse. Eles pressionavam um ao outro, incapazes de entender por que a outra pessoa não cedia; suas discussões se tornaram mais frequentes e depois constantes. O ressentimento pela teimosia e egoísmo percebidos no outro permeava cada faceta da vida; a perspectiva negativa pairava sobre eles como uma nuvem escura. Então eles nos procuraram.

Durante muitas sessões de terapia, discutimos os sonhos dentro do conflito e aprofundamos até as necessidades básicas, e eles conseguiram compreender um ao outro em um nível verdadeiramente profundo. Ele entendeu, com profunda compaixão, o amor e compromisso dela com seu filho, seu único filho, e finalmente compreendeu que ela não poderia afastá-lo da comunidade educacional de apoio que eles tinham estabelecido em Genebra. Esta seria a maior traição da sua missão como mãe: não lhe dar todos os recursos possíveis. Ele não sentia mais (como inicialmente) que ela estava "escolhendo o filho em vez dele". E ela compreendeu o valor que ele dava ao fato de honrar seus pais e seus ancestrais. Ele havia crescido em uma vila minúscula e precisava garantir, como o filho mais velho, que estaria presente para eles. Mudar-se para outro continente seria uma enorme traição ao que ele acreditava e ao que dava valor em sua vida.

Eles conseguiram chegar ao que estava no fundo da alma de cada um. O que os alimentava como seres humanos, onde encontravam significado na vida.

Esse casal trilhou um longo caminho até esse ponto, e eles quase romperam. Quando chegaram a esse lugar de compreensão, poderiam ter facilmente decidido que esse relacionamento simplesmente não iria dar certo, embora eles se amassem. E talvez isso tivesse sido bom. Mas, em vez disso, a partir daquele ponto de compaixão profunda um pelo outro, eles se comprometeram a encontrar uma solução. Por que não fazer algo não tradicional? Ambos tinham trabalhos com muitas viagens e muita flexibilidade – eles poderiam usar isso em seu benefício.

Área de inflexibilidade dele: estar presente para seus pais na tradição da sua cultura.

Área de inflexibilidade dela: proporcionar ao seu filho a melhor educação possível.

Eles decidiram que ela e seu filho passariam metade do ano em Lagos com ele, com um tutor acompanhando-os para fornecer estabilidade educacional; na outra metade do ano, o casal viveria separado, e ele viajaria até Genebra como fazia quando eles estavam namorando.

Esse arranjo não funcionaria para todos os casais, mas esses dois eram fortemente independentes, e, para ambos, o relacionamento compensava toda a dor de cabeça logística e a situação de vida não tradicional. No final, fizeram uma coisa da forma tradicional: casaram-se. E tiveram duas cerimônias: uma em Lagos e uma em Genebra.

Quando o conflito realmente significa o fim

O método da rosquinha tem muito a ver, de fato, com aceitar influência e chegar a um acordo. Você reflete: Qual é o coração pulsante do meu sonho? Qual é seu núcleo? Não todas as possibilidades extras ou logísticas que tenho imaginado, mas a versão mais essencial do que eu preciso para me sentir completo, ser eu mesmo e viver minha vida com autenticidade. E então você tenta ser flexível em relação a isso. Permite que as necessidades, os sonhos e os objetivos do seu par influenciem o como, o quando, o onde e muito mais do desenrolar desse sonho.

Os casais geralmente acham esse processo extremamente útil, e a maioria é capaz de vencer o impasse e seguir em frente. Entretanto, quando seu sonho é o pesadelo da outra pessoa – *e* esse sonho é fundamental para quem você é –, talvez vocês tenham que se separar.

Quando você reduz seu sonho à sua essência e *ainda assim* ele está em oposição direta com o do seu par – quando toda a flexibilidade do mundo não vai acomodar os dois sonhos –, não há muito o que vocês possam fazer. Quando vocês têm sonhos opostos sobre a questão de se tornarem pais, por exemplo, como na experiência de John com seu primeiro casamento, não há acordo possível. Não se pode ter meio filho. Isso não é ser rígido demais – é ser verdadeiro com as necessidades da sua alma. Mas pelo menos você pode se separar sabendo que honrou a si mesmo e ao seu par e que ninguém é culpado.

Se você analisar o modelo desse conflito como o apresentamos neste livro até agora – desde a exploração das questões em conjunto, realmente ouvir e validar, explorar os sonhos dentro do conflito e fazer esse exercício para chegar a um acordo – e *ainda assim* isso parecer impossível, como uma imensa perda dolorosa, então a pergunta que você pode ser forçado a fazer é: *O quanto eu amo essa pessoa? O que amor significa?*

Algumas vezes significa sacrifício. Esses compromissos não devem parecer uma perda de si mesmo, mas nem sempre serão fáceis. Amo meu parceiro o suficiente para trabalhar menos, por exemplo, e renunciar ou adiar uma promoção que eu poderia ter para que ele possa estudar? Eu o amo o suficiente para me mudar para longe da minha família por uma oportunidade que representa o sonho dele? Ele teria feito, ou já fez, o mesmo por mim? Uma vida inteira com outra pessoa é uma vida inteira de oscilação entre sacrifício e ganho, de dar e receber, de algumas vezes carregar o fardo mais pesado ou de abrir mão de alguma coisa pelo bem maior da unidade que vocês dois representam juntos. E, com frequência, quando ambos avançam no modelo do conflito e tentam essa abordagem para chegar a um acordo, são capazes de obter uma clareza valiosa de que esse sacrifício em particular – seja o que for – vale a pena: que, colocando na balança, ganham muito mais do que perdem. Ambos podem se sentir em paz ao abrir mão de algo a que tinham se apegado fortemente porque, quando olham para o todo, percebem que têm muito mais coisas que são valiosas.

Entretanto, algumas vezes, os casais passam por esse processo e percebem que, de fato, têm diferenças inconciliáveis em termos de como querem viver suas vidas. Seus sonhos não são compatíveis. Os sacrifícios são grandes demais. Nesse caso, a escolha certa pode ser seguir em frente para que ambas as partes possam ter a chance de uma parceria na qual seus sonhos *possam* ser honrados e acomodados. Quando se trata de relacionamentos – mesmo os longos –, "sucesso" nem sempre é "para sempre". Vocês podem honrar um ao outro e ao relacionamento, mesmo que percebam que seus caminhos precisam se separar.

Da soma zero para o equilíbrio de Nash

Começamos este capítulo falando sobre a dinâmica da soma zero que pode atrapalhar nossas discussões, deixando-nos presos a uma mentalidade de ganhar ou perder que torna o acordo muito difícil. No estudo da teoria dos jogos – e, especificamente, como ela se desenrolava na política e na economia –, era normalmente aceito que qualquer negociação em um conflito fosse uma situação de soma zero, na qual um ganho de uma das partes sempre representaria uma perda para a outra. No entanto, na década de 1950, o matemático John Nash apresentou outro modelo em que o "jogo" atinge um ponto de estabilidade no qual nenhum dos jogadores pode fazer melhor, dada a estratégia do seu oponente.[10] Eles chegaram ao resultado ideal do jogo para ambos os jogadores, dados os parâmetros do jogo. Este é um modelo matemático, mas se traduz para os relacionamentos quando há um ponto em um conflito em que *ambos* os parceiros ganham: eles chegam a um acordo e estão satisfeitos com o resultado. É o que melhor podem fazer diante das circunstâncias que a vida lhes apresentou.

Mas é importante lembrar que, nos relacionamentos, não somos oponentes. Na arena do amor, atingimos o equilíbrio de Nash não tentando "ganhar" para nós mesmos, mas *pensando nos dois*.

Este é um dos hábitos básicos dos casais realmente bem-sucedidos – em vez de pensarem *O que é melhor para mim nesta situação?*, eles pensam: *O que é melhor para nós?* Seus conflitos são permeados por um sentimento de que, em última análise, ambos têm em mente os melhores interesses do outro, mesmo que estejam discordando. Por fim, é daí que vem nossa capacidade de chegar a um acordo com êxito: *confiança*.

Sempre que estivermos falando sobre quem lava a louça à noite, onde gastamos o dinheiro ganho com muito esforço, se devemos considerar uma grande mudança, ou se devemos nos mudar para uma fazenda em Iowa ou navegar pelo mundo, essa conversa se desenrolará de forma *muito* diferente, dependendo da "métrica da nossa confiança". Fundamentalmente, eu confio que você está pensando no que é bom para mim enquanto está pensando no que é bom para você? Eu confio que você leva em consideração meu ponto de vista e lhe atribui o mesmo peso? Eu confio que você pode mudar e mudará sua posição quando a situação exigir? Eu confio que você se importa com os meus objetivos e sonhos e tenta fazer com que eles se realizem? Quando a resposta a essas perguntas for *sim*, será muito mais fácil ser flexível e encontrar um meio-termo que pareça a melhor coisa para *vocês dois*.

Nenhuma dessas estratégias funcionará sem confiança e compromisso. Por isso, com casais em que a confiança foi minada, é por aí que começamos: com a reconstrução.

Nos casais em que o compromisso diminuiu, vemos dois sinais de alerta principais: (1) eles se queixam para outras pessoas sobre seu par, em vez de tratarem com ele as questões importantes; e (2) eles minimizam o que têm e maximizam o que estão perdendo. Estão sempre olhando à sua volta e pensando: "Eu poderia estar melhor". Mesmo com casais com pouco compromisso, se lhes perguntamos "Você ama seu par?", eles dizem que sim. E realmente amam! Mas não há um verdadeiro compromisso. Eles não estão se dedicando. Eles não estão pensando pelos dois. Não existe *nós*. E essa é a raiz do seu conflito e o motivo subjacente de estarem em nosso consultório.

O que dizemos às pessoas nessas circunstâncias: *é* assustador se comprometer com alguém! Muitas vezes entramos em relacionamentos de olhos fechados. Algumas vezes nos comprometemos com alguém por toda a eternidade antes de realmente conhecermos essa pessoa. E, é claro, com o tempo as pessoas mudam e crescem. Essa pessoa com quem me casei 5, 10, 20, 40 anos atrás não é a mais a mesma. Descobrimos coisas surpreendentes sobre nossos parceiros ao longo do tempo e durante conflitos. Surgem circunstâncias na vida que nos colocam sob pressão intensa. Ninguém é perfeito; todos nós temos falhas. O que compromisso realmente significa é que você é capaz de perceber que, embora a outra pessoa não seja perfeita (e tudo bem, talvez ela seja um pouco louca neste ou naquele aspecto), em última análise, ninguém pode substituí-la.

A boa notícia é que você pode trabalhar na reconstrução da confiança e do compromisso a partir de qualquer ponto. E tudo o que trabalhamos neste livro constrói confiança: voltar-se para o outro. Começos suaves. Ouvir atentamente e validar um ao outro. Expressar empatia. Fazer perguntas abertas um ao outro, tanto em situações de conflito quanto fora delas. Explorar seus sonhos juntos. *Tudo* isso, com o tempo, constrói confiança e compromisso, bem como aquela mentalidade de pensar pelos dois, que é uma mentalidade de ganho cooperativo. E este é um ciclo de *feedback* positivo: quanto mais você pratica essas estratégias, mais confiança constrói; quanto mais vocês confiam um no outro, mais fáceis se tornam as estratégias de gestão de conflito.

Tente!

Com seu parceiro, escolha uma área de conflito para abordar. Pode ser um problema solucionável que esteja em um impasse; ou uma questão em que trabalharam no último capítulo, na atividade "os sonhos dentro do conflito".

Depois, sigam estes passos:

- Peguem duas folhas de papel e criem uma "rosquinha" para cada um, com um círculo interno e um círculo externo muito maior. Vocês podem copiar a imagem da página 239.
- No círculo interno, listem os aspectos do tema do qual não podem abrir mão. São os inegociáveis: suas necessidades nucelares mínimas, crenças, valores sobre essa questão.
- No círculo externo, listem suas áreas de flexibilidade. São os aspectos com os quais – se pudessem ter o que está no círculo interno – estariam dispostos a se comprometer.
- Agora... conversem sobre isso!
  - Compartilhe seu diagrama com seu par, e vice-versa.
  - Perguntem um ao outro: *Por que as coisas no círculo interno são tão importantes para você?*
  - Ouça as respostas atentamente. Se precisar, faça anotações para se manter focado nas informações que seu parceiro está fornecendo.
  - Perguntem um ao outro: *Conte-me mais sobre essas áreas de flexibilidade. O que significa ser flexível aqui?*
- Trabalhem em alguns acordos possíveis! Vejam que novas formas de avançar vocês conseguem encontrar usando esses "mapas" das necessidades nucleares e áreas de flexibilidade. Tentem responder às seguintes perguntas:
  - Com o que concordamos?
  - Que sentimentos temos em comum?
  - Que objetivos temos em comum?
  - Como podemos atingir esses objetivos?

- Por fim, elaborem um compromisso – mesmo que ele seja parcial ou temporário e que o reavaliem mais tarde, para ver se está funcionando – e registrem-no aqui:
    - Um compromisso que honra as necessidades e os sonhos de ambos é:

      ____

      ____

DISCUSSÃO Nº 5
O ABISMO NA SALA

Erro: Preocupar-se com a discussão

O passado nunca está morto. Ele nem sequer é passado.

WILLIAM FAULKNER

Durante o primeiro ano da pandemia, Molly e Selena achavam que estavam fazendo tudo certo. Meses haviam se passado desde que elas entraram em *lockdown* devido à covid com suas duas filhas pequenas – as duas mães trabalhavam de casa e se revezavam na ida semanal ao mercado. Elas não tinham contato pessoal com as famílias com quem costumavam conviver, com as crianças se encontrando para brincar ou passar a noite, mas estavam conseguindo sobreviver bem, apenas as quatro. Parecia que os casamentos estavam se desmoronando à sua volta devido ao estresse da pandemia e à intensidade repentina de estarem juntos 24 horas por dia, sete dias por semana, com pouca liberdade ou privacidade – alguns de seus amigos, casais que elas conheciam há anos, aparentemente estavam percebendo que, na verdade, não se gostavam tanto assim. Molly e Selena se sentiam felizes porque tudo estava correndo bem, em termos relativos: *Ei, olhe só para nós, ainda gostamos uma da outra – e muito! Uau, estamos mandando bem!*

Mas então elas tiveram uma discussão, e das grandes.

A discussão ocorreu certa manhã, para decidir quem iria se afastar do trabalho para ajudar as duas filhas, de 5 e 7 anos, com a aula a distância. Era complicado. As crianças eram muito pequenas para ficarem sós, ou se manterem diante da tela do computador por mais de 10 minutos sem que uma de suas mães sentasse ao lado, incentivando e explicando coisas que simplesmente não se traduziam através de uma tela do Zoom. E Molly estava assumindo a parte mais pesada do tarefas – como artista gráfica *freelancer*, seu trabalho era mais flexível que o de Selena, que precisava estar na sua mesa e *on-line* em horários específicos com os grupos ativistas com que trabalhava (ela era gerente de programas em uma organização internacional sem fins lucrativos). Mas Molly vinha trabalhando até tarde da noite para dar conta do volume de tarefas – ela estava exausta e não tinha tempo suficiente para se manter em dia com seus projetos. Naquela manhã, Molly disse a Selena que precisava fazer seu trabalho: "Você pode adiar algumas reuniões? Eu preciso muito me dedicar ao trabalho. Tenho feito essas coisas da escola com as crianças praticamente sozinha".

"Molly, não posso fazer isso tão em cima da hora", disse Selena. "De qualquer forma, você pode fazer essas coisas mais tarde, não é? Não existe essa coisa de emergência em artes gráficas, eu acho." Ela entrou no quarto, que também funcionava como escritório, e fechou a porta.

Molly foi atrás dela. A discussão se desenrolou ali no quarto, em cochichos tensos para que as crianças não ouvissem, com a câmera de Selena desligada e silenciada, e as pessoas entrando na sala de espera do Zoom. Molly disse a Selena que ela estava menosprezando seu trabalho – não, seu trabalho não era um esforço de resgate internacional, mas ainda assim era importante – para *ela*. Selena disse que Molly estava sendo infantil, entrando de rompante em seu escritório no meio de uma reunião. Houve trocas de acusações: *Você está sendo egoísta. Está sendo injusta. Você nunca achou meu trabalho tão importante quanto o seu. Não seja ridícula!*

Então Molly, frustrada e em lágrimas, disparou: "Talvez você se preocupasse mais com a escola das meninas se tivesse sido você quem lhes deu à luz".

Houve um longo silêncio. "Não posso acreditar que você esteja dizendo isso", Selena disse finalmente. "Sou mãe delas tanto quanto você."

"Eu sei que você é, não tive a intenção..."

"Tenho que iniciar a reunião", disse Selena. "Por favor, saia."

Mais tarde naquela noite, Molly se desculpou pelo que havia dito. Mas ainda estava aborrecida pela forma como sua esposa tinha ignorado seu trabalho. Selena se desculpou, também, e sugeriu que no futuro elas fizessem um cronograma mais claro de quem acompanharia as aulas das crianças. Mas ela estava profundamente ferida pelo que Molly tinha dito sobre seu papel como mãe não biológica de suas filhas.

Na superfície, o conflito estava resolvido – elas fizeram um cronograma dando a Molly mais tempo para trabalhar. Mas elas discutiram novamente alguns dias mais tarde e, depois, de novo e de novo, sobre o que haviam dito uma para a outra naquela manhã. Nenhuma das duas conseguia parar de relembrar os detalhes. Elas discutiam sobre quem começou a discussão, quem estava mais equivocada, quem disse o quê.

"Você me chamou de uma mãe horrível", disse Selena em lágrimas, tarde da noite, durante uma briga.

"Eu não fiz isso!", Molly retrucou. "Eu nunca disse isso!"

"Você sempre faz eu sentir que não sou realmente uma mãe. Você mantém essa coisa do nascimento pairando sobre a minha cabeça. Você que é a mãe verdadeira, e eu só estou acompanhando. Você deixou isso muito claro no outro dia."

"Como é que eu fiz isso? Só estava pedindo ajuda. Você não pode ter as duas coisas, Selena – você coloca mais responsabilidades parentais nas minhas costas e depois reclama que não está tendo mais responsabilidades parentais. O que quer que eu faça?"

"Bem, em primeiro lugar, você poderia parar de me jogar na cara a minha infertilidade cada vez que quiser fazer as coisas do seu jeito."

"Do que você está falando?"

"Você sabe o que disse! Eu não dei à luz, por isso não me importo com elas, certo?"

"Ah, meu Deus. Sabe o que mais? Eu ficaria feliz em ser menos mãe para que você possa ser mais. Que tal se eu voltar a trabalhar em tempo integral e você ficar em casa? Você não duraria um dia em casa com as crianças."

Molly e Selena estão emperradas – elas não conseguem parar de discutir sobre esse assunto.

Para onde essas duas vão, a partir daqui? Elas se amam e estão comprometidas com sua família. Mas coisas dolorosas foram ditas (e depois ditas de novo!), e se elas não conseguirem resolver o que aconteceu sem causar mais danos, vão tomar um caminho extremamente difícil. E elas não estão sozinhas – esse cenário é muito comum. De todos os casais em nosso estudo internacional, 77 a 84% relataram não conseguir voltar atrás depois de uma discussão.[1] Muitos casais são como Molly e Selena, perguntando-se: *Por que não podemos simplesmente seguir em frente?*, quando, de fato, esse é exatamente o problema.

O grande erro: tentar "simplesmente seguir em frente"

Por mais que possamos querer discutir do jeito certo, às vezes magoamos um ao outro. E muito.

Já falamos muito neste livro sobre o lado bom do conflito – como nossos pontos de atrito podem se tornar uma porta de entrada para compreendermos melhor um ao outro e nos tornarmos mais conectados, mais íntimos. E isso é verdade – queremos que os casais entendam que conflito é uma parte inevitável e frequentemente positiva da vida e do amor. Mas a realidade é que um conflito também pode ser intenso e traumático. Conflito é confuso. *Nós* somos confusos. Somos humanos, e cada um de nós carrega uma bagagem pesada – da vida, da infância, de relacionamentos anteriores. Temos gatilhos que são acionados. Emoções fortes que nos seguram pela garganta, pelo coração ou pelo intestino – onde quer que você sinta quando está inundado. Com frequência, não sabemos o que queremos ou precisamos; não nos expressamos claramente; interpretamos mal um ao outro; dizemos coisas que não queremos dizer ou as dizemos da pior forma possível. Existe um roteiro para um conflito que podemos nos esforçar ao máximo para seguir, mas muitas vezes nos perdemos no caminho. Disparamos uma saraivada de flechas verbais um contra o outro, e algumas delas acertam o alvo – bem no coração.

Todos os casais têm incidentes lamentáveis algumas vezes, em que os dois se afastam com raiva, ressentidos, profundamente magoados, até mesmo traídos pelas coisas que o outro disse. Isso acontece com todos nós. Também acontece com os "mestres" do amor. Mas é justamente aí que erramos: *não processamos a discussão.* Não aprendemos a abordar os incidentes lamentáveis depois que eles aconteceram e, por isso, não o fazemos.

Em vez disso, nos desculpamos muito rapidamente, antes mesmo de entendermos por que estamos nos desculpando.

Tentamos varrer tudo para debaixo do tapete. Essa discussão foi muito ruim – não vamos repeti-la. Ainda estamos incomodados, mas guardamos isso para nós.

Ou então *falamos* sobre a discussão, para começar tudo novamente. Estamos de volta ao conflito completo e escalado. Um incidente lamentável se torna outro incidente lamentável.

Com o tempo, as discussões não processadas criam uma fissura entre os dois, na forma de mais conflito ou na forma de menos conexão e evitação. A intimidade se desfaz. Todos erguem muralhas – você foi magoado, então agora vai se proteger. Vocês podem estar sentados lado a lado, no sofá do nosso consultório, mas, emocionalmente, existe um abismo do tamanho do Grand Cânion entre vocês.

As feridas emocionais resultantes de uma discussão ruim não se curam sozinhas. Quando não fazemos as pazes depois de uma discussão ruim, essas feridas perduram, a negatividade da discussão perdura. E, com o tempo, como um produto químico cáustico, ela começa a corroer a conexão positiva entre nós. É difícil nos mantermos conectados e próximos quando temos feridas abertas – quando ainda estamos andando por aí com aquelas flechas fincadas no coração. Quando ocorrem incidentes lamentáveis, precisamos processá-los e nos curarmos deles. Caso contrário, carregaremos os resíduos dessa discussão por toda a nossa vida juntos.

Alguns conflitos são para sempre... se você não os processar

Quando a psicóloga Bluma Zeigarnik era estudante de pós-graduação, na década de 1920, fazendo doutorado em psicologia na Universidade de Berlim e escrevendo sua tese sobre memória, um de seus professores mencionou algo que havia observado em um restaurante local. O restaurante era conhecido por ter uma equipe de garçons que nunca anotava os pedidos – os funcionários eram capazes de lembrar-se perfeitamente de todos, mesmo os das mesas grandes, com muitos clientes. Conversando com um dos garçons, o professor observou que ele tinha uma memória muito apurada dos pedidos das mesas que ainda não tinha passado para o *chef*, mas que, depois que os entregava para o *chef*, ele não se lembrava mais dos detalhes dos pedidos. Isso parecia implicar que os "assuntos inacabados" dos pedidos não entregues permaneciam na mente do garçom mais vividamente do que os pedidos já concluídos.

Zeigarnik decidiu testar essa ideia em um ambiente de laboratório. Durante uma série de experimentos envolvendo 164 participantes, incluindo estudantes, professores e crianças, ela trouxe as pessoas, uma por uma, e lhes deu uma instrução simples: *Complete esta série de tarefas o mais rápida e corretamente possível.* Então cada pessoa tinha que começar a trabalhar em uma lista de cerca de 20 pequenas tarefas – coisas como montar uma caixa de transporte, resolver um quebra-cabeça, fazer uma pequena figura em argila, resolver uma equação matemática. Enquanto cada um trabalhava, um assistente da pesquisa interrompia sutilmente, mais ou menos na metade do tempo – entrando na sala e insistindo que algo estava errado com a disposição da mesa ou outra desculpa –, para que a pessoa não conseguisse concluir aquela tarefa específica no tempo previsto e fosse forçada a avançar para a tarefa seguinte sem ter concluído a anterior.

Depois disso, Zeigarnik fazia a cada participante perguntas como: Que tarefas você acabou de realizar? De quais você gostou? O que recorda do seu trabalho em cada uma? Ela descobriu que os participantes conseguiam lembrar dos detalhes das tarefas interrompidas com 90% mais de precisão do que das que tinham conseguido terminar satisfatoriamente.[2] Aparentemente, o desejo de "concluir" algo, a sensação de que aquilo estava incompleto ou não resolvido, fazia aquele evento ser retido de forma mais vívida na memória. O ato de *concluir* alguma coisa, portanto, era o que permitia que aquilo começasse a se dissipar na memória, ser esquecido.

Essa descoberta foi tão significativa e replicável (foi corroborada por estudos posteriores) que passou a ser chamada de "efeito Zeigarnik" e tem suas implicações aqui, em nossas discussões. Quando temos assuntos inacabados um com o outro – quando não resolvemos uma questão dolorosa, quando há sentimentos que não fomos capazes de expressar, quando foram ditas coisas dolorosas que não foram resolvidas –, mantemos uma memória muito clara dessa discussão. Essa discussão é tão vívida e nítida como se tivesse acontecido no dia anterior. Além disso, as discussões que ficam armazenadas na memória de longo prazo geralmente contêm incidentes traumáticos, e a memória traumática é poderosa. Quando essa memória for acessada, todos os diferentes aspectos sensoriais desse momento no tempo voltarão a inundar – você é mergulhado de volta nesse momento como um viajante do tempo, e seu corpo responde em conformidade: cortisol e adrenalina começam a fluir; você se sente inundado. No que diz respeito ao seu corpo, essa discussão original *está* acontecendo novamente.

O efeito Zeigarnik nos mostra que, a menos que você processe algo de forma completa, em especial emocionalmente, tudo permanece na sua memória. Então – e aí ocorre uma reviravolta – essa memória começa a ser distorcida. A neurociência moderna descobriu que as memórias, mesmo aquelas que permanecem vívidas e parecem reais e perturbadoras, não são estáveis. Cada vez que você as acessa, elas mudam, elas são "editadas". A forma como nos recordamos de coisas que aconteceram se torna cada vez mais tendenciosa para *nós mesmos*,[3] o que significa que, quanto mais revivemos e ruminamos, mais nossa memória desse evento pode se modificar. Nós nos sentimos de determinada maneira, e agora nossa recordação dos acontecimentos e das coisas ditas se alinha cada vez mais com esse sentimento. Acabamos com uma discussão – um evento em que ambos estávamos presentes, uma experiência compartilhada – e, no entanto, agora temos duas lembranças muito diferentes do que aconteceu.

Em uma discussão, é muito provável que eu tenha uma percepção dos eventos, e a sua seja diferente. Eu percebo seu tom de voz como depreciativo e impaciente; minha versão dos acontecimentos é que você me ignora e não tem interesse em ouvir sobre a minha vida. Enquanto isso, a sua realidade é que você está estressado, consumido mentalmente por um problema no trabalho, e, repentinamente, eu estou zangado e explodindo com você, agindo de forma totalmente irracional. Essas duas realidades são válidas. Ambas aconteceram! Isso é o que cada um vivenciou.

Não existe percepção imaculada, não há uma "câmera divina" olhando para baixo e gravando o que "realmente" aconteceu, que você possa checar para ver quem está certo e quem está errado. Só o que existe é a clara e velha *percepção* – o que existe é a maneira como você percebeu as coisas e a maneira como a outra pessoa percebeu as coisas, e a nossa memória humana maleável e corruptível. Quando se trata dos "fatos" passados, não existem fatos. Existe apenas o que cada um vivencia.

E, quando se trata do processamento em nosso cérebro, é como se não houvesse tempo na memória. Essas experiências podem ser tão frescas como se tivessem acabado de acontecer e, portanto, são igualmente perturbadoras – especialmente para coisas que parecem inacabadas ou não resolvidas. E quanto mais tempo passamos relembrando e ruminando sobre esses eventos, retirando-os da memória de longo prazo e revivendo-os, mais tendenciosos e distorcidos eles podem se tornar.

Por isso, se você não processar esse conflito com seu par – sobretudo emocionalmente –, ele não desaparecerá. Ele vai se intensificar: você lembrará das palavras, dos sentimentos, da adrenalina correndo pelo seu corpo. Você aumentará o foco em todos aqueles detalhes específicos, cada coisa crítica ou injusta que a outra pessoa disse, cada revirar de olhos com desdém, assim como aquele garçom se lembrava de cada item do pedido ainda não entregue. Você não vai querer se apegar a essas memórias aguçadas e potentes. Elas fazem mal à sua mente, ao seu coração, ao seu relacionamento, ao seu futuro. Uma discussão ruim que você não processa é como uma pedra no sapato – você não consegue continuar andando com ela ali dentro, mancando e com dor. Você tem que parar, sentar e retirá-la.

Sinais de que você precisa resolver um incidente do passado

Quando há um incidente lamentável em seu passado – recente ou mesmo distante –, seu relacionamento pode apresentar certos sintomas. Talvez você precise sentar e processar algo se...

- **Falar a respeito leva a mais conflito.** Como Molly e Selena, vocês mais uma vez se encontram em um conflito acalorado e intensificado quando tentam abordá-lo – um tipo de experiência de quinta dimensão.
- **Vocês estão discutindo sobre a discussão.** Vocês parecem não parar de reviver a discussão, brigando sobre quem disse o que e como foi dito, de quem foi a culpa da última vez, qual das "versões" do evento é a correta. Isso se torna um padrão. Discutir sobre a discussão conduz a mais discussões sobre a discussão, um tipo de conflito em cascata.
- **Vocês estão evitando inteiramente o assunto e falando e se conectando menos, de modo geral.** Falar sobre o assunto foi tão ruim da última vez que você não quer tentar de novo; você guarda seus sentimentos para si e começa a se sentir distante ou desconectado do seu parceiro. Com frequência, as relações sexuais vão diminuindo.
- **Vocês estão discutindo mais sobre coisas (aparentemente) não relacionadas.** Os desentendimentos sobre outras questões podem escalar mais rápido; vocês são mais ríspidos um com o outro quando o ressentimento reprimido sobre o incidente passado se infiltra. Isso pode parecer...
- **Reações intensas que parecem surgir do nada.** Você diz: "Você pode correr até o mercado e comprar leite?". Seu par responde: "Não vou fazer nada para você! Você tem sido horrível para mim!". *Uau.* Essas respostas exageradas ou fora do contexto para coisas que parecem totalmente inócuas no momento

geralmente são sinais de algum fluxo de lava subterrâneo queimando abaixo da superfície de um incidente passado que não foi resolvido.

Todas essas respostas a uma discussão ruim que ainda dói são perfeitamente normais e humanas. Mas elas não ajudam em nada. O que fazer em vez disso? A resposta é *processar*, o que essencialmente significa ser capaz de falar sobre o que aconteceu *sem* voltar ao conflito. E essa é uma habilidade específica com passos específicos.

Como processar uma discussão

Assim como os garçons no restaurante de Bluma Zeigarnik, você precisa entregar o pedido para que possa seguir adiante. Até que consiga fazer isso, carregará consigo essa mágoa, esse ressentimento, esses sentimentos de raiva, traição, confusão e muito mais.

O modelo para o processamento bem-sucedido surgiu de uma de nossas próprias discussões. (Os erros que cometemos no amor e no conflito tendemos a canalizar para a pesquisa no Laboratório, na esperança de desenvolver intervenções para outros casais – e este valeu a pena!) Foi assim que aconteceu: certa manhã, quando estávamos nos arrumando para ir trabalhar, Julie contou a John um sonho ruim que teve na noite anterior. No sonho, John a tinha traído – ele tinha sido infiel. Ela estava muito agitada e abalada pelo sonho e, enquanto ligava o chuveiro e entrava no banho, contou as coisas terríveis que o "John do sonho" tinha feito para ela.

Ao ouvir isso, John ficou zangado. "Eu não sou essa pessoa", ele disparou. "O que eu fiz para levar a esse sonho? Esse não sou eu!" Ele disse algo sobre como ela sempre o acusava de coisas, que ele nunca conseguia fazer nada certo. "Por que você me contou isso?", e saiu intempestivamente do banheiro.

Agora Julie estava chorando no chuveiro. Ele havia insinuado que ela era uma pessoa má por ter falado nisso, que era exatamente do que tratava seu sonho: ele se voltando contra ela. Ela desligou o chuveiro, jogou uma toalha sobre o corpo e correu atrás dele.

"Você está provando que meu sonho é realidade!", ela gritou.

Pouco tempo depois, quando estávamos mais calmos (e mais secos, no caso de Julie), nos sentamos e conversamos sobre o que aconteceu.

"Você não entende?", disse Julie. "Eu estava tentando lhe contar. No sonho, você é apenas um substituto da minha mãe, que sempre me tratou muito mal, com desprezo. Ele é simbólico, não é sobre você. Achei que entenderia isso."

Conversamos sobre o assunto e fizemos todo o processamento do momento no banheiro – por que Julie trouxe o assunto daquela maneira, por que John tinha reagido daquele jeito. Julie tinha esses sentimentos da infância, vestígios de uma relação infantil que foi sobreposta a esta. Podemos ter esses sentimentos no aqui e agora, no momento presente, que não fazem muito sentido. Por isso, inconscientemente, procuramos em nosso ambiente alguma coisa ou alguém que se encaixe vagamente no tema do nosso sentimento. E então apontamos a arma e *disparamos*. Não se trata dessa pessoa, mas você imagina que sim.

Isso é um *gatilho*. E é uma grande parte da razão pela qual os conflitos começam e escalam.

Todos nós chegamos à idade adulta com uma bagagem e trazemos essa bagagem para nossos relacionamentos. Temos esses pontos sensíveis, essas feridas que deixaram cicatrizes. O tecido cicatrizado é mais frágil do que o tecido sadio; ele se rompe com facilidade. Às vezes, pressionamos o tecido cicatrizado do outro, e ele se rompe novamente. E isso dói. E nós atacamos. Temos uma reação intensa que a outra pessoa não compreende. E isso atiça as chamas de um conflito, como oxigênio puro.

Depois que analisamos nosso próprio conflito, pensamos: *Isso é muito comum. Como podemos ajudar outros casais a processar momentos como este?* Por isso começamos a preparar uma intervenção para o processamento, moldada segundo o que funcionou para nós, juntamente com estratégias baseadas em dados do Laboratório.

O segredo para o sucesso do processamento: *ambas as realidades são válidas*

Vamos falar sobre como as pessoas se recordam das discussões de forma tão diferente – como, no conflito, cada uma tem sua própria "realidade" do desenrolar da discussão.

Filtramos tudo através das nossas percepções, emoções, pressupostos, interpretações e extrapolações. Sua parceira entra na sala com uma expressão incomodada no rosto e você pensa: *Ela está zangada comigo.* Pode ser que não seja nada disso – ela está incomodada com algo totalmente desvinculado de você. Ela está zangada porque o correio está atrasado, porque o gato urinou no chão, porque perdeu sua carteira. Quem sabe! Mas, quando tentamos falar um com o outro sobre essa situação, nossos pressupostos são incorporados à nossa linguagem. (*Parceiro 1: Você estava zangada comigo no momento em que passou pela porta! Parceiro 2: O quê? Não, eu não estava! Você sempre me acusa de coisas como essa!*) Para entender o que aconteceu e reparar o mal já feito, temos que realmente compreender o que nosso parceiro viu, ouviu e sentiu, especialmente se isso for diferente do que sentimos durante o incidente.

Nós sabíamos que essa parte teria que ser estruturada cuidadosamente para que as pessoas não voltassem a brigar. O que não queremos é que a conversa de reparo se transforme em discussão sobre qual é a realidade mais correta ou quem se lembra melhor do que aconteceu. Quando nos reunimos para processar, temos que trabalhar a partir do pressuposto comum de que *ambas as realidades são válidas* e de que cada realidade subjetiva contém alguma verdade. O objetivo não é concordar com uma série de fatos sobre "o que aconteceu". É compreender a experiência do outro para que você possa ter empatia com ele e entender de onde se origina a percepção dele.

Por isso, quando falamos sobre o que aconteceu, é muito importante falarmos sobre *nossas próprias* percepções e experiências, usando descrições na primeira pessoa. Não atribuímos culpa, não presumimos uma intenção nem dizemos ao nosso parceiro o que ele fez ou disse. Em vez disso, descrevemos o que percebemos que aconteceu. Isso requer algum trabalho e prática! Fique atento à sua linguagem enquanto fala e, sempre que puder inverter sua retórica de modo a expressar o que *você* viu, ouviu ou sentiu em vez do que o outro fez ou disse, inverta-a. Em vez de "Você estava zangada comigo no momento em que passou pela porta!", você diz "Você entrou na sala, e eu vi uma expressão zangada em seu rosto. Achei que poderia estar zangada comigo". Tente frases como:

Imaginei que...

Presumi que...

Pareceu-me que...

Vi que...

Lembro-me de que...

Ouvi você dizer que...

Podemos usar esse tipo de linguagem autodescritiva na primeira pessoa para indicar nossa própria experiência, sem acusar, criticar ou impor nossa versão dos fatos. Isso, por sua vez, deixa a outra pessoa mais aberta, receptiva e capaz de ter empatia com nossa experiência.

Depois que compartilhamos nossas experiências – convidando o outro a entrar na *nossa* realidade subjetiva para ver como os acontecimentos se desenrolaram aos nossos olhos –, precisamos validar um ao outro. *Isso faz sentido. Se é isso o que você estava ouvindo, entendo por que reagiu dessa maneira.* Você não tem que concordar com isso! Validação simplesmente significa que você compreende uma pequena parte da experiência do seu parceiro.

Agora, os *gatilhos*. Os gatilhos foram a faísca da nossa discussão que inspirou esse processo, e sabíamos que eles tinham que ser abordados. Os gatilhos são muito poderosos. As pessoas precisavam voltar ao passado e descobrir o que aquela discussão trazia à tona para elas. Os casais precisavam refletir e falar um com o outro sobre quais partes *desta* discussão desencadearam uma reação emocional intensa neles. Em que outro momento eles se sentiram assim? Tiveram esses sentimentos (de ser abandonado, incompreendido, criticado, etc.) antes desse relacionamento? Em um romance anterior, na infância, na escola?

E, depois disso, como pedimos desculpas de fato? Sempre queremos nos desculpar imediatamente para que tudo melhore na hora. Contudo, quando você se desculpa imediatamente, nem sequer sabe ainda pelo que está se desculpando – ainda não ouviu do seu par o que o afetou e ainda não teve chance de expressar sua própria vivência da discussão. Para que as pessoas sejam capazes de assumir a responsabilidade pela sua parte na discussão e possam pedir desculpas uma à outra e reparar a mágoa que causaram, isso tem de vir depois de todo o resto. Precisamos realmente entender a experiência do outro e o impacto que tivemos um no outro antes que possamos dizer "Sinto muito" e isso signifique alguma coisa.

Por fim, falamos sobre como os casais podem seguir em frente depois do conflito. Como entregamos o pedido desse prato de comida para o *chef* e depois deixamos tudo para trás?

E desenvolvemos um processo em cinco passos. Apresentaremos aqui as instruções básicas e depois as discutiremos mais detalhadamente.

OS CINCO PASSOS

1. **Sentimentos:** Compartilhem como se sentiram. Não digam por que se sentiram assim nem comentem sobre os sentimentos um do outro. Simplesmente descrevam seus próprios sentimentos.
2. **Realidades:** Descreva a sua "realidade". Alternando-se, resumam e validem pelo menos uma parte da realidade do outro.
3. **Gatilhos:** Compartilhem as recordações e experiências que tiveram e que podem ter escalado a interação, bem como as histórias de por que elas são gatilhos para cada um de vocês.
4. **Responsabilidade:** Reconheça seu papel ao contribuir para a discussão.
5. **Planejamento construtivo:** Juntos, planejem como cada um de vocês pode fazer melhor da próxima vez.

Anotamos os cinco passos em um pequeno guia e começamos a aprimorá-los. No entanto, antes mesmo da redação final, nosso pequeno folheto "Repercussões de uma discussão" passou pela sua prova de fogo quando tivemos uma das piores discussões de toda a nossa vida de casados.

Teste beta dos cinco passos... em nós mesmos

Tudo começou com o toque do telefone – era nossa filha, Moriah, ligando da faculdade. Ela estava no segundo ano, apenas algumas semanas após o início do semestre de outono. Seu ano como caloura tinha sido difícil. Ela havia passado por um rompimento, perdeu o grupo de amigos associado a esse namorado, sentiu-se isolada e deprimida e depois ficou extremamente doente, com infecção de garganta – a ponto de ainda estar doente quando veio para casa no verão. Ela se recuperou e retornou em setembro, mas nós dois ficamos preocupados.

Ultimamente, porém, parecia que as coisas estavam melhorando! Ela havia entrado em um clube de culinária, onde formou um novo grupo de amigos que pareciam gentis e apoiadores. Ela adorava suas aulas e, sempre que telefonava, parecia feliz. Foi um grande alívio. Ainda estávamos preocupados (afinal, nós *somos* pais), mas tínhamos a expectativa de um ano bom. E então, naquela tarde, ela ligou. Julie atendeu.

A partir daqui, apresentaremos duas narrativas diferentes dos eventos: primeiro a de Julie, depois a de John.

Realidade de Julie

Assim que atendeu ao telefone, Julie percebeu que a filha estava doente. A voz de Moriah tinha aquele som suave e fraco. Uma pequena bandeira vermelha surgiu na mente de sua mãe – sua filha tinha sido uma criança com problemas de saúde.

Mas, ao mesmo tempo, ela parecia tão feliz! Julie tinha ficado muito preocupada com a depressão de Moriah e depois com sua infecção na garganta também. Estava muito contente porque ela estava mais feliz agora, mas será que o problema na garganta tinha voltado? Enquanto a filha contava que aprendeu um novo prato tailandês em seu clube de culinária e que conversava até tarde da noite com seus novos amigos, Julie se continha para não dizer nada que pudesse soar controlador e dominador. *Não seja uma mãe helicóptero*, ela disse a si mesma. *Ela tem 19 anos, ela pode cuidar de si.* Julie queria dizer: "Parece que você está ficando doente; é melhor ir com calma", mas em vez disso, ela disse: "Uau, parece que você está se divertindo muito – estou muito feliz por você!". Moriah prosseguiu, falando sobre ficar acordada até as 3h ou 4h da manhã com seu grupo de estudos, e Julie mordeu a língua mais uma vez. Era verdadeiramente uma façanha olímpica o fato de não gritar *Você precisa dormir!* – mas ela não fez isso. Apenas ouviu e disse: "Estou feliz que você esteja gostando tanto dessas aulas; tudo parece muito interessante".

Quando desligou, ela estava orgulhosa por ter guardado para si sua preocupação e apenas ser apoiadora. *Ela vai ficar bem*, disse a si mesma. *Ficar acordada até tarde conversando é o que os jovens fazem na faculdade.*

Quando ela e John estavam se preparando para dormir, Julie começou a recapitular o telefonema para ele. Mencionou que achou que a filha parecia feliz, mas que estava preocupada com a saúde dela e com tantas noitadas. A essa altura, John a interrompeu.

"Pare de tentar controlá-la", ele disse. "Afaste-se, deixe-a em paz! A faculdade é assim mesmo. Eu só gostaria que você a deixasse em paz e parasse de lhe dizer o que fazer."

A sensação de Julie foi como se tivesse levado uma bofetada. Ela foi profundamente insultada – imaginou que John havia presumido automaticamente que ela estava controlando e dominando, quando isso era exatamente o que tinha se esforçado tanto para não fazer. Ela achou que John não confiava que ela sabia medir suas palavras quando, de fato, isso foi exatamente o que ela fez. Sentiu a raiva crescer, quente como lava, e saltaram-lhe à mente palavras que ela sabia que não deveria dizer, mas que fluíram mesmo assim.

Ela se lembra de ter dito: "Bem, quem *me dera* ter um parceiro maduro que fosse um cogenitor".

Uau. O rosto de John ficou intensamente vermelho. Ele gritou alguma coisa em resposta – ela não lembrava o que exatamente – e depois pegou seu travesseiro e saiu do quarto, batendo a porta.

Julie não se arrependeu do que disse – não naquele momento. Ela ainda estava furiosa. *Ótimo*, pensou. *Vou ter a cama inteirinha para mim esta noite!* Foi para a cama, apagou a luz e adormeceu.

A realidade de John

Até hoje ele lembra de Moriah em seu ano como caloura, soluçando ao telefone e dizendo que ninguém gostava dela, que não se sentia amada, que seus amigos a evitavam. Aquilo foi terrível. Ela estava muito longe, e não havia nada que ele pudesse fazer. Quando ela veio para casa no verão, doente e deprimida, ele tentou tranquilizá-la repetidamente, dizendo que ela era a criatura mais adorável no planeta no que lhe dizia respeito. Quando ela voltou para a faculdade, inscreveu-se em um curso de culinária e fez novas amizades, ele ficou encantado – é para isso que serve a faculdade! Ficar acordado até tarde, ficar batendo papo noite adentro, formar laços insubstituíveis. Ele não queria que ela perdesse isso.

Ele sabia que Julie tinha muita influência sobre Moriah – elas eram muito próximas –, e, quando Julie começou a falar sobre como estava preocupada com as noitadas, ele ficou alarmado, temendo que ela quisesse desviar a filha dessas experiências.

"Dê um pouco de espaço para ela", ele recorda ter dito, "e pare de tentar controlá-la. A faculdade é uma época para ter conversas profundas a noite inteira – de falar sobre Deus e o significado da vida. Deixe que ela mesma encontre seu equilíbrio".

Então, de repente, ele ouviu Julie acusá-lo de ser imaturo. Um mau pai.

Ele começou a revidar – gritou algo ríspido, não se lembrava o que – e depois decidiu sair dali antes que dissesse algo de que pudesse se arrepender. Saiu do quarto pisando forte e jogou seu travesseiro no sofá, mas não conseguiu dormir. Passou a noite se revirando, agitado demais para dormir.

E agora? Processando nossa própria discussão

Somos pesquisadores do amor, bem instruídos na ciência dos relacionamentos. Tudo o que pode ser representado em diagramas ou gráficos sobre como ser bem-sucedido no amor e em relacionamentos longos nós analisamos. Mas, no fim do dia, ainda somos apenas dois seres humanos em seu próprio relacionamento, cada um com uma vida pregressa que nos moldou – e nos machucou.

Quanto mais conhecemos um ao outro em um relacionamento, mais aprendemos e mapeamos o mundo interno um do outro, mais cientes nos tornamos dos gatilhos ou "vulnerabilidades duradouras" do outro. Contudo, conhecer seu par é um processo que leva toda a vida – não ocorre "apenas no início do relacionamento". Olhe para nós: quando tivemos essa discussão, conseguimos disparar os gatilhos um do outro sem, na verdade, perceber que estávamos fazendo isso. E já estávamos casados havia 20 anos!

Podemos ter quatro décadas de pesquisa sobre amor e conflito, mas ainda somos tão vulneráveis a uma discussão ruim quanto qualquer outro casal. No entanto, depois desse incidente, tínhamos uma vantagem. Tínhamos nosso modelo recentemente mapeado de como processar uma discussão. Por isso, depois que ambos estávamos mais calmos, decidimos nos sentar e usá-lo.

Acalmar-se primeiro é fundamental. Você notará que não tentamos processar nossa discussão naquela noite, logo depois que aconteceu. Nós dois ainda estávamos muito furiosos para fazer isso! Se você estiver zangado e inundado, os cinco passos não funcionarão. Você precisa ser capaz de se afastar e observar sua discussão como se estivesse na plateia de uma peça, olhando do alto do camarote o que está acontecendo no palco. Precisa estar calmo e ser capaz de testemunhar e descrever o que aconteceu naquela peça, ato por ato, enquanto relembra. Portanto, isso precisa acontecer em um momento em que você seja capaz de refletir um pouco. Com frequência, ainda ouvimos as pessoas aconselhando a não ir para a cama sem fazer as pazes. Não é verdade. Muitas vezes ir para a cama zangado é exatamente o que você precisa para se acalmar e obter essa distância necessária da discussão para que possa ficar ali, no camarote, olhando para baixo.

No dia seguinte, ambos estávamos calmos e tínhamos essa perspectiva. Por isso, tiramos um tempo para conversar. Lançamos mão do nosso pequeno protótipo do folheto e seguimos os cinco passos. Apresentamos a lista a seguir.

Passo 1: Sentimentos

Compartilhe o que você sentiu, mas não o porquê. Revezem-se descrevendo o que sentiram durante a discussão. Você pode escolher da lista a seguir ou elaborar sua própria descrição. Leia *em voz alta* as descrições que são verdadeiras para você. Simplifique seus comentários e mantenha o formato "Eu me senti...". Evite declarações como "Senti que *você*...". Não comente sobre os sentimentos do seu parceiro. (A seguir, apresentamos uma breve lista dos descritores de sentimentos; a lista completa aparece no Guia Rápido, no fim do livro.)

Eu me senti...

> na defensiva / não ouvido / com meus sentimentos feridos / totalmente inundado / zangado / triste / não amado / incompreendido / criticado / como se você não gostasse de mim / não cuidado / preocupado / com medo / inseguro / tenso / que eu estava certo e você estava errado / nós dois estávamos parcialmente certos / sem controle / frustrado / indignado com razão / moralmente justificado / injustamente importunado / não apreciado / pouco atraente / estúpido / moralmente indignado / não reconhecido / com vontade de ir embora / com vontade de ficar e falar sobre isso / impotente / como se não tivesse influência / sozinho / afastado / envergonhado / abandonado / exausto / com remorso

Nós dois usamos a lista de sentimentos, examinando-a até chegar às palavras ou frases que melhor descreviam nossas experiências. (Você pode nomear todos os sentimentos que quiser – todos os que sentir.)

"Eu me senti na defensiva", Julie compartilhou. "Não ouvida. Zangada. Triste, um pouco. Incompreendida e criticada. Insegura, tensa, frustrada, injustamente importunada. Pouco atraente... Sempre me senti pouco atraente. Impotente. Como se não tivesse influência. Sozinha. Abandonada. E arrependida."

"Também me senti na defensiva", disse John. "Meus sentimentos foram feridos. Fiquei inundado e zangado. Senti que eu estava certo e que você estava errada. Indignado com razão. Moralmente justificado. Não apreciado. Sozinho. E cansado."

Passo 2: Realidades

A. Alternem-se descrevendo suas percepções, sua própria realidade do que aconteceu. Não descreva seu parceiro. Evite atacar e culpar. Descreva suas percepções como um repórter, de forma objetiva. Diga: "Ouvi você dizer..." em vez de "Você disse...".

B. Resuma e valide a realidade do seu parceiro. Tenha empatia, dizendo algo como "Posso perceber por que isso incomodou você". Validação não significa que você concorda, significa que consegue entender ao menos uma parte da experiência da outra pessoa.

C. Ambos se sentem compreendidos? Se sim, sigam em frente. Se não, pergunte: "O que preciso saber para entender melhor a sua perspectiva?". Depois de validar, pergunte: "Entendi bem? Há mais alguma coisa?".

Julie começou.

Ela descreveu sua realidade – falando com Moriah, mordendo a língua com tanta força para evitar interferir na nova independência de sua filha e depois desligando o telefone e se sentindo orgulhosa por ter dado espaço para ela fazer suas próprias coisas. Depois, compartilhando com John sua preocupação com a saúde de Moriah... "e a primeira coisa que me lembro é você dizendo *Pare de tentar controlá-la, afaste-se!* Ou algo muito parecido. E pensei – *ele acha que tem que me dizer o que fazer, que ele tem que me ensinar.* Me senti criticada e menosprezada... como se você não confiasse em mim como mãe. E a raiva me invadiu. E eu disse as palavras... *Quem me dera ter um parceiro maduro como cogenitor*".

"Ah, sim", disse John ironicamente. "Eu me lembro dessas palavras."

(Nós dois rimos.)

John resumiu a experiência de Julie para ela: "Então isso é o que ouvi. Você estava muito preocupada com a saúde dela, mas não tentou controlá-la. Não estava sendo uma mãe helicóptero. E, quando falou comigo naquela noite, queria que eu me juntasse a você na preocupação... quando não me juntei e, em vez disso, sugeri que você se afastasse, isso foi um insulto. Porque você não estava sendo uma mãe helicóptero. Por isso ficou tão ofendida. Será que entendi direito?".

"Sim", disse Julie. "Você entendeu."

"Bem, faz sentido para mim que você tenha ficado incomodada", disse John, passando para a validação. "Você queria apoio para sua preocupação com a saúde dela, o que é uma preocupação para nós dois, e não recebeu isso de mim. E entendo que tenha se ofendido porque sugeri que estava sendo uma mãe helicóptero quando, na verdade, não estava."

Depois disso, foi a vez de John. Ele descreveu a realidade *dele* – especialmente o quanto tinha ficado entusiasmado porque Moriah havia encontrado um novo grupo de amigos e se matriculado nesse clube de culinária.

"Minha mãe era *chef* em um hotel", explicou John. "Ela era muito talentosa com a comida, e eu adoro cozinhar também, por isso minha mãe e eu costumávamos conversar sobre isso e trocar receitas o tempo todo. Aquele era um laço que eu tinha com ela. E estou muito feliz de tê-lo com a minha filha. Eu sabia que você estava preocupada com a saúde dela e que ela a ouve – eu estava temendo que você a influenciasse a sair do clube, e eu perderia essa conexão. E quando você disse aquela coisa sobre eu não ser um pai maduro, realmente perdi o controle. Porque não há nada que eu tenha feito na minha vida que seja tão importante para mim como ser pai. Todo o resto perde a importância em comparação. Por isso, quando você disse aquilo... bem, se eu ficasse ali no quarto, iria me arrepender do que teria falado. Eu estava muito zangado."

"Posso entender por que você se sentiu daquela maneira", disse Julie, depois de ter resumido a experiência de John e ele ter confirmado que ela havia entendido. "Posso realmente ver como isso era um grande medo para você. Especialmente porque, quando ela estava no ensino médio, vocês dois não eram tão próximos. Por isso você queria manter essa ponte com ela. Não queria perder nenhum tijolo dessa ponte."

"Sim", disse John. "É exatamente isso."

Passo 3: Gatilhos

A. Compartilhe o que escalou a interação para você. Que eventos na discussão desencadearam uma reação intensa?

B. Percorra o vídeo da sua memória e pare em um ponto onde teve sentimentos semelhantes no passado. Agora conte ao seu parceiro a história desse momento no passado para que ele possa entender por que isso é um gatilho para você.

C. Compartilhe suas histórias – isso ajudará seu par a entender você. Quando pensa em sua história ou em sua infância, você se recorda de algo que se relacione com o que foi desencadeado em você, suas "vulnerabilidades duradouras"? Seu par precisa saber a respeito para que possa ser mais sensível a você.

Para nós, nessa sessão de processamento em particular, este foi o passo mais revelador: identificar nossos próprios gatilhos.

Para Julie, seu gatilho foi o sentimento difuso de que a saúde é muito frágil e as consequências pela falta de ação são muito graves. Quando era pequena, seu pai era um cardiologista que cuidava dos seus pacientes – mas não da sua família.

"Basicamente, não nos era permitido ficar doentes", Julie disse a John. "Aquilo era meio ofensivo para ele, como se tivéssemos feito de propósito."

Quando tinha cerca de 10 anos, ela e o restante da família iam tomar sua vacina contra poliomielite, que tinha sido lançada recentemente. Era uma vacina viva, administrada em um pouco de xarope açucarado. Na noite anterior, a bochecha de Julie inchou – estranho. Ela foi até seu pai, mas ele disse que não era nada, provavelmente apenas uma picada de inseto.

Duas semanas mais tarde, na escola, Julie sentiu de repente uma dor muito forte na perna.

"Foi a pior dor que já senti", disse Julie, "incluindo o parto!".

Ela teve febre alta por duas semanas. Por fim, recuperou-se, mas sua perna não. Certa manhã, levantou-se da cama, e a perna simplesmente não funcionava. Ela teve que arrastá-la. Ela não contou aos seus pais – "Lembre-se, não devíamos ficar doentes!". Desenvolvendo muito equilíbrio, ela escondeu isso por três meses antes que alguém notasse. Depois, seguiram-se consultas médicas, consultas com neurologistas, terapia de choque diária em sua perna e o uso de uma grande e pesada braçadeira de metal – ainda assim, ninguém conseguia descobrir o que estava errado. Por fim, o Centros de Controle e Prevenção de Doenças (CDC) descobriu. A bochecha inchada de Julie naquele dia não era uma picada de inseto; era caxumba. E tinha interagido com a vacina, ativando a doença completa. Julie foi uma das quatro pessoas em todo o país que na verdade contraiu poliomielite da vacina.

"Antes disso, eu era muito atlética", ela disse, "mas tudo aquilo foi interrompido, é claro. Usei uma braçadeira por um ano e meio. E, mesmo quando ela foi retirada, nunca mais fiquei 100% de novo".

Aquilo foi um pesadelo. E, até hoje, Julie carrega consigo o sentimento de que, caso seu pai tivesse prestado mais atenção como médico e não tivesse permitido que ela tomasse a vacina naquele dia, quando estava doente, nada disso teria acontecido. Moral da história: Julie tinha agora a firme convicção de que, se tivesse um filho doente ou se alguém estivesse doente à sua volta, ela iria tratar do assunto. E ali estava ela, ouvindo de John que deveria *ignorar* isso – ou foi isso que pareceu. Este foi seu gatilho: seus pais não perceberam o que estava acontecendo com sua saúde, e as consequências foram imensas – para toda a vida.

O gatilho de John também era da infância. Ele contou que cresceu no Brooklyn – era um garoto inteligente, estudioso e pulou de ano duas vezes no ensino fundamental. No ano em que começou o ensino médio, sua família se mudou para outra cidade em Nova Jersey. Ele começou o 9º ano aos 12 anos, rodeado de jovens de 14 anos que imediatamente o escolheram – o novo garoto estudioso, pequeno, judeu – para *bullying* e abuso. O *bullying* e os xingamentos, e o constante estresse diário e sentimentos de baixa autoestima que o acompanhavam, persistiram durante todo o ensino médio.

"Passei por muitas das coisas que Moriah passou em seu primeiro ano na faculdade", John contou a Julie. "Depressão, solidão, duvidando de mim mesmo. Então, aos 16 anos, quando fui para a faculdade na Universidade Fairleigh Dickinson... aquele era um universo totalmente diferente."

John morava com seus pais e trabalhava meio período para pagar sua mensalidade, mas ainda assim tinha uma experiência universitária incrível. Na universidade, não havia problema em ser inteligente. Não havia problema em ser apaixonado por atividades intelectuais. As pessoas queriam conversar sobre coisas! Elas queriam ficar acordadas até tarde da noite discutindo filosofia e o significado da vida. John adorava isso. Pela primeira vez em sua vida escolar, ele prosperava.

"Para mim, aquilo era um tipo de renascimento – nascer de novo", ele disse. "Tudo mudou. Eu podia acreditar em mim. Eu tinha confiança. Eu tinha uma comunidade. Aquele foi um imenso ponto de virada para mim, para minha vida, e eu queria muito que Moriah tivesse a mesma experiência – eu simplesmente não conseguia suportar a ideia de que alguma coisa atrapalhasse isso."

Foi nesse estágio do processamento, o Passo 3, que ambos percebemos – com certa surpresa, para falar honestamente – a intensidade com que essa antiga questão da infância tinha nos ativado emocionalmente. Sim – na superfície, toda a discussão era sobre nossa filha ficar acordada até um pouco mais tarde. Contudo, a situação havia trazido à tona algumas coisas realmente profundas que nós dois carregamos durante toda a nossa vida e que tinham reavivado essas feridas antigas. Em Julie, isso havia ativado um impulso de estar vigilante e não permitir que uma doença potencialmente prejudicial escapasse à atenção de um genitor. Para John, foi essa necessidade urgente de proteger uma experiência frágil e em desenvolvimento que poderia significar uma mudança de vida positiva. Esta não era uma discussão sobre um telefonema ou se Julie era uma mãe helicóptero e John, um pai imaturo (nenhuma das alternativas é verdadeira!) –, era sobre essas coisas antigas da infância que nos marcaram. O mais fascinante era que já tínhamos contado essas histórias um ao outro. Lembre-se: estávamos casados havia duas décadas! É claro que John havia mencionado ter sofrido *bullying*, e Julie tinha descrito sua experiência com a poliomielite. Entretanto, antes disso, nunca havíamos ligado os pontos dessa maneira, quando, então, percebemos o impacto que essas histórias tiveram em nós e a influência que continuaram a exercer em nossas vidas... e em nossas discussões.

Por fim, foi devido a esses gatilhos intensos que nossa discussão se tornou tão desagradável – e o conhecimento dos gatilhos um do outro foi curativo. Ambos fomos capazes de validar um ao outro, genuinamente.

E foi incrível como o passo seguinte foi mais fácil – assumir a responsabilidade pela nossa parte no incidente – depois que compreendemos um ao outro e nos sentimos compreendidos.

Passo 4: Assumir a responsabilidade

A. Em condições ideais, vocês poderiam ter se saído melhor ao falar sobre esse assunto. O que os levou a essa falha na comunicação?

Compartilhe como você foi levado a entrar nesse conflito. Leia em voz alta os itens que são verdadeiros para você nesta lista (a seguir, uma pequena amostra; a lista completa está no Guia Rápido, no fim deste livro):

- Tenho andado muito estressado e irritado ultimamente.
- Tenho estado sensível demais.
- Não tenho compartilhado muito do meu mundo interior.
- Não tenho estado disponível emocionalmente.
- Tenho estado deprimido.
- Tenho estado ressentido ultimamente.
- Não tenho encontrado tempo para coisas boas entre nós.
- Não tenho pedido o que preciso.
- Tenho me sentido como um mártir.
- Tenho precisado ficar sozinho.
- Tenho estado muito preocupado.
- Não tenho me sentido muito confiante.
- Tenho me sentido exausto.

B. Especificamente, do que você se arrepende nessa discussão ou incidente lamentável?

C. Pelo que você gostaria de se desculpar?

- Lamento por... (você não precisa escolher alguma coisa da lista – são apenas exemplos. Torne seu pedido de desculpas específico, assim como seus arrependimentos acima.)
  i. Ter reagido de forma exagerada
  ii. Ter sido muito negativo
  iii. Ter atacado você
  iv. Não ter ouvido você
  v. Não ter sido respeitoso

vi. Não ter sido razoável
vii. (seu próprio pedido de desculpas ou mais opções no fim do livro)

"Você sabe que tenho estado estressado e irritado ultimamente", disse John, escolhendo a primeira opção da lista. "E tenho estado ressentido – recentemente, inúmeras subvenções me foram negadas, e acabei de saber que o Instituto Nacional de Saúde Mental decidiu não custear mais pesquisas sobre relacionamentos. E por isso... tenho me sentido como um mártir. Sem dúvida alguma, eu estava querendo uma briga. Tenho estado com um péssimo humor – irritado no trânsito, coisas assim. Mas do que me arrependo é ter insultado você como mãe. Porque você é uma mãe fabulosa. Eu te amo como mãe. E peço desculpas por presumir que você queria controlá-la. E também quero me desculpar por não saber que aquilo foi um gatilho – que havia algo por trás da sua reação intensa. Por isso – sinto muito. Sinto muito por ter reagido com exagero e por não ter lhe feito nenhuma pergunta."

Agora, depois que Julie aceitou o pedido de desculpas de John, era a vez dela.

"Bem", disse ela, também usando a lista apresentada (essa primeira lista é muito útil!), "provavelmente não expressei muita gratidão por você. Tenho estado sensível demais... como sempre sou. Acho que não tenho encontrado muito tempo para coisas boas entre nós. Tenho trabalhado duro e por muitas horas – e você também. Tenho estado muito, muito preocupada. Provavelmente eu precisava ficar sozinha, mais introvertida, para processar a minha preocupação. Então, do que eu realmente me arrependo é ter dito aquelas palavras horríveis sobre você ser um parceiro ou cogenitor imaturo. Meu Deus, sinto-me muito mal por isso. Você não merceia uma sílaba disso. Você é um pai incrível e um parceiro incrível. E, além disso, é muito fofo".

John, como você pode imaginar, aceitou as desculpas.

Passo 5: Planos construtivos

Compartilhe uma coisa que seu par pode fazer para melhorar a discussão dessa questão da próxima vez. (É especialmente importante manter-se calmo enquanto você faz isso.) Então, enquanto ainda for a sua vez, compartilhe uma coisa que *você* pode fazer para melhorar a discussão da próxima vez. O que precisa fazer para conseguir deixar isso para trás e seguir adiante? Concorde ao máximo possível com os planos que seu parceiro sugerir.

John: "Uma coisa que posso fazer é agir de forma diferente quando você fica muito emotiva; essa é a hora em que eu devo fazer perguntas em vez de reagir. E uma coisa que você poderia fazer de forma diferente é me dizer: 'Esta é uma conversa para reduzir o estresse'. Isso me ajudaria a ser um melhor ouvinte."

Julie: "Acho que uma coisa que eu poderia fazer de forma diferente é morder a língua pela *septuagésima sexta* vez e não dizer algo horrível no calor do momento. De fato, preciso trabalhar em exercitar esse músculo, porque digo coisas que não quero dizer. E John, uma coisa que você poderia fazer de forma diferente é perceber que... *todas* as conversas que temos são conversas para reduzir o estresse."

No fim do processamento, nós dois estávamos rindo. Ambos nos sentíamos melhor. Mais próximos. E as coisas que tínhamos dito um ao outro não iriam continuar a nos assombrar. Havíamos tirado as pedras dos nossos sapatos.

Fechando o abismo

Ficamos muito gratos, depois daquela discussão ruim, por termos os cinco passos para nos apoiar. Esses passos estão no Guia Rápido para Discutir do Jeito Certo, no final do livro, para que você possa recorrer rapidamente a ele, quando precisar. Falando honestamente, nós *ainda* o utilizamos. Mesmo que você tenha pesquisado sobre amor e conflito por toda a sua vida, há realmente algo de útil em ter os passos claramente definidos – um modelo a seguir. Quando as palavras para seus sentimentos não surgem espontaneamente, você tem onde buscar ajuda.

Quando apresentamos pela primeira vez o processo em cinco passos em um *workshop* intensivo, os terapeutas que estavam ajudando a apoiar o grupo ficaram apavorados. Deram uma olhada e começaram a acenar com a cabeça. Eles pensavam: as pessoas não serão capazes de lidar com sua torrente de emoções! Isso iria piorar as coisas!

Mas foi exatamente o contrário.

Já faz dez anos que ensinamos essa cartilha. Quando fazemos qualquer tipo de intervenção em nossos *workshops*, observamos atentamente os efeitos e como as pessoas estão se saindo. Circulamos entre os casais, ouvimos, verificamos. E o que vemos constantemente com esse processo é que as pessoas não estão voltando à discussão. Elas não estão sendo inundadas. Elas estão ouvindo e são empáticas. Às vezes, podem se emocionar, mas ficam calmas. E, na maior parte das vezes, elas estão fazendo grandes avanços nessa conversa.

E uma coisa incrível é que não há limite para o reparo.

Nunca é tarde demais para processar um incidente lamentável. Ele pode ter acontecido no dia anterior, ou 20 anos atrás. Ainda assim, vocês podem processá-lo. Tivemos um casal em um *workshop*, casado há 40 anos, que processou algo que havia acontecido na sua lua de mel.

Foi o caso de Molly e Selena. Quase um ano tinha se passado antes que elas processassem sua discussão – um ano que passou em um piscar de olhos. Um ano de pandemia. Um ano entregando os filhos uma para a outra como bastões: enquanto uma ia trabalhar, a outra preparava macarrão com queijo, colocava as crianças na cama, dobrava a roupa lavada. Um ano em que começaram a se falar um pouco menos, guardando mais para si suas preocupações e emoções. Um ano em que pararam de se voltar uma para a outra na busca de proximidade e apoio e começaram a se voltar para outros. Elas diziam "Sinto muito", mas estavam se perdendo uma da outra.

Elas vieram para um *workshop* porque perceberam que o abismo estava aumentando. Elas tinham consciência da distância, mas não sabiam como reduzi-la. No entanto, quando apresentamos a intervenção do "reparo de um incidente lamentável" e pedimos que cada uma escolhesse uma discussão recente ou passada que havia causado feridas ainda não cicatrizadas, elas se olharam e fixaram o olhar – ambas sabiam exatamente qual era a discussão que precisavam processar.

Muito tempo já havia passado, e elas se perguntavam se conseguiriam se lembrar de como tinham se sentido, especificamente. Mas conseguiram. Tudo estava muito vívido, como se tivesse acontecido no dia anterior. Elas ainda conseguiam relembrar de forma visceral exatamente como se sentiram (Molly: *inundada, preocupada, não valorizada*; Selena: *na defensiva, pouco valorizada, chocada*). Conseguiram acompanhar uma à outra em suas realidades subjetivas. Molly descreveu como percebia o que havia acontecido: ela havia buscado o apoio da esposa, fazendo o que lhe parecia uma solicitação muito razoável, de que ela alterasse sua agenda para que Molly pudesse cumprir seu prazo, da mesma forma que Molly havia flexibilizado seu trabalho para acomodar o de Selena durante o último ano. Ela compartilhou sua preocupação de que a maternidade pudesse afastá-la da sua carreira – como seu trabalho era mais flexível, era sempre ela quem tinha que adiá-lo. E agora era como se esse prazo fosse uma emergência, muito embora o projeto em si não fosse nada de especial – ultimamente, ela já havia pisado na bola algumas vezes, e parecia que, se não cumprisse aquele prazo, acabaria perdendo completamente sua credibilidade. "Vi você se afastar de mim, indo para o quarto, fechando a porta e encerrando a conversa, e imaginei que estava me dizendo: 'Seu trabalho não é importante. Você não é importante'."

Selena descreveu sua própria realidade: toda a sua equipe estava esperando por ela no Zoom, para uma reunião que vinha sendo meticulosamente preparada há meses, sobre o lançamento de uma iniciativa importante em sua organização para apoiar ativistas que estavam contando com eles... e então Molly, de forma abrupta – e, ao que parece, do nada –, estava pedindo que ela cancelasse. Então, quando ela não pôde fazer isso, Molly lhe jogou na cara a coisa que mais a deixava insegura – que ela não tinha dado à luz seus próprios bebês. Selena expressou que sofria muito por não ser capaz de ter seu próprio bebê, por não ter essa experiência completa.

Elas exploraram seus gatilhos – para Molly, crescer com uma mãe que abriu mão da própria carreira para ficar em casa com seus filhos e depois sempre se ressentiu disso, deixando que os filhos vissem e sentissem esse ressentimento. "Quando decidimos ter filhos, jurei que nunca faria isso." Para Selena, um relacionamento anterior – longo e que quase se transformou em casamento – no qual ela frequentemente se sentia manipulada para "provar" seu amor. "Tive que desistir de coisas realmente importantes para mim só para mostrar que ela era mais importante", disse Selena, "e aquilo foi escalando. Nada era suficiente. Muitas vezes, mesmo agora, eu sinto que tenho que me manter firme, porque, se não fizer isso, acabarei cedendo demais".

Quando elas chegaram ao estágio do pedido de desculpas, tudo foi diferente. Desta vez, *Sinto muito* realmente significava alguma coisa.

Selena: "Sinto muito não ter visto o quanto você estava tendo dificuldade. Eu deveria ter oferecido mais apoio antes de termos chegado a esse ponto. Lamento ter deixado você na mão."

Molly: "Eu me arrependo profundamente do que eu disse. Me arrependi disso todos os dias durante este último ano. Não estava falando sério, não era verdade – acho que só falei aquilo por desespero, na tentativa de fazer alguma coisa mudar. Você é uma mãe maravilhosa para nossas filhas e se dedica tanto a elas. Elas não precisaram crescer dentro de você para se parecerem com você. Quer dizer, as duas têm seu senso de humor. Ainda ontem elas estavam soltando gases e rindo disso."

"Desculpe", disse Selena, "mas esse é o *seu* senso de humor!".

Por fim, elas puderam seguir em frente depois daquela discussão terrível.

Fazendo o reparo do jeito certo: as 10 armadilhas mais comuns a serem evitadas

Quando estiverem prontos, processem uma discussão vocês mesmos. Lembrem-se – pode ser algo recente ou de muito tempo atrás. Não há limite de tempo! Vocês podem usar as instruções deste capítulo ou recorrer ao Guia Rápido no final do livro para consultar os cinco passos completos, todos no mesmo lugar.

Agora, alguns lembretes e dicas para resolução de problemas.

Não tente ter essa conversa muito cedo! Este é um erro bastante comum. Não comece a processar imediatamente após a discussão. Você não conseguirá dar esses passos logo após um incidente lamentável. Precisa se afastar, ficar calmo e rever a discussão com algum distanciamento. Imagine que está em um camarote no teatro, olhando para o palco logo abaixo, onde a discussão está se desenrolando. Você vai descrever a peça ato por ato, conforme se lembra dela. Você pode observá-la e descrevê-la (ou, pelo menos, a sua visão dela), mas não volte a ela. Você não vai descer até lá e subir no palco. Se perceber que isso está acontecendo, é um sinal de que deve parar e processar mais tarde.

Você tem que seguir passo a passo. Não pule! Não inverta a ordem! Não desvie nem dê os passos pela metade! Se pular coisas como validar um ao outro, explorar plenamente seus gatilhos, etc., você terá o mesmo problema quando tentar se desculpar, pois isso na verdade não cura a ferida.

Lembre-se de que há duas realidades. Já dissemos isso inúmeras vezes, mas diremos novamente aqui... porque isso pode ser *difícil*. Você está ouvindo seu parceiro descrever algo que você não recorda dessa maneira ou que você não vivenciou. Mas seu trabalho neste exercício de processamento não é retomar a discussão dos acontecimentos. A "verdade" é irrelevante aqui – ela simplesmente não é acessível. Percepção é tudo, e sempre há dois pontos de vista.

Imagine que você está sentado do outro lado da sala, diante do seu par, e ambos estão olhando para a mesma planta em um vaso. Se os dois desenharem a planta, essas duas figuras terão aparências muito diferentes a partir dos seus dois pontos de vista. E essa é realmente a questão aqui – quando seu parceiro descreve o que ele percebeu, e você não se lembra da situação dessa maneira, *isso não é importante*. Você aceita que isso é o que ele percebeu. Esta é uma informação útil para você! Seu objetivo é entender o ponto de vista da outra pessoa em um nível mais profundo, incluindo os antigos gatilhos que influenciaram o comportamento dela.

Não entenda mal o que é um gatilho. Lembre-se: um gatilho é um acontecimento do passado, da sua vida *antes* desse relacionamento, que gerou um conjunto de emoções semelhantes. *Não* teve a ver com este relacionamento. Se houvesse um evento no relacionamento que fosse semelhante a este, ele deveria ser processado separadamente, utilizando estes mesmos passos.

Lembre-se de que você precisa dar estes passos sem crítica ou culpa. Esteja atento à sua linguagem enquanto está descrevendo sua discussão. Descreva a si mesmo. Use a linguagem na primeira pessoa, sempre que possível. Se precisar descrever as palavras ou ações do seu par, use "Eu vi você", "Ouvi você dizer...". Aqui você não está atribuindo intenção ou significado às palavras ou às ações dele. Em vez de "E então você me disse aquelas palavras incrivelmente maldosas", você diz "O que me lembro é de você ter dito *x*, o que foi horrível, e imaginei naquele momento que você me odiava". Você está usando suas palavras para pintar um quadro do seu *mundo interno*, e não descrevendo a maldade do seu parceiro.

Se o pedido de desculpas ainda não foi suficiente... Durante a fase de desculpas, você pode aceitar o pedido de desculpas do seu parceiro ou não, e vice-versa. Em geral, se você seguir os passos cuidadosamente, é provável que não rejeite o pedido. Mas se uma pessoa não consegue aceitar o pedido de desculpas da outra, é importante perguntar: "O que mais você precisa ouvir para aceitar meu pedido de desculpas?". Espera-se que a primeira pessoa descreva o que ela precisa para que o pedido de desculpas pareça mais completo (por exemplo,

"Preciso falar mais sobre *x*" ou "Sinto que não expressei o impacto de *y* para que você realmente compreenda").

Não acumule com outras coisas! Isso significa não jogar tudo na mesa (descarregar outras questões ou outras discussões nesta) e não apontar *padrões*. Você não vai se sentar para processar uma discussão e apontar: "E você fez a mesma coisa na semana passada, e no ano passado, e em 1985!". Veja bem, isso é natural – as pessoas vão querer apontar um padrão de comportamento que as está incomodando. Mas isso não vai funcionar. Padrões são formados a partir de inúmeros incidentes, e você não pode processar todos eles de uma só vez. Se tentar fazer isso, seu parceiro sentirá como se estivesse sendo soterrado por uma avalanche. Traga à tona apenas *um* incidente de cada vez. E, às vezes, se você abordar um único incidente em um padrão de comportamento, isso acabará sendo suficiente.

Se isso não for suficiente, talvez haja outro trabalho a ser feito. Se você está tentando processar um incidente lamentável, e um de vocês ou ambos estão com dificuldade para confiar no outro durante o processo, então pode ser que vocês tenham o que a psicóloga Susan Johnson chama de um *dano no vínculo*. Danos no vínculo acontecem quando metade do casal viola a expectativa da outra pessoa de que estará presente para ela e a apoiará em momentos de dificuldade ou estresse. Se ocorreu um dano no vínculo, ele pode prejudicar todo o processo de reparo. Isso seria algo como um dos parceiros não conseguir aceitar um pedido de desculpas de jeito nenhum ou não aceitar que a outra pessoa será capaz de mudar alguma coisa dali em diante. "Sim, mas houve aquela outra vez... em que você realmente não estava presente para mim." Talvez você não consiga reparar até que tenha abordado o dano no apego e reconstruído confiança. Para isso, recomendamos ajuda profissional.

Quando é algo muito grande, peça ajuda. Esse processo pode dar conta de discussões realmente terríveis, em que coisas desagradáveis foram ditas, houve afastamento ou voltar-se contra, ataques, injustiça, culpa, gritos e berros. Esse enquadre pode curar muita coisa nesse departamento, mas não é capaz de lidar com padrões importantes e duradouros de segredos ou traição. Se houve um caso amoroso, uma traição financeira ou um padrão de desonestidade, vocês precisarão do apoio profissional de um terapeuta para trabalhar isso. Esse processo de reparo está limitado a um evento. Por isso, se vocês estiverem enfrentando algo mais extenso, precisarão de mais ajuda.

Por fim, mantenha-se focado no objetivo: Vocês não estão tentando resolver a questão; vocês estão processando *como sua comunicação sobre a questão deu errado*. Lembre-se, como sempre, de que muitos de nossos conflitos serão insolúveis. Por isso, embora vocês dois, no Passo 5, articulem algo que possam fazer de forma diferente no futuro para evitar que outro incidente como este aconteça novamente, seu processamento da discussão não é sobre encontrar uma forma de consertar ou uma solução para o problema que estavam discutindo quando o incidente lamentável ocorreu. É sobre consertar a forma como vocês se comunicam sobre o problema para evitar a repetição de incidentes lamentáveis como este, compreendendo melhor um ao outro, reparando as feridas e recuperando a confiança mútua.

Somos todos humanos e cometemos erros. Mas podemos melhorar. Podemos transformar um incidente lamentável em uma incrível oportunidade de aprendizagem e uma forma de amar melhor um ao outro. Nossos conflitos são eternos espelhos da nossa humanidade mais profunda. Eles nos obrigam a ver e a aceitar a humanidade plena e complexa do nosso par – tanto as partes maravilhosas quanto as falhas profundamente humanas. Isso significa aceitar suas vulnerabilidades, sua bagagem, seus traumas e suas fraquezas – todas as nuanças que criam o indivíduo como um todo, o coração e a alma dessa pessoa por quem você se apaixonou.

CONCLUSÃO: A BOA DISCUSSÃO

Megan e Abdul se conheceram em um ônibus. Ele estava indo para o interior de Mombasa, na região central do Quênia. Megan, uma voluntária do Corpo da Paz em seu fim de semana de folga, subiu no ônibus carregando uma caneca de *chai* e uma laranja. Estava um calor escaldante, e era o primeiro dia do Ramadan.

Abdul embarcou com seu pai e seu irmão mais novo, que acabava de ser reprovado em suas provas e não queria sentar-se ao lado do pai durante a longa viagem de ônibus. Abdul tinha concordado em sentar-se ao lado do pai e poupar seu irmão da tortura de ouvir um sermão por seis horas. No entanto, enquanto eles passavam pelo corredor, ele viu Megan sentada ali, com um assento livre ao seu lado. Assim que a viu, ele se sentiu aquecido por dentro. Pegou no braço do seu irmão.

"Se estivermos naquela fileira, vou me sentar ao lado daquela garota."

Eles estavam, de fato, naquela fileira. Seu irmão suspirou e se juntou ao pai no outro par de assentos, resignado com seu destino.

Durante as seis horas, eles conversaram. Ela começou apontando para o teto do ônibus, dizendo a palavra em kiswahili para "sol". Estava muito quente! Ele notou imediatamente que a pronúncia dela era boa, mas ele falava inglês perfeitamente. Ele trabalhava como assistente jurídico na Suprema Corte do Quênia. Eles começaram a falar em inglês; ela lhe ofereceu parte da sua laranja.

"É Ramadan", ele disse. "Estou jejuando."

Ela ficou constrangida. Ela sabia que era Ramadan. E agora ela parecia uma americana alienada. Entretanto, quando eles desceram do ônibus muitas horas depois, ele lhe deu seu número de telefone. E lançou um desejo ao universo: *Permita que eu a veja de novo*. Nos dois dias seguintes, o celular não saiu da sua mão. Ele o carregava para todo lugar, checando milhares de vezes. Ele dormiu com o celular embaixo do travesseiro, e, finalmente, ela mandou uma mensagem.

Em seu segundo encontro, eles andaram pela praia e conversaram sobre tudo: religião, filhos, família, geografia, todas as coisas sobre as quais se fala ao planejar uma vida juntos.

"Só ficamos noivos oficialmente no ano seguinte", diz Megan, contando a história de como eles se conheceram, "mas aquela foi a noite em que nós dois soubemos que nos casaríamos".

Eles são casados há 17 anos e sempre tiveram certeza: esta é a pessoa para mim. No entanto, passaram por uma fase ruim – uma fase que os fez perguntar se realmente o casamento sobreviveria.

Eles tinham acabado de se mudar do Quênia para Washington, D.C., onde Megan havia conseguido um emprego e Abdul tinha sido admitido em um programa de pós-graduação. Ele abriu mão de seu cargo na Suprema Corte do Quênia para se mudar com ela e esperava que o diploma que estava buscando o ajudasse a encontrar seu lugar nos Estados Unidos. Mas ele não gostou da capital. Quando estavam no Quênia, ele tinha um caminho definido: era advogado e estava progredindo e compreendia o que era esperado dele como um homem queniano. Em Washington, ele se sentia assustado e sobrecarregado pelo fato de estar saindo para o mundo. O racismo e o julgamento eram intensos, e ele sentia que estava constantemente errando o alvo nas interações sociais devido às normas culturais diferentes.

"Todas as interações me aterrorizavam", ele diz. "O único lugar onde me sentia seguro era em uma sala de aula."

"Uau", ela diz, dez anos depois. "Não tenho certeza se eu sabia disso até você dizer agora."

"O único lugar de poder que eu realmente tinha era discutindo com Megan", ele diz. "Mas não era por nenhum motivo. Pequenas coisas, e a minha raiva estava transbordando."

"Nós estávamos realmente fora dos trilhos", ela concorda.

Eles vinham discutindo constantemente. Cada dia parecia uma batalha. A conexão sem esforço, instantânea e profunda que tiveram desde o começo parecia difícil de reencontrar. Para ele, ela estava se tornando uma inimiga – alguém que o atraia para uma vida que ele não queria. Para ela, ele estava se tornando um estranho – quem era essa pessoa combativa? Esse não era o homem aberto e otimista que ela tinha conhecido naquele ônibus. Aquilo estava desgastando-os em todos os sentidos.

"Quando discutíamos, eu ficava fisicamente exausto", diz Abdul. "Eu podia ver que ela também ficava. Nós discutíamos deitados na cama, e, de repente, ela adormecia – bem no meio de uma discussão. Roncando!"

Suas discussões tinham todos os sinais de alerta de um relacionamento que ia na direção errada: começos difíceis, escaladas, os Quatro Cavaleiros. Ambos ficavam inundados; Abdul gritava, Megan fugia e batia a porta do banheiro.

Eles contam que, certo dia, acordaram, se olharam e se deram conta: "Não estamos desfrutando mais desse relacionamento. Não podemos continuar a ter essas discussões terríveis sobre nada, sobre tudo, sobre quem sabe o quê e simplesmente seguir em frente. Temos que parar e resolver isso".

Naquele momento, eles tomaram uma decisão consciente: *Queremos nosso relacionamento de volta.*

Eles se sentaram e conversaram longamente. Foi como aquela primeira viagem de ônibus de seis horas, exceto que desta vez não estavam começando seu relacionamento – estavam salvando. Chegaram a um acordo: iriam mudar a forma como se envolviam um com o outro. Iriam abordar o conflito de maneira diferente.

"Foi a primeira vez em nosso relacionamento que percebemos que não tínhamos que ser controlados por padrões já existentes", diz Abdul. "Podemos criar um padrão."

Quando começavam a perceber que uma discussão por "nada" estava escalando, eles paravam e perguntavam: Por que isso está escalando? Sobre o que realmente estamos discutindo? O que há por trás disso? O que podemos mudar na forma como estamos falando um com o outro?

Eles começaram a usar cada discussão que começava a ficar fora de controle como um tipo de janela, ou um microscópio: como arqueólogos, eles olhavam abaixo das camadas para perguntar: "O que realmente está acontecendo?". Uma discussão sobre quem deveria ter enviado a papelada para renovar o contrato de aluguel estava apoiada na infelicidade de Abdul com a cidade e no arrependimento de ter abandonado sua carreira anterior. Uma discussão sobre a desarrumação da sala de estar era desencadeada por expectativas culturais de gênero relacionadas a quem fazia o trabalho doméstico. Uma discussão sobre o uso de um pisca-pisca não tinha nada a ver com nada – veio do fato de os dois não passarem tempo suficiente juntos ultimamente, longe das crianças e da logística da vida, apenas para se conectarem. Naquela situação, foi bom perceber que não havia um enorme problema espreitando abaixo da superfície – eles podiam se voltar um para o outro no carro e dizer "precisamos de um encontro".

Isso nem sempre foi linear. As discussões nem sempre prosseguem em uma linha reta, de um começo suave, até os sonhos, o compromisso e o reparo. Pode ser que eles passem por essas fases muitas vezes. Eles recuam, desviam, são colocados em pausa quando os filhos entram correndo pela porta, ao chegarem da escola, quando a vida se intromete de todas as formas. Eles tinham que continuar voltando à conversa sobre os sonhos quando perceberam que tinham passado por cima disso; tinham que estar sempre se lembrando de começar suave – mesmo no meio da discussão, quando introduziam uma nova questão ou pensamento.

Isso não mudou o fato de que ainda havia problemas se apresentando, como bolas em uma gaiola de rebatidas no beisebol – essa é a vida! Mas agora parecia que eles estavam apanhando as bolas juntos, em vez de atirá-las um para o outro.

Sabemos agora pela nossa pesquisa que teremos as mesmas discussões perpetuamente, repetidamente, e de algum modo temos que encontrar uma forma de aceitar o fato de que elas não serão resolvidas. Um de vocês sempre será bagunceiro; o outro, maníaco por arrumação. Um de vocês sempre será livre e solto, levado a desfrutar este precioso tempo fugaz no planeta Terra; o outro sempre será levado a buscar segurança, desejando calma e estabilidade. Um de vocês sempre vai querer ir à festa, o outro sempre vai querer ficar em casa. Sempre haverá problemas com os filhos, com o trabalho, com os parentes. Haverá momentos financeiros difíceis, haverá louça na pia, faturas esquecidas, grandes emoções e palavras descuidadas. Haverá dúvidas, haverá momentos em que você vai querer muito sexo ou em que não quer o suficiente. E haverá *mudança*. Nenhum de nós é uma criatura estática; crescemos e evoluímos e regredimos e crescemos de novo. Muitas vezes você dá à outra pessoa exatamente o que ela disse que queria... e já não é isso que ela quer.

Por isso... vocês vão discutir.

Mas, agora, vocês terão boas discussões.

Este livro apresentou cinco grandes mudanças que você pode fazer para romper velhos padrões e ter boas discussões. Vamos recapitular o que aprendemos nos últimos cinco capítulos.

Recapitulação: A boa discussão

Como é uma boa discussão, resumidamente:

- **Quando está incomodado com alguma coisa, você se descreve.** Descrever a outra pessoa em vez de a nós mesmos é um dos primeiros erros que os casais cometem e é o que nos leva diretamente a um começo difícil – começamos descrevendo as falhas de personalidade ou as qualidades terríveis do outro. Em vez disso, descreva seus próprios sentimentos e descreva a *situação* com a qual você está incomodado.
- **Você explica sua necessidade *positiva*.** Sua necessidade positiva implica o que seu par pode fazer para brilhar para você, e não aquilo de que se ressente. Lançar um ataque resultará em uma única resposta possível: *atitude defensiva*. Em vez disso, ofereça uma porta de entrada para a colaboração.
- **Vocês falam sobre os seus sonhos e os dele.** Vocês desaceleram as coisas. Fazem um ao outro perguntas que têm a ver com suas histórias ligadas a esse problema. Você descobre quais são as necessidades centrais, as crenças nucleares e os sonhos principais do seu parceiro – os aspectos da sua posição sobre uma questão dos quais ele não consegue abrir mão; e você descobre o que é mais importante para você.
- **Você se compromete sem abrir mão de muita coisa.** Em uma boa discussão, separamos o que é central e essencial para nossas identidades, o que jamais poderíamos sacrificar e os aspectos em que podemos ser flexíveis. Sempre há detalhes que podemos flexibilizar e que não impedem que você satisfaça sua necessidade básica ou sonho.
- **Por fim, você processa incidentes lamentáveis do passado** e os coloca no espelho retrovisor. Depois que entregou o pedido daquela comida, você pode liberá-la da armadilha de aço da sua memória para que ela não se infiltre em discussões futuras.

A próxima discussão que vocês tiverem pode ser uma boa discussão – sem o ressentimento acumulado e a emoção de um incidente não processado do passado.

Todos nós entramos em relacionamentos com crenças e sentimentos sobre conflitos que carregamos conosco – desde a infância, de relacionamentos do passado e outras experiências formativas. Cada um de nós tem seu próprio estilo de conflito; cada relacionamento tem sua própria cultura do conflito. Quando nos propomos a ajudar casais que estão presos em um conflito, que estão em um impasse e infelizes, não queremos mudar quem eles são. O objetivo não é que você se torne uma pessoa completamente diferente ou que mude seu "estilo de conflito". Os evitativos, em certa medida, podem sempre tender a evitar; os mais voláteis entre nós tenderão a procurar paixão e emoção intensa. Mas o que *podemos* mudar são os padrões das nossas discussões. Não temos que continuar cometendo os mesmos erros.

Não importa quem somos, não importa nosso passado, não importa nosso estilo de conflito ou o impasse em que nos encontramos como casal, podemos aprender a fazer essas mudanças. E, quanto mais fazemos isso, mais se tornará nosso hábito e nossa "configuração padrão" para apresentar nossa posição de maneira mais gentil, não responder defensivamente, explorar o que está acontecendo abaixo da superfície e realmente mergulhar nessas profundezas que são tão importantes e chegar ao que é flexível, ao mesmo tempo que respeitamos as áreas de inflexibilidade do outro. Uma grande parte de ser o mestre do conflito é ter compaixão pelas vulnerabilidades um do outro – ver e aceitar os pontos fracos e sensíveis do nosso parceiro e cuidar dele, mesmo durante os desentendimentos, e também permitir que ele cuide de nós.

Megan e Abdul ainda discutem? Com certeza. Mas agora é completamente diferente.

"Quando começamos a perceber que está dando errado, paramos e falamos a respeito", diz Megan. "Esse é o fundamento. Já batemos na parede muitas vezes, mas agora fazemos uma escolha diferente quando chegamos ao ponto de ficarmos zangados ou frustrados. Simplesmente não deixamos que o conflito escale."

"Nem sempre acertamos o alvo", ele diz. "Mas, depois que superamos o ressentimento e nos reconectamos, todo o resto acaba se encaixando."

Megan e Abdul dizem que se sentem mais próximos do que nunca, em vez de afastados e em conflito – mesmo quando estão discutindo.

"Falar com ele é estimulante", diz Megan. "Foi assim naquele primeiro dia e continua sendo agora."

"Ela é incrivelmente inteligente", ele diz. "Despertamos ideias um no outro."

"Além disso, gosto da bunda dele."

"Nós rimos muito", ele diz, rindo. "Rimos o tempo todo."

Ter boas discussões, como Megan e Abdul descobriram ao longo de anos de ensaio e erro, é um processo. Não se trata de uma conversa que ocorre uma única vez. É um processo contínuo.

Por isso, para ajudar com suas boas discussões, compilamos, no final deste livro, em uma pequena seção, nossas intervenções em conflitos mais bem-sucedidas. Esse guia reúne todas as estratégias de cada uma das cinco discussões em um único lugar. Essencialmente, é um mapa que você pode seguir para percorrer seu caminho ao longo de uma discussão do início até o fim. Não há nada de errado em lançar mão deste livro e consultar a seção "Guia Rápido" no calor do momento. Não tenha medo de interromper a ação e abrir a lista de frases sobre necessidades ou a *Checklist* de Reparos para que possa se lembrar de todas as maneias que existem de dizer "sinto muito" e voltar ao caminho certo. Nunca hesite em assumir um erro em um conflito e pegar esse guia. Não há vergonha em pedir para começar de novo. "Isso foi errado. Posso tentar outra vez?" Depois mude para o *script* do "Começo Suave".

Mesmo os indivíduos que estudam amor e conflito há 40 anos frequentemente ainda recorrem a esses recursos e seguem a orientação, passo a passo. Mas não vamos citar nomes.

GUIA RÁPIDO PARA DISCUTIR DO JEITO CERTO

Ao entrar em uma conversa sobre um conflito, lembre-se:

um conflito pode ser triste e desconfortável

Temos que lutar com emoções negativas que geralmente tentamos evitar, como raiva, tristeza e medo.

Mas o conflito é uma oportunidade para aprendermos como amar melhor nosso parceiro.

De fato, precisamos de conflito para crescer e continuar a conhecer um ao outro intimamente.

O objetivo de qualquer discussão não é vencer.

É entender a outra pessoa mais profundamente.

1
Comece do jeito certo

Se você precisa falar sobre um assunto...

Erro a ser evitado: Começar de forma ríspida, com crítica.

Como discutir do jeito certo: Comece de um jeito suave, mesmo que esteja aborrecido.

Por que isso é importante

- Em 97% das vezes, a forma como um conflito começa também é a forma como termina. Os primeiros *três minutos* de uma discussão definem o tom do resto da conversa.
- Um começo difícil parece um ataque e dá ao nosso parceiro uma única opção em termos da resposta: *defender-se.*
- Em uma conversa sobre o conflito, abra-se a todas as possibilidades de como ele pode se desenvolver – aprendizagem, soluções criativas, resolução de problemas colaborativa, conexão – começando mais gentilmente.

O que fazer: o começo suave
"Sinto (emoção) com (situação/problema) e preciso (sua necessidade positiva)"

- (emoção): Descreva *a si mesmo* e *seus* sentimentos.
- (situação/problema): Descreva o problema sem criticar ou culpar a outra pessoa por isso. Você está falando sobre a *situação*, não sobre seu parceiro.
- (sua necessidade positiva): Declare sua necessidade positiva – identifique o que seu par pode fazer para ajudar a melhorar essa situação. Você não está consertando os aspectos negativos nem enumerando falhas. Está lhe dizendo especificamente como ele pode brilhar para você.

LEMBRETES PARA DISCUTIR DO JEITO CERTO

Nada de jogar tudo na mesa! Não acumule outros problemas ou exemplos. Concentre-se apenas *nesta situação*, mesmo que o problema seja um padrão que se repete.

Se seu par levantar uma questão...

Erro a ser evitado: Defender-se, explicar, refutar.

Como discutir do jeito certo: Deixe sua opinião para depois e apenas escute.

Por que isso é importante

- Nos estudos, os "mestres do amor" eram aqueles que conseguiam verdadeiramente *ouvir* enquanto o outro descrevia uma preocupação, sem trazer sua própria perspectiva imediatamente.
- A maioria das pessoas se precipita demais, passando rapidamente para a fase de "persuasão", pulando uma fase fundamental de coleta de informações sobre a questão.
- Os casais bem-sucedidos se certificam de que entenderam plenamente o ponto de vista do outro antes de prosseguir.

O que fazer: ser um ótimo ouvinte

- Ouça atentamente, sem apresentar sua própria perspectiva. Quando seu par lhe apresentar um problema, sua tarefa inicialmente é entender plenamente qual é sua queixa ou necessidade. Entre em sintonia com o mundo dele. Dê ouvidos à dor do seu parceiro, mesmo que não concorde com os detalhes.
- Faça perguntas abertas e esclarecedoras para entender melhor a questão. "Parece que o problema não foi o fato de eu não estar em casa, mas só ter telefonado na última hora?" "Há mais alguma coisa se passando com você a respeito desta questão?"
- Resuma o que você ouviu. Certifique-se de ter entendido e de que seu par se *sente* entendido. "Então você está sentindo que toda a logística com as crianças tem estado em cima de você – é isso?"

- Ofereça validação. Coloque-se no lugar do seu parceiro e mostre que você entende, empatiza e pode ver as coisas do ponto de vista dele. "Isso faz sentido." "Entendo por que você se sente dessa maneira." "Entendo isso."

LEMBRETE PARA DISCUTIR DO JEITO CERTO

Validação não significa que você concorda. Significa apenas que você consegue compreender alguma parte da experiência da outra pessoa.

Se necessário, consulte a lista de sentimentos e necessidades, na página 143.

2
Mantenha-se colaborativo

Se você se sentir inundado...

Erro a ser evitado: Manter a discussão

Como discutir do jeito certo: Não discuta quando estiver inundado! Faça uma pausa.

Por que isso é importante

- Não conseguimos discutir do jeito certo quando estamos inundados – na luta ou fuga, não temos acesso aos processos sadios de resolução de conflito, regulação emocional e processamento da informação – e estamos suscetíveis a escalar até um incidente lamentável, que causa danos e precisa ser processado.
- A *sensação* de inundação pode ser: coração acelerado, falta de ar, tensão corporal, pensamentos atordoados, calor em alguma parte do corpo.
- A *expressão* da inundação pode ser: atacar, criticar (voltado para o exterior); fechar-se, obstruir (voltado para o interior).

O que fazer: peça uma pausa!

- Informe seu parceiro. Não se afaste simplesmente – comunique que você está se sentindo sobrecarregado e abalado e que precisa de uma pausa. Se ele parecer estar ficando inundado, nunca diga "Acho que *você está* ficando inundado". Diga: "Vamos fazer uma pausa e retomar essa conversa em (combinem um tempo)".
- Tire pelo menos 20 minutos... Esse é o mínimo de tempo que seu corpo precisa para processar a saída da norepinefrina, o hormônio do estresse, da corrente sanguínea.
- ...mas não mais que 24 horas. Não há problema em fazer uma pausa mais longa, se necessário. Não retorne ao conflito se ainda estiver inundado. Mas, depois que tiver se acalmado, voltem a se reunir para retomar a conversa – não varram para debaixo do tapete, simplesmente seguindo em frente (veja também: *Como processar uma discussão*).
- Saia do alcance visual: Quando estamos inundados, precisamos nos afastar do círculo de energia do nosso parceiro. Quando fizer uma pausa, fique sozinho, sem mais ninguém.
- Faça algo tranquilizador, que afaste sua mente da discussão. Uma pausa não será uma pausa se você se envolver em ciclos de pensamento que promovem estresse, como *Não posso acreditar que ela disse isso!* Ou *Vou me vingar.* Afaste sua mente da discussão! Faça algo que reduza sua excitação fisiológica. Tente:
  - Fazer uma longa caminhada ouvindo música, um *podcast* ou prestando atenção à sua experiência sensorial (o canto dos pássaros, o vento nas árvores, outros sons da natureza).
  - Deitar-se e praticar respiração profunda (isso ativa o nervo vago e acalma seu sistema nervoso).

- Praticar meditação (*afaste* os pensamentos que promovem angústia quanto à discussão).
- Ler um livro ou revista.
- Fazer trabalho doméstico, jardinagem, organização, responder *e-mails*, qualquer outra tarefa na sua lista de coisas a fazer.
- O que mais você acha calmante, envolvente, relaxante? Escreva aqui suas ideias para o caso de precisar lembrar no futuro:

  ____

  ____

- Retorne no horário combinado. Se ainda estiver se sentindo inundado, retorne e diga ao seu parceiro que precisa de mais tempo.

LEMBRETE PARA DISCUTIR DO JEITO CERTO

Não é vergonha pedir uma pausa. Não há nada de errado em interromper uma discussão e voltar a ela mais tarde, quando ambos estiverem mais calmos. Tudo bem ir dormir mesmo que a questão não esteja resolvida. Comunique suas necessidades claramente, informe seu par se precisar sair e dar uma caminhada ou tratar de outros assuntos e diga quando estará de volta. As pausas fazem bem!

Se vocês estiverem ficando polarizados...

Erro a ser evitado: Tentar resolver o problema.
Como discutir do jeito certo: Resolva o momento.

Por que isso é importante

- A maior parte dos nossos conflitos é perpétua e não solucionável – essas questões nos acompanharão nos nossos relacionamentos.

- No conflito, muitas vezes precisamos reformular o objetivo: o objetivo não é vencer. O objetivo não é persuadir o outro de nada. O objetivo não é tampouco chegar a uma solução.
- O objetivo é apenas tornar positiva *esta* conversa sobre o problema.

O que fazer: resolva o momento

- Fale sobre *si mesmo* e sobre as *suas* necessidades. Assim como no começo suave, continue a descrever a si mesmo e a situação, em vez de descrever o comportamento ou os defeitos do seu parceiro.
- Não discuta enquanto estiver inundado. Tranquilize-se e faça pausas. Ajudem um ao outro a ficarem calmos.
- Faça reparos. Os mestres do amor são os casais que fazem reparos durante o conflito. Volte-se para a proporção mágica! No conflito, precisamos de *cinco* interações positivas para *uma* interação negativa para manter a conversa no rumo certo. Não tente fazer uma contagem, mas lembre-se de que a negatividade tem um grande impacto – preencha sua conversa sobre o conflito com muitos reparos pequenos e outros pontos positivos.
  - Afeição
  - Gratidão
  - Validação
  - Toque carinhoso
  - Um pedido de desculpas
  - Um sorriso
  - Um acenar de cabeça de compreensão
  - Humor
  - Empatia
  - Perguntas abertas para descobrir mais sobre o que seu parceiro pensa e sente sobre esse problema

LEMBRETE PARA DISCUTIR DO JEITO CERTO

Se sentir que está ficando polarizado em relação ao seu parceiro durante uma discussão, pratique a *presunção de semelhança*. Isso significa simplesmente que, se você identificar uma qualidade positiva em si mesmo ("Eu sou racional"), tente ver um pouco dessa qualidade em seu parceiro. Se identificar uma qualidade negativa em seu parceiro ("Ele é tão rígido"), tente ver em que aspectos talvez você também seja assim.

Se necessário, consulte a *Checklist* de Reparos, na página 180.

3
Aprofunde-se nos sonhos

Quando vocês estiverem ficando emperrados...

Erro a ser evitado: Manter-se na superfície.

Como discutir do jeito certo: Descubra sobre o que vocês realmente estão discutindo.

Por que isso é importante

- Muitas vezes, um problema que considerávamos solucionável revela-se perpétuo, e, mesmo começando de um jeito suave, falando sobre nossos sentimentos e necessidades, fazendo reparos, não conseguimos encontrar um caminho para seguir em frente, e parece que estamos batendo a cabeça contra a parede.
- Discussões perpétuas como essas podem chegar a um *impasse*, que é quando elas começam a parecer grandes, pesadas, causam muita inundação e fazem com que nos sintamos rejeitados, traídos e machucados.
- Se tiver um problema em um impasse – ou mesmo antes disso –, interrompa o ciclo aprofundando-se nas raízes desse conflito.

O que fazer: os sonhos dentro do conflito

- Discuta um problema perpétuo ou um impasse. Façam um ao outro as perguntas a seguir. Ajudem-se a entender os sonhos, valores, crenças ou a história por trás da posição de cada um nesta questão. Primeiramente, um dos dois deve ser o falante, o outro será o ouvinte; depois, invertam os papéis.
- A tarefa do falante: Fale honestamente sobre seus sentimentos e crenças a respeito dessa questão. Explore o que essa posição significa para você, que sonho pode estar por trás dela; conte a história da origem desse sonho ou crença – de onde vem, o que simboliza. Você deve ser claro e honesto. O que você *realmente* quer? *Não tente persuadir seu parceiro de nada neste momento.* Apenas explique de forma clara como você vê as coisas para que ele possa entender.
- A tarefa do ouvinte: Sua tarefa é fazer seu parceiro se sentir suficientemente seguro para lhe contar esse sonho ou história. Para isso, você ouvirá da mesma forma como um amigo ouviria. Suspenda os julgamentos; concentre-se em aprender mais sobre a história do seu parceiro. Não tente resolver nada – é muito cedo para isso. Sua única tarefa agora é conhecer o sonho dele.

As perguntas mágicas do apanhador de sonhos

1. Qual é a sua opinião sobre essa questão? Você tem algum valor, ética ou crença que esteja relacionado com sua posição sobre essa questão?
2. Sua posição está relacionada de alguma maneira com sua história ou infância?
3. Por que sua posição sobre essa questão é importante para você?
4. Quais são seus sentimentos sobre essa questão?
5. Qual é seu sonho aqui? Se pudesse usar uma varinha mágica e ter exatamente o que quer, como seria isso?
6. Para você, há algum propósito ou objetivo subjacente nisso? Qual?

LEMBRETE PARA DISCUTIR DO JEITO CERTO

Se você descobrir que não consegue responder a uma dessas perguntas, diga: "Eu gostaria de poder responder isso, mas preciso de mais tempo". E então reflita: Em que outro momento se sentiu assim? Você já esteve nessa situação antes? Por que isso é tão importante para você? Muitas vezes, os sonhos demoram algum tempo para vir à tona. Dê espaço para que isso aconteça.

Lembre-se de que o objetivo ao falar sobre os sonhos não é resolver o problema. O objetivo é passar do impasse para o diálogo. O objetivo é conhecer um ao outro mais profundamente e entender a posição do outro mais profundamente. O objetivo é aprender alguma coisa.

Se necessário, consulte a lista de perguntas e exemplos de sonhos na página 211.

4
Encontre suas áreas de flexibilidade

Quando você precisar trabalhar o compromisso...

Erro a ser evitado: Competir para vencer.
Como discutir do jeito certo: Apoiem-se mutuamente.

Por que isso é importante

- Para nos comprometermos verdadeiramente, precisamos nos sentir seguros, isto é, primeiro precisamos descobrir com o que *não podemos* nos comprometer – quais são as necessidades fundamentais dentro dessa questão, das quais não podemos abrir mão sem que isso signifique ceder demais.
- Para que isso funcione, precisamos praticar o princípio do *aikido: Ceder para vencer*. Tentamos aceitar os pedidos do nosso par que parecem razoáveis ou possíveis de aceitar. Quanto mais

dizemos sim, mais o problema se torna algo em que vocês estão trabalhando juntos em vez de um contra o outro.

- Para que o compromisso seja bem-sucedido, temos que encontrar uma forma de seguir que respeite os mais profundos sonhos e necessidades de ambos.

O que fazer: “o método da rosquinha”

- Use a imagem de uma rosquinha para mapear suas necessidades fundamentais e suas áreas de flexibilidade.
- No círculo interno, liste os aspectos desse problema em que você não pode ceder. Estes são os inegociáveis: suas necessidades fundamentais mínimas, crenças e valores sobre essa questão.
- No círculo externo, liste suas áreas de flexibilidade. São os aspectos desse problema com os quais – *se* conseguisse ter o que está no círculo interno – você seria capaz de se comprometer.
- Agora... falem sobre isso! Perguntem um ao outro:
    - Por que as coisas no círculo interno são tão importantes para você?
    - Como posso apoiar suas necessidades fundamentais aqui?
    - Conte-me mais sobre essas áreas de flexibilidade. Como seria ser flexível aqui?
- Comparem seus mapas para encontrar um caminho a seguir:
    - Com o que concordamos?
    - Quais são os sentimentos que temos em comum?
    - Quais são os objetivos compartilhados que temos?
    - Como podemos atingir esses objetivos?
- Um compromisso (mesmo que temporário e que possa ser reavaliado posteriormente) que respeita as necessidades e sonhos de ambos é...

LEMBRETES PARA DISCUTIR DO JEITO CERTO

Não seja a rocha! Se tudo o que fazemos é dizer "não", nos tornamos um obstáculo que nossos parceiros começam a contornar em vez de colaborar conosco. Perdemos todo o poder no relacionamento. Os parceiros que têm mais influência são aqueles que *podem ser* influenciados.

Um compromisso nunca será perfeito. Todos ganham alguma coisa, e todos perdem alguma coisa em um compromisso. O importante é sentir-se entendido, respeitado e honrado em seus sonhos.

OVAIS DE COMPROMISSO

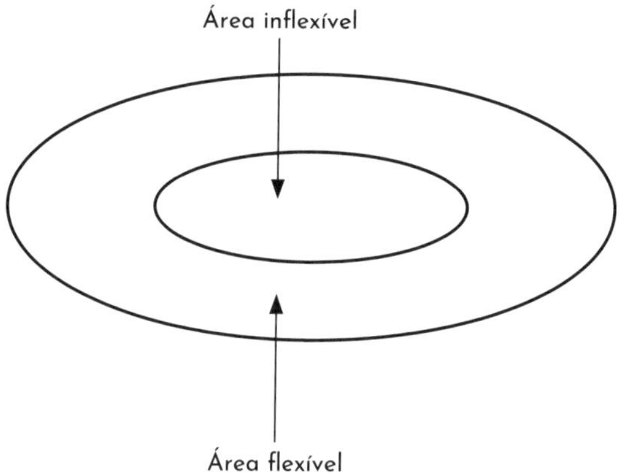

Minha área inflexível ou necessidade fundamental sobre esta questão é:

Minhas áreas mais flexíveis sobre esta questão são:

5
Processe discussões passadas

Quando uma discussão não foi resolvida...

Erro a ser evitado: Varrer para debaixo do tapete.

Como discutir do jeito certo: Saiba como processar incidentes lamentáveis.

Por que isso é importante

- Todos nós temos discussões em que dizemos a coisa errada, fazemos a coisa errada, acabamos magoando um ao outro. Isso é inevitável!
- O grande erro que cometemos é tentar seguir em frente depois do incidente sem resolvê-lo – discussões não processadas podem se transformar em uma pedra no sapato, machucando até ficar em carne viva quando tentamos continuar andando sem parar para retirá-la.
- Temos que abordar incidentes do passado *sem retornar à discussão*. Não queremos discutir sobre a discussão. Queremos processar o que aconteceu para que possamos melhorar uma discussão sobre o mesmo assunto da próxima vez.

O que fazer: processar a discussão

Preparação: Antes de iniciar

Ocupe seu lugar no camarote.

Certifique-se de estar calmo e mantenha alguma distância dos eventos. Você deve ser capaz de olhar para a discussão em retrospectiva, como se estivesse assistindo do alto do camarote à peça que se desenrola lá embaixo, no palco. Você precisa ser capaz de observar o que aconteceu sem voltar à situação.

Deixe de lado "os fatos".

Lembre-se de que não existe uma câmera divina. Não existe uma transcrição factual do que ocorreu. A realidade de cada um tem validade – percepção é tudo.

Como sempre, fale sobre si mesmo.

Lembre-se de falar sobre si mesmo e sobre seus sentimentos. Não diga: "Você ficou zangado comigo". Diga: "Você parecia incomodado, e achei que estava zangado comigo". É uma mudança pequena, mas fundamental.

Passo 1: Sentimentos

Compartilhe como se sentiu, mas não o porquê. Escolha todos que se aplicarem.

- ☐ Na defensiva
- ☐ Fora de controle
- ☐ Eu queria vencer
- ☐ Não ouvido
- ☐ Frustrado
- ☐ Minhas opiniões não importavam
- ☐ Sentimentos foram feridos
- ☐ Justificadamente indignado
- ☐ Houve muito dar e receber
- ☐ Completamente inundado
- ☐ Moralmente justificado
- ☐ Envergonhado
- ☐ Criticado
- ☐ Estúpido
- ☐ Como se você nem gostasse de mim
- ☐ Culpado
- ☐ Moralmente indignado
- ☐ Levei a queixa para o lado pessoal
- ☐ Você não se preocupou comigo
- ☐ Vontade de sair de perto
- ☐ Vontade de ficar e falar sobre o assunto
- ☐ Preocupado
- ☐ Culpado
- ☐ Dominado pela emoção
- ☐ Com medo
- ☐ Não tinha quaisquer sentimentos

- [ ] Raiva
- [ ] Injustamente importunado
- [ ] Não tinha ideia do que estava sentindo
- [ ] Triste
- [ ] Não valorizado
- [ ] Sozinho
- [ ] Não amado
- [ ] Não gostado
- [ ] Alheio
- [ ] Incompreendido
- [ ] Pouco atrativo
- [ ] Abandonado
- [ ] Desleal
- [ ] Inseguro
- [ ] Não calmo
- [ ] Exausto
- [ ] Tenso
- [ ] Teimoso
- [ ] Tolo
- [ ] Com remorso
- [ ] Impotente
- [ ] Eu estava certo, e você estava errado
- [ ] Chocado
- [ ] Eu não tinha influência
- [ ] Nós dois estávamos parcialmente certos

Passo 2: Realidades

Presumimos que todas as realidades são válidas.

- Primeiro: Alternem-se descrevendo suas percepções – sua própria realidade do que aconteceu durante a discussão. Descreva apenas o que VOCÊ viu, ouviu e sentiu, não o que acha que o outro pretendia ou sentiu. Evite atacar ou acusar. Fale sobre o que você poderia ter precisado do seu par. Fale sobre suas percepções como um repórter, fazendo uma descrição objetiva momento a momento.
- A seguir: Resuma e então valide a realidade do seu parceiro. Diga algo como: "Faz sentido para mim por que você viu dessa maneira" ou "Posso entender por que isso o aborrece". Validação não significa que você concorda, mas que consegue entender pelo menos uma parte da experiência da outra pessoa.

- Finalmente: Faça a checagem. Vocês dois se sentem entendidos? Se sim, prossigam. Se não, voltem atrás. Pergunte: "O que preciso saber para entender melhor a sua perspectiva?". Depois de resumir e validar, pergunte ao seu parceiro: "Entendi bem?" e "Há mais alguma coisa?".

Não faça...

não atribua culpas, presuma más intenções ou diga ao outro o que ele estava pensando ou sentindo.

FAÇA...

diga: "Imaginei que...", "Pareceu-me que...", "Eu vi...", "Pensei que...".

Passo 3: Gatilhos

"Gatilho," definição: *Um antigo machucado que é pressionado. Algo de antes do relacionamento, um evento do seu passado que gerou uma série de emoções similares.*

- Primeiro: Compartilhe o que fez a interação escalar para você. Que eventos na interação desencadearam uma reação intensa em você?
- A seguir: Enquanto rebobina o vídeo da sua memória, pare em um ponto em que você teve uma série de sentimentos similares desencadeados no passado. Agora, conte ao seu parceiro a história desse momento no passado para que ele possa entender por que isso é um gatilho para você.
- Prossiga: Continue a compartilhar suas histórias – isso ajudará a outra pessoa a entendê-lo. Quando pensa em seus relacionamentos passados, sua história inicial ou infância, você se lembra de outra história relacionada com o que foi desencadeado em você, suas vulnerabilidades duradouras? Seu parceiro precisa saber isso para conhecê-lo e ser mais sensível a você.

Alguns gatilhos podem ser:

Senti-me julgado. Sou muito sensível a isso.

Senti-me excluído. Sou muito sensível a isso.

Senti-me criticado. Sou muito sensível a isso.

Senti-me inundado...

Senti-me envergonhado...

Senti-me sozinho...

Senti-me menosprezado...

Senti-me desrespeitado...

Senti-me impotente...

Senti-me fora de controle...

Seu gatilho: ______________________________________

Validação:

- Alguma parte dos gatilhos e da história do seu par faz sentido para você? Diga o quê.
- Exemplo: "Faz sentido que você tenha se sentido atacado naquele momento, considerando o que passou em seu relacionamento anterior."

Passo 4: Assumir a responsabilidade

Em condições ideais, você poderia ter se saído melhor ao falar sobre essa questão. O que o levou a essa falha na comunicação? Qual era seu estado de espírito? Compartilhe como foi levado a entrar nesse conflito:

Tenho andado muito estressado e irritado.

Não tenho expressado muita gratidão a você.

Tenho subestimado você.

Tenho estado sensível demais.

Tenho sido crítico demais.

Não tenho compartilhado muito do meu mundo interno.

Não tenho estado disponível emocionalmente.
Tenho estado mais afastado.
Tenho me aborrecido com facilidade.
Tenho estado deprimido.
Eu estava ressentido.
Não tenho sido muito carinhoso.
Não tenho encontrado tempo para coisas boas entre nós.
Não tenho sido um bom ouvinte.
Não tenho pedido o que preciso.
Tenho me sentido como um mártir.
Tenho precisado ficar sozinho.
Eu não queria cuidar de ninguém.
Tenho estado muito preocupado.
Não tenho me sentido muito confiante.
Tenho me sentido exausto.

Leia em voz alta os itens que valem para você nessa lista.

Depois: *Especificamente, do que você se arrepende, e especificamente, qual foi sua contribuição para essa discussão ou incidente lamentável? Pelo que você deseja se desculpar? Peça desculpas específicas pelo que você se arrepende de ter dito ou feito. "Sinto muito porque..."*

Reagi de forma exagerada quando (disse ou fiz)...
Eu estava muito mal-humorado quando...
Eu estava na defensiva quando...
Eu estava muito negativo quando...
Eu o ataquei quando...
Não ouvi você quando...
Não fui respeitoso quando...

Não fui razoável quando...

Suas desculpas: ______________________________

Se você aceitar as desculpas do seu parceiro, diga! Caso contrário, diga do que ainda precisa.

Passo 5: Planos construtivos

O que seu parceiro pode fazer de forma diferente para evitar que aconteça um incidente como esse? Compartilhe uma coisa que ele pode fazer para tornar melhor uma discussão sobre esse assunto da próxima vez. Então, enquanto ainda for a sua vez, compartilhe uma coisa que VOCÊ pode fazer para tornar melhor a discussão da próxima vez. Procure concordar o máximo possível com os planos sugeridos pelo seu parceiro.

LEMBRETE PARA DISCUTIR DO JEITO CERTO

Nunca é tarde demais para processar uma discussão ou um incidente lamentável. Você pode processar uma discussão depois de um dia ou depois de décadas.

Os momentos em que o casal está em conflito ou fora de sincronia são, em última análise, oportunidades em todos os relacionamentos:

Para conhecermos melhor nosso parceiro ao longo do tempo.

NOTAS

INTRODUÇÃO

1. Roi Estlein, Ateret Gewirtz-Meydan, and Eugenia Opuda, "Love in the Time of COVID-19: A Systematic Mapping Review of Empirical Research on Romantic Relationships One Year into the COVID-19 Pandemic," *Family Process* 61, no. 3 (September 2022): 1208–28. https://doi.org/10.1111/famp.12775.
2. Lynn Gigy and Joan B. Kelly, "Reasons for Divorce: Perspectives of Divorcing Men and Women," *Journal of Divorce & Remarriage* 18, no. 1–2 (October 18, 2008): 169–88. https://doi.org/10.1300/J087v18n01_08.
3. J. M. Gottman, "The Roles of Conflict Engagement, Escalation, and Avoidance in Marital Interaction: A Longitudinal View of Five Types of Couples," *Journal of Consulting and Clinical Psychology* 61, no. 1 (February 1993): 6–15.
4. John Mordechai Gottman and Robert Wayne Levenson, "The Timing of Divorce: Predicting When a Couple Will Divorce over a 14-Year Period," *Journal of Marriage and Family* 62, no. 3 (August 2000): 737–45. https://doi.org/10.1111/j.1741-3737.2000.00737.x.
5. John M. Gottman, Janice Driver, and Amber Tabares, "Repair During Marital Conflict in Newlyweds: How Couples Move from Attack–Defend to Collaboration," *Journal of Family Psychotherapy*, 26, no. 2 (June 2015): 85–108. https://doi.org/10.1080/08975353.2015.1038962.
6. John Gottman and Julie Gottman, "The Natural Principles of Love," *Journal of Family Theory & Review* 9, no. 1 (March 2, 2017): 7–26. https://doi.org/10.1111/jftr.12182.
7. Gottman and Levenson, "The Timing of Divorce," 737–45. https://doi.org/10.1111/j.1741-3737.2000.00737.x

8. Gottman, Driver, and Tabares, "Repair During Marital Conflict in Newlyweds," 85–108. https://doi.org/10.1080/08975353.2015.1038962.
9. John M. Gottman et al., "Gay, Lesbian, and Heterosexual Couples About to Begin Couples Therapy: An Online Relationship Assessment of 40,681 Couples," *Journal of Marital and Family Therapy* 46, no. 2 (April 2020): 218–39. https://doi.org/10.1111/jmft.12395.

POR QUE DISCUTIMOS

1. James Coan and John M. Gottman, "The Specific Affect Coding System (SPAFF)," in *Handbook of Emotion Elicitation and Assessment,* ed. James A. Coan and John J. B. Allen (New York: Oxford University Press, 2007), 267–85.
2. John Mordechai Gottman, *Marital Interactions: Experimental Investigations* (New York: Academic Press, 1979).
3. John Mordechai Gottman and Robert Wayne Levenson, "A Two-Factor Model for Predicting When a Couple Will Divorce: Exploratory Analyses Using 14-Year Longitudinal Data," *Family Process* 41, no. 1 (Spring 2002): 83–96. https://doi.org/10.1111/j.1545-5300.2002.40102000083.x.
4. Claus Wedekind, Thomas Seebeck, Florence Bettens, and Alexander J. Paepke, "MHC-Dependent Mate Preferences in Humans," *Proceedings: Biological Sciences* 260, no. 1359 (June 22, 1995): 245–49.
5. John Mordechai Gottman, *What Predicts Divorce? The Relationship Between Marital Processes and Marital Outcomes* (Mahwah, NJ: Lawrence Erlbaum Associates, 1994).
6. A. F. Shapiro, J. M. Gottman, and S. Carrére, "The Baby and the Marriage: Identifying Factors That Buffer Against Decline in Marital Satisfaction After the First Baby Arrives," *Journal of Family Psychology* 14, no. 1 (March 2000): 59–70. https://doi.org/10.1037//0893-3200.14.1.59. PMID:10740682.
7. Nicole A. Roberts and Robert W. Levenson, "The Remains of the Workday: Impact of Job Stress and Exhaustion on Marital Interaction in Police Couples," *Journal of Marriage and Family* 63, no. 4 (November 2001): 1052–67, https://doi.org/10.1111/j.1741-3737.2001.01052.x.
8. Lowell J. Krokoff, "The Correlates of Negative Affect in Marriage: An Exploratory Study of Gender Differences," *Journal of Family Issues* 8, no. 1 (March 1987): 111–35. https://doi.org/10.1177/019251387008001006.
9. J. M. Gottman and L. J. Krokoff, "The Relationship Between Marital Interaction and Marital Satisfaction: A Longitudinal View," *Journal of Consulting and Clinical Psychology* 57, no. 1 (February 1989): 47–52.

10. Richard J. Davidson et al., "Approach-Withdrawal and Cerebral Asymmetry: Emotional Expression and Brain Physiology," *Journal of Personality and Social Psychology* 58, no. 2 (March 1990): 330–41. https://doi.org/10.1037/0022-3514.58.2.330.

POR QUE DISCUTIMOS DA FORMA COMO DISCUTIMOS

1. J. M. Gottman, "The Roles of Conflict Engagement, Escalation, and Avoidance in Marital Interaction: A Longitudinal View of Five Types of Couples," *Journal of Consulting and Clinical Psychology,* 61, no. 1 (February 1993): 6–15.
2. P. G. Ashford et al.,eds., *The Collected Papers of Lewis Fry Richardson,* vol. 1. (Cambridge, UK: Cambridge University Press, 2009).
3. Graham B. Spanier, review of *Communication, Conflict, and Marriage,* by Harold L. Rausch, William A. Barry, Richard K. Hertel, and Mary Ann Swain, *Journal of Marriage and Family* 37, no. 1 (February 1975): 236–38, https://doi.org/10.2307/351050.
4. Gottman, *Marital Interactions.*
5. John M. Gottman and Robert W. Levenson, "Marital Processes Predictive of Later Dissolution: Behavior, Physiology, and Health," *Journal of Personality and Social Psychology* 63, no. 2 (1992): 221–33. https://doi.org/10.1037/0022-3514.63.2.221.
6. Rachel Ebling and Robert W. Levenson, "Who Are the Marital Experts?," *Journal of Marriage and Family* 65, no. 1 (February 2003): 130–42. https://doi.org/10.1111/j.1741-3737.2003.00130.x.
7. John Mordechai Gottman and Robert Wayne Levenson, "What Predicts Change in Marital Interactions over Time? A Study of Alternative Models," *Family Process* 38, no. 2 (June 1999): 143–58. https://doi.org/10.1111/j.1545-5300.1999.00143.x.
8. Rand Conger et al., eds., *Families in Troubled Times: Adapting to Change in Rural America* (New York: Aldine de Gruyter, 1994).
9. Gottman et al., "Gay, Lesbian, and Heterosexual Couples About to Begin Couples Therapy: An Online Relationship Assessment of 40,681 Couples," 218–39.
10. John Mordechai Gottman, *Principia Amoris: The New Science of Love* (New York: Routledge, 2014).
11. Gottman, *What Predicts Divorce.*

SOBRE O QUE DISCUTIMOS

1. Gottman, *What Predicts Divorce.*
2. John M. Gottman, *The Science of Trust* (New York: Norton, 2011).
3. Belinda Campos et al., "Opportunity for Interaction? A Naturalistic Observation Study of Dual-Earner Families After Work and School," *Journal of Family Psychology* 23, no. 6 (December 2009): 798–807. https://doi.org/10.1037/a0015824.
4. Gottman, *What Predicts Divorce.*
5. Gottman and Gottman, "The Natural Principles of Love," 7–26. https://doi.org/10.1111/jftr.12182.
6. N. S. Jacobson et al., "Psychological Factors in the Longitudinal Course of Battering: When Do Couples Split Up? When Does the Abuse Decrease?," *Violence and Victims* 11, no. 4 (Winter 1996): 371–92.
7. Renay P. Cleary Bradley and John M. Gottman, "Reducing Situational Violence in Low-Income Couples by Fostering Healthy Relationships," *Journal of Marital Family Therapy* 38, no. 1 (June 2012): 187–98. https://doi.org/10.1111/j.1752-0606.2012.00288.x.
8. Neil Jacobson and John Gottman, *When Men Batter Women: New Insights into Ending Abusive Relationships* (New York: Simon & Schuster, 1998).
9. U.S. Department of Health & Human Services, Center for Behavioral Health Statistics and Quality, *2020 National Survey on Drug Use and Health (NSDUH): Methodological Summary and Definitions*. Rockville, MD: Substance Abuse and Mental Health Services Administration. Retrieved from https://www.samhsa.gov/data/.
10. U.S. Department of Health & Human Services, *2020 National Survey on Drug Use and Health (NSDUH).*
11. Julia C. Babcock et al., "A Component Analysis of a Brief Psycho-Educational Couples' Workshop: One-Year Follow-Up Results," *Journal of Family Therapy*, 35, no. 3 (August 2013): 252–280. https://doi.org/10.1111/1467-6427.12017.
12. Debra Trampe, Jordi Quoidbach, and Maxime Taquet, "Emotions in Everyday Life," *Plos One* 10, no. 12 (December 23, 2015): e0145450. https://doi.org/10.1371/journal.pone.0145450.
13. Jennifer S. Lerner et al., "Emotion and Decision Making," *Annual Review of Psychology* 66 (2015): 799–823. https://doi.org/10.1146/annurev-psych-010213-115043.

DISCUSSÃO Nº 1: O LANÇAMENTO DA BOMBA

1. John M. Gottman, "The Mathematics of Marital Conflict: Qualitative Dynamic Mathematical Modeling of Marital Interaction," *Journal of Family Psychology* 9, no. 2 (1995): 110–30.
2. S. Carrère and J. M. Gottman, "Predicting Divorce Among Newlyweds from the First Three Minutes of a Marital Conflict Discussion," *Family Process* 38, no. 3 (Fall 1999): 293–301.
3. Gottman et al., "Gay, Lesbian, and Heterosexual Couples About to Begin Couples Therapy: An Online Relationship Assessment of 40,681 Couples," 218–39. https://doi.org/10.1111/jmft.12395.
4. Anatol Rapoport, *Fights, Games, and Debates* (Ann Arbor: University of Michigan Press, 1970).
5. Gottman, *What Predicts Divorce.*

DISCUSSÃO Nº 2: A INUNDAÇÃO

1. Gottman, *What Predicts Divorce.*
2. Gottman, *What Predicts Divorce.*
3. Gottman et al., "Gay, Lesbian, and Heterosexual Couples About to Begin Couples Therapy," 218–239. https://doi.org/10.1111/jmft.12395.
4. Eugene T. Gendlin, *Focusing: A Step-by-Step Technique That Takes You Past Getting in Touch with Your Feelings—To Change Them and Solve Your Personal Problems,* 2nd rev. ed. (New York: Bantam, 1982).
5. Gottman, Driver, and Tabares, "Repair During Marital Conflict in Newlyweds," 85–108. https://doi.org/10.1080/08975353.2015.1038962.
6. Gottman, Driver, and Tabares, "Repair During Marital Conflict in Newlyweds," 85–108. https://doi.org/10.1080/08975353.2015.1038962.

DISCUSSÃO Nº 3: A SUPERFÍCIE

1. Statistic is from couples surveyed after our workshops.
2. Kim T. Buehlman, John M. Gottman, and Lynn F. Katz, "How a Couple Views Their Past Predicts Their Future: Predicting Divorce from an Oral History Interview," *Journal of Family Psychology* 5, nos. 3–4 (March 1992): 295–318.

DISCUSSÃO Nº 4: O IMPASSE

1. Daniel V. Meegan, "Zero-Sum Bias: Perceived Competition Despite Unlimited Resources," *Frontiers in Psychology* 1, no. 191 (November 2010): 191.
2. Claudia M. Haase et al., "Interpersonal Emotional Behaviors and Physical Health: A 20-Year Longitudinal Study of Long-Term Married Couples," *Emotion* 16, no. 7 (October 2016): 965–977. https://doi.org/10.1037/a0040239.
3. Gottman, *The Science of Trust.*
4. Gottman et al., "Gay, Lesbian, and Heterosexual Couples About to Begin Couples Therapy: An Online Relationship Assessment of 40,681 Couples," 218–239. https://doi.org/10.1111/jmft.12395.
5. J. M. Gottman et al., "Predicting Marital Happiness and Stability from Newlywed Interactions," *Journal of Marriage and Family*, 60, no. 1 (1998): 5–22.
6. J. M. Gottman et al., "Predicting Marital Happiness and Stability from Newlywed Interactions," 222.
7. John Mordechai Gottman et al., "Correlates of Gay and Lesbian Couples' Relationship Satisfaction and Relationship Dissolution," *Journal of Homosexuality*, 45, no. 1(2003): 23–43.
8. Gallup, "Americans' Self-Identication as Lesbian, Gay, Bisexual, Transgender or Something Other Than Heterosexual, 2012-2022." Gallup 2022 telephone poll.
9. David Graeber and David Wengrow, *The Dawn of Everything: A New History of Humanity* (New York: Farrar, Straus, and Giroux, 2021).
10. John Nash, "Two-Person Cooperative Games," *Econometrica* 21, no. 1 (January 1953): 128–40. https://doi.org/10.2307/1906951.

DISCUSSÃO Nº 5: O ABISMO NA SALA

1. J. M. Gottman et al., "Gay, Lesbian, and Heterosexual Couples About to Begin Couples Therapy: An Online Relationship Assessment of 40,681 Couples," 218–39. https://doi.org/10.1111/jmft.12395.
2. B. Zeigarnik, "On Finished and Unfinished Tasks," in *A Source Book of Gestalt Psychology*, ed. W. E. Ellis (London: Kegan Paul, Trench, Trubner, 1938), 300–314.
3. G. H. Bower, "A Brief History of Memory Research," in *The Oxford Handbook of Memory*, E. Tulving and F. I. M. Craik, eds. (New York: Oxford University Press, 2000), 3–32.

ÍNDICE

abordar as emoções, 34–36
abrindo a conversa, 124–127
abrindo mão para ganhar, 224–226
abuso, 100–102
acalmar-se, 271–273, 285–286
adição, 101–103
agendas, 69–71
agendas ocultas, 3–4
amor-próprio, 107–108
aprofundando, 185–189, 203
atitude defensiva, 12–13, 27, 34–37, 55–60, 124–127, 135, 148–150, 153–154
autoacalmar, 162, 172–173, 175–176

cachorrinho, discussão sobre, 1–5
casais hostis/hostis-desapegados, 55–61
casais LGBTQ, aceitação de influência e, 225–227
codificação das emoções, 21–23
começos difíceis, 116, 118–125, 127–129, 136
começos suaves, 125–127, 130–131, 135–143, 175–176
compromisso, reconstruindo, 249–251
compromissos, 69–72, 238–249, 296–297
confiança, 22–23, 248–251, 288–289
conflito
  codificação, 21–26
  como constante humana, 13–17
  compreensão e, 36–39
  estudo científico do, 10–12
  evitação de, 6–8, 12–13
  inevitabilidade do, 6–10
  interações positivas em proporção às negativas durante, 11–12, 27–28, 47–54, 57–58, 162
  intimidade e, 200–201
  longevidade do relacionamento e, 33–34
  mitos sobre, 103–108
  não processado, 256–2268
  não temer, 32–37
  objetivo do, 16–17
  papel do, 8–9
  processando, 265–268, 271–284, 297
conflitos solucionáveis, 14–15, 90–94
Conger, Rand, 52–54
conta bancária emocional, 87–89
crítica, 12–13, 27, 34–37, 59–60, 116–117, 130–131, 134–135, 153–154
culpa, 125–127
cultura do conflito, 38–39
curiosidade, 36–37

danos ao apego, 287–289
Davidson, Richard, 34–35
descompasso na metaemoção, 61–69, 73–74
desprezo, 12–13, 27, 34–37, 55–56, 59–60, 68–66, 78–79, 153–154
desviando, 86–88, 123–124
diferenças de personalidade, 29–31
dinâmica de ataque e defesa, 146
discussão "de cartilha", 27–29
discussões
  boas, 291–298
  estágios das, 69–74
  ver também conflito; estilos de conflito
discussões/problemas perpétuos, 13–15, 29–31, 90–95, 103–104, 186, 207–212
Divorce Mediation Research Project, 8–9

efeito negativo da esposa, 33–34
efeito Zeigarnik, 259–261
Elder, Glen, 52–54
emoções
  abordagem, 34–36
  como guia, 36–37
  identificação, 168–169
  mitos sobre, 105–107
  negativas, 31–33, 93–95
  ver também sentimentos, compartilhando
empatia, 273–274
entendendo, 130–132, 137, 213–214
entrevista de história oral, 204–205
Equilíbrio de Nash, 248–250
erros
  arranhando a superfície, 182–215
  atacar, defender, distanciar-se, 144–181
  começando do jeito errado, 113–143
  competindo para ganhar, 216–252
  introdução aos, 108–110
  momento, resolvendo, 161–163, 174–175
  preocupando-se com a discussão, 253–289
  seguindo em frente, 256–268
escalada
  causas da, 94
  rapidez da, 27
  validadores e, 44–45
  ver também começos difíceis; estilos de conflito
estilos de conflito
  começos suaves e, 137–140
  descrição de, 41–49
  descrições de, 40–80
  mudando, 75–80
estresse, 5–6, 30–32, 122–123, 223–224
estresse na vida, 30–32
estudo de parentalidade, 45–48
evitativos
  áreas problemáticas potenciais para, 55–56
  começos suaves, 138–139
  conversa sobre os sonhos e, 212–213
  descrição de, 41–44
  estágios das discussões para, 71–74
  incompatibilidades envolvendo, 61–65, 66–70, 69–70
  inundação e, 160–161
  persuasão e, 73–74
  pesquisa sobre, 47–48, 52–55
exercício da verdade, 167–169

fazendo anotações, 213–214
fechando-se/distanciando-se, 146
feedback proprioceptivo, 167–169
filhos, diferenças em torno de ter, 99–103

ganho cooperativo, 224
gatilhos, 264–265, 267–268, 275–279, 286–287
Gendlin, Eugene, 167
gene MHC, 29–30
Gottman Referral Network, 59–60, 101–102, 288–289
Guia Rápido, 272–273, 279–280, 285–286, 298–317

hábito, 123-125
homúnculo, 168-169
humor, 55-56, 78-79, 140-141

impasse, 95-104, 177-181, 192-193, 196-197, 200, 207-212
individual *versus* coletivo, 37-39
influência, aceitação de, 224-236
intenção *versus* impacto, 68-69
interações negativas, para positivas, 11-12, 27-28, 33-34, 47-54, 57-58, 162
interações positivas
  exemplos de, 50-51
  incluindo mais, 51-52
  proporção de, para negativas, 11-12, 27-28, 33-34, 47-54, 57-58, 162
inundação, 27-28, 31-32, 145-147, 149-160, 177-179

jeito que discutimos, consertando, 4-7
jogar tudo na mesa, 28-29, 120-122, 137, 287-288
Jogo de sobrevivência na Ilha de Gottman, 232-236
Johnson, Susan, 287-289

Krokoff, Lowell, 204-205

Laboratório do Amor, 10-12, 32-33
Levenson, Robert, 10-11, 25, 30-32, 48-50, 221, 225-226
Linha Direta Nacional para Atendimento a Violência Doméstica, 101-102

marca dos três minutos, importância da, 116-118
medo, mulheres e, 228
memória, 259-262, 265
memória traumática, 259-261
Método da rosquinha, 238-247
misoginia, 226-230
mudanças importantes na vida, 30-31

Nash, John, 248-249
necessidades
  expressando, 162-177, 296
  mitos sobre, 107-108
  não reconhecidas, 84-85

obstrução, 12-13, 27, 34-35, 68-66, 145
opostos se atraem, 28-33
ouvindo atentamente, 131-132, 137
oxitocina, 224

pandemia de covid-19, 5-6, 53-54
par/parceiro, descrevendo, 121
parentes, 27-28
pausas, fazendo, 172-173
pedidos de desculpas, 9-10, 50-51, 169-172, 175-176, 257, 267, 279-282, 284-288
perguntas, abertas, 131-132
perguntas do apanhador de sonhos, 194-195, 197
persuasão, 68-74, 130-135, 238-239
pesquisas sobre satisfação conjugal, 5-7
pistas paralinguísticas, 26
planejamento construtivo, 267-268, 282
por que discutimos, 1-5, 21-39
problemas cardíacos, 223-224
protetor, papel do, 229-230

qualidades positivas, lembrando, 133-135
quebra de acordos, 100-103

raiva, 32-37, 105-107
Rapoport, Anatol, 125-126, 130-132
Rausch, Harold, 46-49
realidades, descrevendo, 265-268, 286-287
relacionamentos com pouco conflito, fragilidade dos, 33-34
responsabilidade, 267-268, 279-281
ressentimento, 122-124

resultados de soma zero, 216–224, 247–249
resumindo, 131–133, 137–138, 273–274
Richardson, Lewis Fry, 45–47

sarcasmo, 28–29
sentimentos, compartilhando, 267–268, 272–274
  ver também emoções
sequências de interações, 24–25
sistema de codificação da IA, 21–26
sistemas de codificação baseados em pistas, 25
sobre o que discutimos, 81–110
sonhos
  conflitantes, 99–101
  dentro do conflito, 188–196, 199, 201–213, 240–241, 244–245
  escondidos/não satisfeitos, 84–85, 96–100
  falando sobre, 296
SPAFF (Specific Affect Coding System), 24–26, 33–34, 36, 47–50
superar o sentimento negativo, 186–187

técnica de focalização, 167
tentativas de conexão, 85–90
tentativas de reparo
  armadilhas das, 285–289
  ausência de, 27–28
  começos difíceis e, 117
  impacto das, 58–59, 135, 169–175
  inundação e, 146–147
  lista de reparos para, 180–181
  resolvendo o momento e, 162
  técnicas para, 175–178
  ver também conflito: processando
Terkel, Studs, 204–205
transtorno por uso de substâncias, 101–103

validação, 130–133, 137–138, 267, 273–275
validadores
  áreas problemáticas potenciais para, 54–56
  começos suaves e, 138–139
  conversa sobre sonhos e, 212–213
  desajuste envolvendo, 62–67
  descrição de, 41–45
  estágios das discussões para, 69–72
  interações positivas e, 58–59
  inundação e, 160–161
  persuasão e, 73–74
  pesquisa sobre, 47–48
valores, 84–85
violência doméstica, 15–16, 100–102
voláteis
  áreas problemáticas para, 55–56, 58–60
  começos suaves e, 137–139
  conversa sobre sonhos e, 212–214
  desajuste envolvendo, 61–62, 65
  descrição de, 41–47
  estágios das discussões para, 69–70
  inundação e, 160–161
  persuasão e, 72–74
  pesquisa sobre, 47–48
voltando-se contra, 86–88
voltando-se para o outro, 86–89, 170–171

Wedekind, Klaus, 28–30

Zeigarnik, Bluma, 259, 263–264